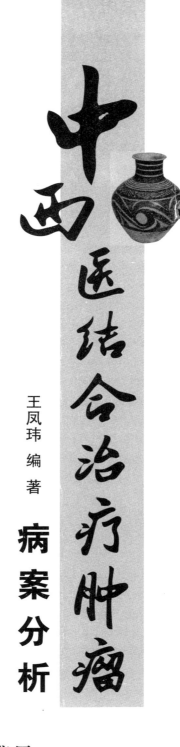

中西医结合治疗肿瘤

王凤玮 编著

病案分析

天津出版传媒集团

 天津科技翻译出版有限公司

图书在版编目（ＣＩＰ）数据

中西医结合治疗肿瘤：病案分析/王凤玮编著.—天津：天津科技翻译出版有限公司，2015.5
ISBN 978-7-5433-3276-8

Ⅰ.①中⋯ Ⅱ.①王⋯ Ⅲ.①肿瘤-中西医结合疗法
Ⅳ.①R730.59

中国版本图书馆CIP数据核字（2014）第298144号

出　　　版：天津科技翻译出版有限公司
出 版 人：刘　庆
地　　　址：天津市南开区白堤路244号
邮政编码：300192
电　　　话：（022）87894896
传　　　真：（022）87895650
网　　　址：www.tsttpc.com
印　　　刷：天津泰宇印务有限公司
发　　　行：全国新华书店
版本记录：960×1300　16开本　15.5印张　300千字
　　　　　　2015年5月第1版　　2015年5月第1次印刷
　　　　　　定价：30.00元

（如发现印装问题，可与出版社调换）

序一

　　《中西医结合治疗肿瘤——病案分析》涵盖了全身肿瘤疾病，这里既有按照国际规范的肿瘤治疗方案，也有经临床反复验证的中医诊疗方案。

　　特别需要指出的是，王教授作为中国医学科学院的医学博士，经过在美国MD Anderson肿瘤中心的数年深造以后，更加酷爱中国传统医药在肿瘤治疗方面的独到之处。他潜心研究、认真积累临床经验，运用中西医两法治疗肿瘤。

　　医学实践证明，肿瘤的综合治疗是重要的。中西医结合治疗方案在提高肿瘤患者的有效生存期、减轻病痛、改善和提高生活质量方面可起到很好的作用。攻破肿瘤这样一个世界性难题应该是中西医两法并用、扬长避短，以使更多的患者从中受益。

吕文光

序 二

祖国医学是一个伟大的宝库，它博大精深而厚重的内涵赋予后代生生不息的生命力与创造力。运用现代先进的科学技术挖掘、整理并发扬它，是医生的责任、也是祖国医学事业发展的必由之路。肿瘤是一类古老的疾病，人类从有文字开始就有记载，但相对较少见。自20世纪50年代以后，肿瘤对人类生命健康的危害变得越来越严重，其发病率不断增高的趋势先从发达国家开始，后逐渐遍及至发展中国家，如今已成为全人类的常见多发病。

我国中西医结合防治肿瘤研究起步于20世纪50年代后期，它是在祖国传统医学和现代实验肿瘤学基础上发展起来的，是极具承前启后、继往开来意义的新兴学科，也是一项极富开拓性和探索性、需要几代人付出艰辛劳苦的事业。它有着十分光明的前景，将给众多肿瘤患者带来希望的福音，给医学科学提出一系列的研究课题。近半个世纪以来，我国在此方面已取得多项令国内外瞩目的科研成果。从发展的角度看问题，"调控"有可能成为今后防治肿瘤的主旋律。对于调控防治肿瘤的思路，中医的优势在于宏观的整体调控，将人体失去平衡的阴阳调向平衡。现在医学的优势在于微观的靶向调控治疗，从分子水平将靶基因过度表达导致癌变的异常信号通路调向正常。因而，取两医之长、补两医之短应成为今后征服癌魔重要的手段，它将大大地促进生命科学进步，造福人类。

本书作者王凤玮是天津市人民医院中西医结合肿瘤科主任医师，博士毕业于中国医学科学院协和医科大学，后至美国MD Anderson 和Mayo Clinic深造。

他学贯中西，精研于肿瘤放、化疗，同时刻苦学习中医经典著作；他广访名师、博采众长，掌握了中外大量抗癌信息并躬身实践；他不但善于继承，尤擅创新、敏于思索，本书所列举的案例即是他从一个一个病例入手、扎扎实实地探索，一种病一种病地整理、总结而汇总成册的，充分展示了新一代中西医结合医务工作者锐意进取的开拓精神。

本书立意新颖，内容精当，言之有物，相信广大肿瘤工作者及癌症患者都会从中受到一定的启迪和获益。

特为之序。

李维廉

目　录

第一章　肺　癌 …………………………………………………1

　　第一节　肺癌国际治疗规范 …………………………………1

　　第二节　肺癌的中医治疗 ……………………………………4

　　第三节　肺癌常用中药经验方剂 ……………………………6

　　第四节　肺癌治疗病案 ………………………………………9

第二章　肠　癌 ………………………………………………41

　　第一节　大肠癌国际治疗规范 ……………………………41

　　第二节　大肠癌的中医治疗 ………………………………44

　　第三节　大肠癌常用中药经验方剂 ………………………46

　　第四节　结直肠癌治疗病案 ………………………………49

第三章　食道癌 ………………………………………………63

　　第一节　食道癌国际治疗规范 ……………………………63

　　第二节　食道癌的中医治疗 ………………………………65

　　第三节　食道癌常用中药经验方剂 ………………………66

　　第四节　食道癌治疗病案 …………………………………68

第四章　鼻咽癌‥‥‥‥‥‥‥‥‥‥‥‥‥‥‥‥‥70

　　第一节　鼻咽癌国际治疗规范 ‥‥‥‥‥‥‥‥70

　　第二节　鼻咽癌的中医治疗 ‥‥‥‥‥‥‥‥‥71

　　第三节　鼻咽癌治疗病案 ‥‥‥‥‥‥‥‥‥‥74

第五章　喉　癌‥‥‥‥‥‥‥‥‥‥‥‥‥‥‥‥‥80

　　第一节　喉癌国际治疗规范 ‥‥‥‥‥‥‥‥‥80

　　第二节　喉癌的中医治疗 ‥‥‥‥‥‥‥‥‥‥82

　　第三节　喉癌常用中药经验方剂 ‥‥‥‥‥‥‥83

　　第四节　喉癌治疗病案 ‥‥‥‥‥‥‥‥‥‥‥84

第六章　胃　癌‥‥‥‥‥‥‥‥‥‥‥‥‥‥‥‥‥89

　　第一节　胃癌国际治疗规范 ‥‥‥‥‥‥‥‥‥89

　　第二节　胃癌的中医治疗 ‥‥‥‥‥‥‥‥‥‥91

　　第三节　胃癌常用中药经验方剂 ‥‥‥‥‥‥‥93

　　第四节　胃癌治疗病案 ‥‥‥‥‥‥‥‥‥‥‥96

第七章　胰腺癌‥‥‥‥‥‥‥‥‥‥‥‥‥‥‥‥‥98

　　第一节　胰腺癌国际治疗规范 ‥‥‥‥‥‥‥‥98

　　第二节　胰腺癌的中医治疗 ‥‥‥‥‥‥‥‥‥100

　　第三节　胰腺癌常用中药经验方剂 ‥‥‥‥‥‥101

　　第四节　胰腺癌治疗病案 ‥‥‥‥‥‥‥‥‥‥103

第八章 肝癌及胆系肿瘤 ·····································106

第一节 肝癌国际治疗规范 ···························106

第二节 肝胆肿瘤的中医治疗 ·······················111

第三节 肝胆肿瘤常用中药经验方剂 ···············113

第四节 肝胆恶性肿瘤治疗病案 ·····················117

第九章 妇科恶性肿瘤 ···································124

第一节 阴道癌国际治疗规范 ·······················124

第二节 宫颈癌国际治疗规范 ·······················126

第三节 宫颈癌、阴道癌的中医治疗 ···············129

第四节 阴道癌和宫颈癌常用中药经验方剂 ·······130

第五节 宫内膜癌 ···································134

第六节 卵巢癌 ·······································137

第七节 宫体癌和卵巢癌的中医治疗 ···············139

第八节 宫体癌和卵巢癌常用中药经验方剂 ·······141

第九节 妇科恶性肿瘤治疗病案 ·····················142

第十章 乳腺癌 ···147

第一节 乳腺癌国际治疗规范 ·······················147

第二节 乳腺癌的中医治疗 ···························149

第三节 乳腺癌常用中药经验方剂 ···················151

第四节 乳腺癌治疗病案 ·····························153

第十一章　膀胱癌 ·······················157

第一节　膀胱癌国际治疗规范 ·······················157

第二节　膀胱癌的中医治疗 ·······················159

第三节　膀胱癌常用中药经验方剂 ·······················161

第十二章　肾　癌 ·······················163

第一节　肾癌国际治疗规范 ·······················163

第二节　肾癌的中医治疗 ·······················165

第三节　肾癌常用中药经验方剂 ·······················167

第十三章　前列腺癌 ·······················168

第一节　前列腺癌国际治疗规范 ·······················168

第二节　前列腺癌的中医治疗 ·······················171

第三节　前列腺癌常用中药经验方剂 ·······················172

第四节　泌尿系肿瘤治疗病案 ·······················173

第十四章　淋巴瘤 ·······················177

第一节　淋巴瘤国际治疗规范 ·······················177

第二节　淋巴瘤的中医治疗 ·······················181

第三节　淋巴瘤常用中药经验方剂 ·······················183

第四节　淋巴瘤治疗病案 ·······················186

第十五章　软组织肉瘤 ……………………………192

　　第一节　软组织肉瘤国际治疗规范 ……………192

　　第二节　软组织肉瘤的中医治疗 ………………195

　　第三节　软组织肉瘤常用中药经验方剂 ………196

　　第四节　骨与软组织肉瘤治疗病案 ……………198

第十六章　脑　瘤 ……………………………………203

　　第一节　脑瘤国际治疗规范 ……………………203

　　第二节　脑瘤的中医治疗 ………………………219

　　第三节　脑瘤常用中药经验方剂 ………………221

　　第四节　脑瘤治疗病案 …………………………222

第十七章　癌性疼痛 …………………………………226

第十八章　中药防治化疗、放疗毒副反应 ………228

第一章 肺 癌

第一节 肺癌国际治疗规范

一、小细胞未分化肺癌

1. 临床特点

- 占肺癌的20%～25%。
- 有时伴有癌旁综合征。
- 65%～75%为广泛期。就诊时，10%～15%发现脑转移。
- 不同亚型间预后无明显差异。
- 主要预后因素：分期、一般状态和体重下降。

2. 分期

局限期	病变局限于一侧胸腔，可伴有局部区域淋巴结转移（在一个放射野内）
广泛期	超出局限期范围的病变

3. 治疗原则

病期	治疗原则
局限期	同步放化疗 化疗 DDP+VP-16，每 3 周为 1 个周期，共 4 个周期 放疗建议 45Gy/1.5Gy bid 或 50 ～ 60Gy/2Gy/25 ～ 30f。 如达 CR，建议脑预防照射（25Gy/2.5Gy） 如为 T1N0，也可考虑手术切除 + 化疗
广泛期	化疗 ± 姑息放疗

二、非小细胞肺癌

1. 临床特点

- 大于90%与吸烟或被动吸烟有关。
- 病理亚型主要有鳞癌、腺癌、大细胞癌。
- 腺癌约占40%，倾向周围型，远地转移率高。
- 细支气管肺泡癌属腺癌亚型，与吸烟关系不大，预后偏好。
- 鳞癌一般为中央型。
- 大细胞癌倾向于周围型，易远地转移。
- 类癌罕见，倾向气管内生长，极少转移。

2. 分期

原发肿瘤	Tis: 原位癌 T1: ≤3cm T1a: ≤2cm T1b: >2cm，≤3cm T2: 3cm<T，≤7cm，累犯主气管，距隆突大于2cm，累犯脏层胸膜，肺叶不张 T2a: >3cm，≤5cm T2b: >5cm，≤7cm T3: 肿瘤累犯胸壁、膈肌、纵隔胸膜、心包，距隆突小于2cm，全肺不张 T4: 不论大小侵犯纵隔、心脏、大血管、主动脉、食道、椎体、癌性胸水、同侧肺内结节
区域淋巴结	N0: 未发现转移 N1: 同侧肺内、肺门淋巴结转移 N2: 同侧纵隔及隆突下淋巴结转移 N3: 对侧纵隔、肺门或锁骨上淋巴结转移
远处转移	M0: 未发现转移 M1: 远处转移

3. 临床分期及预后

分期		生存率（%）	
0:	TisN0M0	1年/5年生存率	
ⅠA:	T1N0M0	ⅠA:	90～95/60～80
ⅠB:	T2aN0M0	ⅠB:	80～90/50～70
ⅡA:	T1N1M0，T2aN0M0，T2aN1M0	ⅡA:	70～90/40～70
ⅡB:	T2bN1M0，T3N0M0	ⅡB:	60～80/30～50
ⅢA:	T3N1M0，T1-3N2M0，T4N0-1M0	ⅢA:	40～70/20～30
ⅢB:	T4N2M0	ⅢB:	10～40/5～10
	任意TN3M0	Ⅳ:	化疗MS 8～10个月，支持治疗
Ⅳ:	任意T，任意N，M1		3～6个月

4. 治疗原则

病期	治疗原则
可手术 I-II	推荐肺叶切除术 ● 完整切除 T2N0 和 T1-2N1，辅助化疗 ● 完整切除 T3N0，辅助化疗 ● 术后切缘阳性或淋巴结结外侵犯，术后放化疗
I-II 期，边缘切除	● 术前化疗，然后手术，行辅助化疗 ● 对于术后切缘阳性或淋巴结结外侵犯，术后放化疗
III A，可切除或边缘切除	● 术前化疗，然后重新分期，如无进展可手术，行辅助化疗。对于术后切缘阳性或淋巴结结外侵犯，± 放化疗 ● 或采取术前同步放化疗（45Gy），重新分期，如无进展手术，加辅助化疗
III A，不可切除	● 采取同步放化疗（63Gy），加辅助化疗
III B（无胸水）	● 同步放化疗（63Gy），加辅助化疗 ● 诱导化疗，然后同步放化疗（63Gy），加辅助化疗 ● T4N0，手术 + 化疗 ± 放疗；或者放化疗 + 手术 + 辅助化疗
III B（胸水）	● 胸水局部处理，余同IV期
IV期	● 化疗+维持化疗 ● ECOG PS 3-4：支持治疗
肺上沟癌	● 可切除者：同步放化疗（45Gy）→手术→化疗；针对术后切缘阳性或淋巴结结外侵犯，可手术→化疗 + 放疗（60 ~ 66Gy） ● 边缘切除者：同步放化疗（45Gy）→重新评估，手术→化疗 ● 不可切除者：同步放化疗（63~66Gy）

第二节　肺癌的中医治疗

一、辨证

1. 脾虚夹湿证

症见咳嗽咳痰，痰量较多，色白而黏，胸闷气短，腹胀纳差，面有水肿，全身神疲乏力，面色无华，大便溏薄，舌淡胖，有齿痕，舌苔白腻，脉濡缓或濡滑。

2. 阴虚内热证

症见咳嗽无痰或痰少而黏，痰中带血，口干，口渴，低热盗汗，心烦失眠，胸痛气急，舌质红或暗红，苔少或光剥无苔，脉细数。

3. 气阴双亏证

症见咳嗽痰少，咳声低弱，痰中带血或咯血，神疲乏力气短，懒言少语，面色苍白，自汗盗汗，口干咽燥，舌淡红或舌红，有齿痕，舌苔薄，脉细弱。

4. 肾阳亏虚证

症见咳嗽气急，动则喘促，胸闷，腰酸耳鸣，畏寒肢冷，或心烦盗汗，夜间尿频，舌淡红或暗红，舌苔薄白，脉沉细。

5. 气滞血瘀证

症见咳痰不畅，咳嗽气短，痰中带暗血或血块，胸胁胀痛或刺痛，痛有定处，颈部及胸壁血管怒张，唇甲发绀，舌暗红或青紫，有瘀斑或瘀点，舌苔薄黄，脉细弦或涩。

二、分证论治

1. 脾虚夹湿证

[治　法] 健脾祛湿，理气化痰。

[主 方] 六君子汤加减。

[常用药] 党参、白术、茯苓、甘草、薏苡仁、半夏、陈皮、百合、葶苈子、大枣、杏仁、瓜蒌皮、石见穿、石上柏、百部、紫菀、谷芽、麦芽、鸡内金等。

2. 阴虚内热证

[治 法] 滋阴清热，润肺化痰。

[主 方] 百合固金汤加减。

[常用药] 百合、北沙参、沙参、麦门冬、玉竹、知母、贝母、杏仁、全瓜蒌、鱼腥草、白花蛇舌草、前胡、生地黄、苦参、青蒿、地骨皮、醋鳖甲、八月札、石见穿、石上柏、西洋参、干蟾皮、夏枯草、生牡蛎、麦芽、鸡内金等。

3. 气血双亏证

[治 法] 补血益气，扶本固正，清热化痰。

[主 方] 生脉散合沙参麦冬汤加减。

[常用药] 生黄芪、白术、北沙参、麦冬、党参、甘草、柏子仁、当归、薏苡仁、杏仁、瓜蒌皮、熟地黄、山药、女贞子、石见穿、白花蛇舌草、夏枯草、生牡蛎、麦芽、鸡内金、生地黄、川芎、白芍、五味子、枸杞子等。

4. 肾阳亏虚证

[治 法] 温补肾阳，消肿散结。

[主 方] 金匮肾气丸合赞育丹加减。

[常用药] 元参、生地、熟地、山药、淫羊藿、肉苁蓉、仙茅、石见穿、石上柏、肉桂、薜荔果、芙蓉叶、菟丝子、枸杞子、川贝、蚕蛹等。

5. 气滞血瘀证

[治 法] 理气消肿，活血化瘀。

[主 方] 活血汤加减。

[常用药] 桃仁、王不留行、丹参、赤芍、鸡血藤、乳香、没药、莪术、蜂房、八月札、郁金、全瓜蒌、夏枯草、生牡蛎、海藻、昆布、山豆根、石见穿、白花蛇舌草、山慈菇、谷麦芽、鸡内金、陈皮、木香、醋三棱等。

第三节　肺癌常用中药经验方剂

1. 益肺消积汤

[功能主治] 益气养阴，清热解毒，软坚化痰。主治原发性肺癌。

[处方组成] 生黄芪30g、生白术12g、北沙参30g、天冬12g、石上柏30g、石见穿30g、白花蛇舌草30g、银花15g、山豆根15g、夏枯草15g、海藻15g、昆布12g、生南星30g、瓜蒌皮15g、生牡蛎30g，水煎服。

2. 破瘀散结汤

[功能主治] 破瘀散结。主治原发性肺癌。

[处方组成] 三棱15～30g、莪术15～30g、留行子15～30g、大黄䗪虫丸12g（包）、桃仁12g、丹参15g、海藻30g，水煎服。

3. 百合沙参汤

[功能主治] 养阴润肺，清热解毒。主治阴虚型肺癌。

[处方组成] 百合9g、熟地12g、生地15g、玄参15g、当归9g、麦冬9g、白芍9g、沙参15g、桑白皮12g、黄芩9g、臭牡丹15g、蚤休15g、白花蛇舌草30g，水煎服。

4. 参冬白莲汤

[功能主治] 滋阴润肺，消瘤散结。主治气阴两虚型肺癌。

[处方组成] 沙参30g、天冬9g、麦冬9g、茯苓12g、生地15g、淮山药30g、川贝母9g、知母9g、桑叶9g、三七3g、阿胶9g（烊化）、甘草3g、鱼腥草30g、半枝莲30g、白花蛇舌草50g，水煎服。

5. 仙鱼汤

[功能主治] 清肺除痰，解毒散结。主治肺癌。

[处方组成] 蚤休30g、浙贝母15g、山海螺30g、鱼腥草30g、仙鹤草30g、猫爪草30g、天冬20g、葶苈子12g、生半夏15g，水煎服。

6. 养阴清肺消积汤

[功能主治] 养阴清肺，解毒散结。主治阴虚型肺癌。

[处方组成] 南沙参30g、北沙参30g、天冬12g、元参15g、百部12g、鱼腥草30g、山海螺30g、葶苈子12g、生苡仁30g、八月札15g、瓜蒌皮15g、赤芍12g、苦参12g、干蟾皮9g、夏枯草12g、海藻12g、石上柏30g、芙蓉叶30g、白花蛇舌草30g、白毛藤30g，水煎服。

7. 黄土二冬汤
[功能主治] 益气养阴，清热解毒，软坚化痰。主治原发性肺癌。
[处方组成] 生地12g、熟地12g、天冬12g、麦冬12g、元参12g、生黄芪15g、党参14g、漏芦30g、土茯苓30g、鱼腥草30g、升麻30g，水煎服。

8. 温化汤
[功能主治] 温补脾肾，活血化瘀。主治阳虚型肺癌。
[处方组成] 制附片120g（先煎4小时）、黄芪60g、桂枝30g、王不留行30g、大枣12枚、干姜6g、炙甘草15g、丹参15g、莪术15g，水煎服。此方药量交单，易伤阴分，需慎用。

9. 新癥汤
[功能主治] 养阴清热，化痰软坚，活血化瘀。主治肺癌。
[处方组成] 生地12g、五味子6g、留行子12g、北沙参12g、麦冬12g、蒲公英30g、石见穿30g、百部9g、徐长卿30g、地骨皮30g、南沙参12g、望江南30g、野菊花30g、淮山药30g、白花蛇舌草30g、煅牡蛎30g、夏枯草15g、海藻12g、海带12g、元参15g、天花粉12g、川贝9g、丹参12g、炙山甲12g、炙鳖甲12g、象贝母9g、蜀羊泉30g、丹皮9g、鱼腥草30g、紫花地丁30g，水煎服。

10. 三参莲苡汤
[功能主治] 壮水清金，泻火凉血。主治肺癌。
[处方组成] 蒲公英30g、北沙参30g、半枝莲30g、薏苡仁30g、白花蛇舌草30g、黄芪30g、鱼腥草30g、藕节30g、生百合20g、瓜蒌20g、夏枯草20g、元参30g、猫爪草30g、麦冬15g、冬虫夏草15g、墨旱莲15g、党参15g、川贝母10g，水煎服。

11. 平消方
[功能主治] 顺气活血，祛痰通络，软坚散结。主治肺癌，亦可用于胃癌、食管癌、肝癌及骨痛等。
[处方组成] 仙鹤草18g、枳壳18g、净火硝18g、白矾18g、郁金18g、干漆6g、五灵脂15g、制马钱子12g，制成片重0.48g片剂，每服4～8片，每日3次，3个月为1个疗程。

12. 鹤蟾方

[功能主治] 解毒除痰，凉血养血，消癥散结。主治肺癌。

[处方组成] 将仙鹤草、蟾蜍、人参，经提炼制成片剂，每片含复方药物0.4g。每次6片，每日3次，可连服数月至1年。

13. 软坚解毒汤

[功能主治] 理气活血，软坚解毒。主治原发性肺癌。

[处方组成] 鱼腥草30g、瓜蒌皮15g、八月札15g、生苡仁30g、石上柏30g、白花蛇舌草30g、石见穿30g、山豆根15g、夏枯草15g、生牡蛎30g、赤芍12g、龙葵15g，水煎服。

14. 解毒泄水汤

[功能主治] 益气养阴，清热解毒，软坚化痰。主治原发性肺癌。

[处方组成] 川贝母9g、象贝母12g、鱼腥草30g、蒲公英30g、七叶一枝花15g、徐长卿30g、蜀羊泉30g、铁树叶30g、石见穿30g、石打穿30g、王不留行12g、丹皮6g、白花蛇舌草30g、泽泻15g、猪苓15g、茯苓15g、葶苈子30g、桑白皮15g、猫人参60g，水煎服。

15. 三皮汤

[功能主治] 利水解毒，清热散结。主治癌性胸水。

[处方组成] 柞树皮150g、地骨皮15g、干蟾皮2只，水煎服。

16. 泻肺逐饮汤

[功能主治] 利水。主治癌性胸水。

[处方组成] 甜葶苈9g、白芥子9g、龙葵15g、瓜蒌15g、白花蛇舌草15g、陈胆星9g、守宫3g、十枣丸3g（1次吞服），水煎服。

17. 鸦胆子方

[功能主治] 清热解毒，燥湿杀虫。主治肺癌脑转移、肺癌、胃癌、直肠癌等。

[处方组成] 鸦胆子适量，制成10%鸦胆子油静脉乳剂，10～40mL加5%葡萄糖注射液500mL静脉滴注，每日1次，30日为1个疗程。

18. 冬虫夏草汤

[功能主治] 益肺补肾。主治肺癌。

[处方组成] 冬虫夏草15g、仙灵脾15g、仙茅12g，水煎服。

第四节 肺癌治疗病案

病案 1

患者，女，66岁。

主因咳嗽、咳痰、痰中带血、胸疼伴气促3个月，当地医院口服消炎药半个月无明显缓解，行胸部X线检查发现右肺门增大，怀疑肿瘤，行胸部CT检查。结果：右肺门5cm大小肿物，伴纵隔淋巴结肿大。行支气管镜检查发现右肺中间段支气管及下肺支气管开口有新生物。活检结果：鳞状细胞癌，中等分化，临床分期III B。初拟给予同步放、化疗，因患者及家属考虑毒副作用过大患者无法承担而拒绝，遂修正治疗方案为放疗加辅助化疗。放疗采用三维适形技术，给予共面四野照射，靶区包括肿瘤及纵隔内阳性淋巴结引流区，肺门及第七站淋巴引流区常规包括在射野内，锁骨上淋巴引流区不常规行预防性照射，PTV为CTV外放0.5cm，放疗剂量为大于95% PTV给予60Gy/30f/6w。放疗尚顺利，但放疗期间出现II度骨髓抑制及胃肠道反应，经对症支持处理后缓解。放疗后1个月开始行辅助化疗，化疗方案为TP（多西他赛 75mg/m^2 d1和卡铂 AUC 5 d1），共4个周期。放疗后3个月复查肿瘤接近完全消失，但右肺放疗区出现纤维样改变伴渗出，相邻胸膜轻度增厚伴少量胸腔积液，临床诊断为放射性肺炎。

就诊时，患者平静时呼吸尚平稳，活动后气喘明显，有咳嗽、咳痰、右胸部轻痛，无心慌、心悸，双下肢乏力明显，感觉及活动尚无异常，睡眠略差，上腹胀满，饭后明显。患者舌体偏大，舌质偏红显淡色，以舌尖最为明显，舌边缘显暗红，中央略干涩，苔少色白，微黄。脉象右寸部沉细，关尺部偏沉微弦。因患者症见活动后气喘，下肢无力懒于活动，且舌象偏红带淡色，边缘有瘀斑，脉象沉细微弦，当为肺肾阴虚，阴虚生内热，伴气血瘀积，肝气瘀积致木侮土。给予处方一：

制何首乌10g，麦冬15g，丹参10g，玄参10g，玉竹10g，党参10g，白术10g，黄芪10g，白芍10g，郁金10g，木香10g，地骨皮10g，厚朴10g，炒麦芽15g，焦神曲15g，炙甘草6g，牡蛎30g，地黄10g，五味子10g。

服用3服后，患者咳嗽、咳痰及气喘好转，乏力及腹胀明显减轻。继续服用7服后，症状及病情稳定。后患者因感冒后出现痰中带血，就诊时患者舌体偏大，舌质红，舌边缘显暗红，苔少色微黄。脉象右寸关部浮，尺部偏沉微弦。给予处方二：

黄芩10g，丹皮10g，生地黄10g，白芷10g，桂枝10g，防风10g，知母10g，白芍10g，桔梗10g，百合10g，栀子10g，当归10g，山药15g，桑白皮15g，炙甘草6g，白术10g，陈皮6g，茯苓10g。

服用6服后，患者咳嗽、咳痰及气促明显缓解，痰血停止，乏力及腹胀也缓解。门诊见患者活动已自如。舌质红，无苔，呈水滑舌样。脉象偏沉偏细，寸部力少，关尺部略弦。改处方三一直服用，收到较为满意的效果。处方三：

麦冬15g，丹参10g，玄参10g，玉竹10g，丹皮10g，生地黄10g，知母10g，白芍10g，桔梗10g，百合10g，当归10g，山药15g，桑白皮15g，炙甘草6g，白术10g，茯苓10g，菟丝子10g，白花蛇舌草30g。

按：本例患者症见活动后气喘、懒于活动，舌象偏红带淡，边缘有瘀斑，脉象沉细微弦，当为肺肾阴虚，阴虚生内热，发为咳嗽；同时伴有气血瘀积，肝气瘀积致木侮土。西医CT检查为肺癌放、化疗后放射性肺炎。给予滋肺肾阴虚、平肝疏郁及调和脾胃药物后，症状明显缓解。后因感受风寒，出现痰中带血，虚热内生，脉见浮数，给予清热散表、清降肺气及调补气血药物后缓解。后继续使用滋补肺肾阴分、清降肺气及调补气血药物维持。

病案 2

患者，男，69岁，已确诊为肺癌，临床分期Ⅲ B。

就诊时，患者呼吸尚平稳，左手上举无力，左下肢肌力也相应下降，伴有咳嗽、咳痰，痰量少色白，无胸疼，大便偏干，两日一次，自觉头部发胀、全身乏力酸懒。患者舌体偏大，舌质偏红显淡色，苔厚腻，微黄。脉象右寸部微，关尺部偏浮弦；左寸部沉细，关尺部鼓手偏数。因患者症见活动后气喘、下肢无力酸懒，且舌象偏红，脉象沉细微弦，当为阴阳双亏兼有肝阳上亢。心肺阴虚，阴虚内热，致肝气瘀积致木侮土。给予处方如下：

麦冬15g，丹参10g，玄参10g，玉竹10g，党参10g，黄芪10g，白芍10g，郁金10g，木香10g，地骨皮10g，厚朴10g，牡丹皮10g，炒麦芽15g，焦神曲15g，炙甘草6g，知母10g，桔梗10g，柴胡6g，陈皮6g，青蒿20g。

服用7服后患者咳嗽、咳痰及气喘明显好转，乏力及头部胀痛减轻。继续服用7服后症状缓解，病情稳定。患者继续给予辅助化疗，化疗方案为TP（多西他赛75mg/m²，卡铂300mg/m²），化疗后，患者出现明显乏力症状，自觉手脚发凉，3～4日大便一次，有腹胀感觉。就诊时，患者舌体偏大，色偏淡，舌尖显红，苔厚腻微黄。脉象右寸偏沉细无力，关部浮而微弦；左侧脉寸及尺部沉细，关部浮而鼓手。考虑患者阴阳二虚夹脾湿热。给予处方如下：

丹参10g，当归10g，白芍10g，菟丝子15g，熟地黄15g，山药15g，清半夏9g，薏苡仁10g，肉苁蓉10g，肉桂6g，党参15g，木香6g，厚朴10g，枳壳10g，陈皮6g，大腹皮10g，黄连6g，黄芩10g，桔梗10g，百合10g，知母10g，白花蛇舌草15g。

服用6服后，患者乏力及手脚发凉感有所缓解，仍有乏力及腹胀、头晕。门诊见患者舌质绛红，苔厚微黄。脉象寸部浮数无力，关部鼓手。仍考虑患者阴阳二虚伴脾胃不和夹湿热，改处方如下，而收到较为满意的效果：

丹参10g，当归10g，白芍10g，菟丝子15g，熟地黄15g，山药15g，清半夏9g，菊花10g，茯苓10g，白术10g，党参15g，木香6g，厚朴10g，炒蒺藜10g，玄参15g，女贞子15g，玉竹10g，麦冬10g，焦神曲15g，知母10g，白花蛇舌草15g。

按：本例患者系肺癌放疗后出现脑转移，又行全脑放疗。肺癌脑转移率较高，尤其小细胞肺癌可达80%以上，非小细胞肺癌脑转移癌率可达60%，因而脑转移是肺癌治疗失败的主要原因，对于局限期小细胞肺癌采用同步放化疗后病情得到控制的患者往往给予脑预防性照射25Gy/10f/2w。因患者临床分期为Ⅳ期，故全脑放疗40Gy/20f/4w后，给予辅助性化疗，化疗后出现较明显化疗反应，就诊时患者呼吸尚平稳，左手上举无力，左下肢肌力也相应下降，伴有咳嗽、咳痰，痰色白，患者舌体偏大，舌质偏红显淡色，苔厚腻，微黄。脉象右寸部微，关尺部偏浮弦；左寸部沉细，关尺部鼓手偏数。因患者症见活动后气喘、下肢无力酸懒，且舌象偏红，脉象沉细微弦，当为阴阳双亏兼有肝阳上亢。心肺阴虚，阴虚内热，致肝气瘀积致木侮土。故给予滋阴健脾，清肝去热药物，服用后有所缓解。患者继续给予辅助化疗，出现较明显化疗反应，乏力明显且伴手脚发凉，大便3～4日一次，有腹胀厌食症状。结合患者乏力且有手脚发凉症状，且舌苔厚腻微黄显滑，脉沉细见弦数，考虑患者阴阳二虚夹湿热，给予处方兼补阴阳，清热燥湿为主。服用7服后症状有所缓解，但是症状有腹胀和头晕，仍考虑以前诊断，兼有脾胃不调，加和脾胃中药后所有症状均明显缓解。

病案 3

患者，男，67岁。

左中心型肺癌放疗后未完全控制，近期病变进展，CT显示左肺门肿瘤增大且压迫气管，纵隔淋巴结也明显增大喉反神经受压，胸膜转移且伴有胸腔中量积液。患者出现明显咳嗽、气短、声哑及肋部疼痛，睡眠及饮食均差，大便干燥需服用通便药物，尿黄，排尿次数较多，每次量较少。

患者面色偏白，少力懒言。舌质绛红偏淡，舌尖鲜红，舌体中央可见舌苔，较厚见黄，略干。右侧脉象浮数偏细微弦，左侧寸口脉偏弱。

因患者体质虚弱，恐不能耐受放化疗，经与家属协商拒绝化疗，前期曾试用小分子络氨酸激酶抑制剂1个月，复查后判定无效进展。因而不考虑进一步化疗。因患者面色偏白，少力懒言，显为气虚征象；舌质绛红，脉象浮数偏细微弦，舌体中央见黄苔，余舌质见鲜红，为阴虚内热征象。该患者患病时间较长，经过多轮放疗与化疗，体质较差，无论放疗或化疗均可伤阴分，久阴伤阳，致气阳也虚；阴虚为主，致阴分不足化阴为热，胃阴津受伤见舌苔发干见黄。因而该患者阴虚为主，在加强患者营养支持、平喘化痰基础上，中医以滋补心肺阴虚为主，清除虚热，兼补气血及肾。处方如下：

麦冬15g，丹参10g，玄参10g，玉竹10g，丹皮10g，生地黄10g，知母10g，白芍10g，桔梗10g，百合10g，当归10g，山药15g，桑白皮15g，炙甘草6g，白术10g，茯苓10g，菟丝子10g，白花蛇舌草15g，熟地黄15g，女贞子15g，柏子仁10g，制何首乌10g，山药15g，枸杞10g，墨旱莲15g，炒蒺藜10g，地骨皮10g，枳壳10g，厚朴10g，火麻仁10g，黄芪20g，党参10g，甘草6g，炒麦芽15g，焦神曲15g，肉桂6g，陈皮9g。

患者服用2周余，病情尚平稳。咳嗽、咳痰及气短乏力均有所缓解，后出现体温升高、咳嗽加重伴有痰血，经化验血象及床旁胸片，考虑合并感染，并给予抗感染治疗。观察患者舌象显示舌尖及舌边缘色鲜红，舌苔偏厚呈黄色。脉细偏数，右寸略浮。中医学考虑为阴虚夹肺热，调节中药如下：

麦冬15g，丹参10g，玄参10g，玉竹10g，丹皮10g，知母10g，白芍10g，桔梗10g，百合10g，当归10g，山药15g，炙甘草6g，白术10g，茯苓10g，菟丝子10g，白花蛇舌草15g，熟地黄15g，女贞子15g，柏子仁10g，山药15g，枸杞10g，枳壳10g，厚朴10g，火麻仁10g，黄芪20g，党参10g，甘草6g，炒麦芽15g，焦神曲15g，肉桂6g，陈皮9g，竹茹10g，黄芩10g。

患者经抗感染及中医治疗后体温恢复正常，后继续服用中药调理。

元参15g，丹参10g，北沙参10g，知母10g，白芍10g，桔梗10g，百合10g，当归10g，山药15g，甘草6g，白术10g，阿胶（烊化）10g，菟丝子15g，白花蛇舌草15g，熟地黄15g，女贞子15g，柏子仁10g，山药15g，枸杞10g，火麻仁10g，党参10g，薏苡仁10g，炒麦芽15g，焦神曲15g，肉桂6g，陈皮9g，竹茹10g，大腹皮10g。

病案 4

患者,男,66岁。

患者于2012年9月出现咳嗽,少量咳痰伴胸痛,未做处理,后逐渐加重,口服镇咳药及消炎药后无缓解,行胸片检查发现右肺门增大,怀疑占位,CT检查发现右肺门5cm大小肿物,2、4R及7区淋巴结肿大,肺癌标志物CEA 7.24ng/mL,cyfra2-11 5.31ng/mL,支气管镜检查发现右肺下叶及中间段气管狭窄充血,气管镜活检未获取阳性结果,结合CT及肺癌标志物经影像中心会诊,临床诊断为右肺癌伴淋巴结转移。原拟行同步放化疗,患者家属拒绝,修正治疗方案为放疗+辅助化疗。放疗靶区包括肿瘤、肺门区、同侧纵隔2、4及7区淋巴引流区,给予DT 60Gy/30f/6w,整个放疗过程顺利,患者出现1~2度放疗反应。放疗1个月复查肿瘤明显缩小,纵隔增大,淋巴结消失,疗效评价为PR,复查肿瘤标志物CEA 5.24ng/mL,cyfra211 3.31ng/mL。随后给予辅助化疗,方案为TP(多西他赛+卡铂)4个周期。化疗后复查CT显示肿瘤完全消失,疗效评价为CR。半年后,复查CT显示右肺门及右下肺可见片状纤维化改变,考虑放射性肺炎;另外,右肺门局部可见3cm大小占位,与纤维化区有重叠,强化CT显示局部有增强。另外CEA又上升,考虑局部仍有残留,继续化疗,方案为GP(吉西他滨+顺铂)。因患者有咳嗽、咳痰,痰较多,色白,同时伴气喘,入睡困难,因而同时给予中药调理。患者舌质暗红,苔白厚微黄。脉象左寸部沉细,右寸部沉滑,关部浮偏弦。又因患者气喘咳痰,为气虚痰饮,舌质红苔厚微黄,症见湿郁化火,遂给予以下方剂:

丹参10g,党参10g,丹皮10g,白术10g,柏子仁10g,黄芪10g,清半夏10g,知母10g,白芍10g,桔梗10g,百合10g,陈皮10g,薏苡仁10g,炒蒺藜10g,桑白皮10g,甘草6g,阿胶(烊化)10g,茯苓10g,桑叶10g,首乌藤10g。

患者服用2周,期间给予常规化疗。后患者于2013年12月初出现喘鸣、发热、咳嗽咳痰加重,且痰不易咳出,入睡困难加重。就诊时,可见舌质暗红,边缘鲜红,薄白苔。脉象左寸部沉细数滑,右寸部沉细,力略不足;关部浮数偏急。结合患者发热、薄白苔及脉见急,考虑患者为心肺阴虚外感风寒。给予以下方剂:

丹参10g,当归10g,元参10g,龟板(先煎)10g,桂枝6g,防风10g,黄芪10g,清半夏10g,枳壳10g,连翘10g,桔梗10g,百合10g,丹皮10g,炒蒺藜10g,桑白皮10g,甘草6g,远志10g,首乌藤10g。

患者服用1周后症状有所缓解。患者其后分别采用PP(培美曲塞+卡铂)及NP(长春瑞宾+奥沙利铂),病情处于稳定阶段,目前生存近1年半。患者其后间断服用中药进行调理。

丹参10g，当归10g，元参10g，柏子仁10g，白芍10g，黄芪10g，清半夏10g，枳壳9g，熟地黄10g，山药15g，桔梗10g，百合10g，陈皮10g，茯苓10g，炒蒺藜10g，桑白皮10g，甘草6g，远志10g，首乌藤10g，白花蛇舌草15g。

患者复查发现肿瘤进展，于2013年11月开始改用培美曲塞+卡铂方案化疗2周期，复查病变稳定。继续中药处理。

丹参10g，当归10g，元参10g，柏子仁10g，白芍10g，清半夏10g，枳壳10g，熟地黄10g，山药15g，桔梗10g，百合10g，陈皮10g，茯苓10g，炒蒺藜10g，桑白皮10g，甘草6g，远志10g，首乌藤10g，白花蛇舌草15g，前胡10g，牡蛎20g，地骨皮10g，厚朴6g，黄芪10g。

因经济原因，改为NVB+奥沙利铂方案化疗2个周期，复查肿瘤有所缩小，评价为MR。患者担心身体原因未再继续。5个月后复查右肺门肿瘤增大，症状明显，改为NVB单药化疗，4个周期后复查肿瘤明显缩小，继续维持2个周期。期间继续服用中药。

丹参10g，当归10g，元参10g，柏子仁10g，白芍10g，清半夏10g，枳壳10g，熟地黄10g，山药15g，桔梗10g，百合10g，陈皮10g，炒蒺藜10g，甘草6g，远志10g，首乌藤10g，白花蛇舌草15g，牡蛎20g，厚朴6g，黄芪10g，黄芩10g，车前子10g，青蒿10g，党参20g，地龙10g，龙眼肉10g，五味子10g。

按：本患者采用放化疗为主的治疗方式，目前多主张规范化下的个性化治疗。局部晚期肿瘤以放化疗为主，本例采用放疗及辅助化疗后1年左右复发，采用化疗也获得较好的控制。由于患者高龄且体质较差，通过中医治疗是化疗得以完成的保证。放化疗对人的伤害以气血为主，放疗更易伤阳，故放疗后数日多数患者即出现乏力气促症状，化疗更易伤阴伤血，骨髓移植更明显。反复放化疗的患者可出现阴阳双亏表现。表现在经络上，太阴及少阴最易受损。因而，该患者随着放化疗进程，随证论辨，给予相应的调理。

1. 肺癌分层治疗的提出：规范性下的个性化治疗原则

[早期肺癌]　可选择的方案有手术、三维适形放疗、同步放化疗和术后辅助放化疗。

其中化疗方案选择应根据患者的一般状况、并发症和病理、分期做相应的调整；对于无法进行化疗但是危险度较高的患者可考虑靶向治疗，尤其对腺癌。放疗宜采取三维适形放疗的模式，符合国际放疗的原则，放疗中应考虑肿瘤的部位、大小、淋巴结的状态、患者的身体状况，应采用合理的分次模式和分次剂量，放疗计量必须足够以达到最大的控制效果。

[晚期肺癌]　治疗方式可选择放疗、化疗、放化联合治疗、靶向治疗（靶向治疗针对EGFR突变或者优势人群）。

2. 中药辅助治疗贯穿肿瘤患者放化疗的全过程

（1）可以广泛使用的沙参麦门冬汤（出自《温病条辨》）

［组　成］沙参10g，麦冬10g，玉竹10g，甘草6g，生扁豆10g，冬桑叶10g，天花粉10g。

［功　效］清养肺胃，生津润燥。

［主　治］燥伤肺胃，津液亏损，而见咽干口渴，干咳少痰或不易咳出，或有发热，舌红少苔或舌光绛而干，脉细数等症。

（2）玉女煎+导赤散

［玉女煎的组成］石膏15g，熟地黄10g，麦冬10g，知母5g，牛膝5g。

［导赤散的组成］竹叶10g，甘草梢10g，木通10g，生地10g。

［功　效］清胃滋阴，清热利水。

［主　治］胃热阴虚。症见头痛牙痛、烦热口渴面赤、口舌生疮、小便短赤、舌干红、苔黄而干。

（3）可广泛应用于放化疗后的归脾汤

［组　成］党参10g，黄芪10g，白术10g，茯苓15g，当归10g，酸枣仁15g，木香5g，远志10g，甘草6g，生姜3片，大枣3枚。

［功　效］益气补血，健脾养心。

［主　治］气血损伤，脾胃失调所致的心悸气短，少气懒言，倦怠乏力，面色萎黄，纳呆，自汗盗汗，少寐多梦，舌质淡或红有齿痕苔白而厚腻。

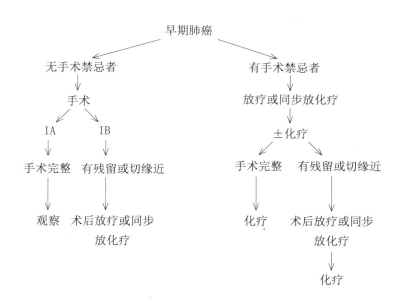

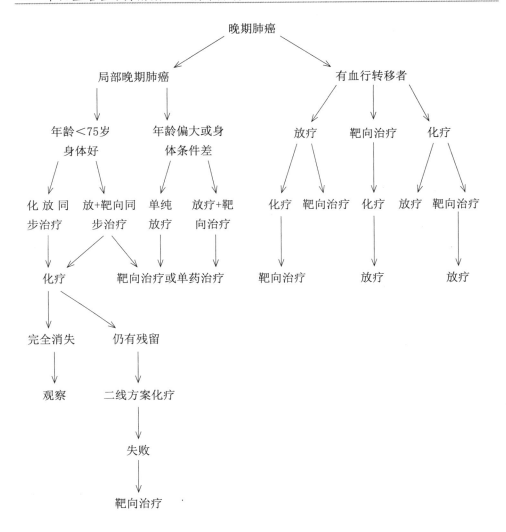

病案 5

患者，男，63岁。

患者系小细胞肺癌放疗后，目前行辅助化疗阶段，化疗后白细胞及血小板下降明显。患者就诊时乏力明显，活动后心慌，目前有轻咳，咳白痰，口干口渴。患者面色苍白，懒言少语。舌质红，苔少，舌体中央有焦黄苔，整体呈干涩样。脉呈沉细，无力，左关偏弦。患者乏力且面色无华，考虑脾肾阳虚，气虚双亏兼有肝胃虚火。故给予补气益血、健脾补肾、滋阴去火的中医调理。处方如下：

麦冬15g，元参10g，沙参15g，当归10g，玉竹10g，川芎10g，白芍10g，黄芪10g，鸡血藤15g，当归15g，熟地黄10g，山药15g，桔梗10g，百合10g，陈皮10g，白术10g，炒蒺藜10g，丹皮10g，甘草6g，阿胶（烊化）6g，何首乌15g，炒麦芽15g，浙贝母10g，生地黄10g。

服用7服后患者乏力有所改善，仍有咳嗽、咳痰、活动后气喘、心慌，畏寒。舌质红，干涩，舌苔厚，中央焦黄。脉右寸滑数，关位浮弱，尺沉涩无力；左侧浮而微弦。考虑仍有脾肾阳虚，肺有痰饮，内热积聚。遂调整处方如下：

党参15g，菟丝子15g，枸杞子15g，当归10g，玉竹10g，川芎10g，白芍10g，黄芪10g，鸡血藤15g，当归15g，熟地黄10g，山药15g，桔梗10g，百合10g，陈皮10g，白术10g，桑白皮10g，丹皮10g，甘草6g，阿胶（烊化）6g，何首乌15g，炒麦芽15g，浙贝母10g，生地黄10g，元参10g，黄芩10g。

服用1周后，症状有所缓解，仍有乏力，咳嗽好转但是痰黏稠不易咳出，睡觉较多、梦多，畏寒缓解。舌质红，舌边缘偏鲜红，舌苔明显好转，微黄，呈斑驳样。左寸脉仍有浮滑，右尺脉涩触不清。考虑阴虚兼气滞血瘀夹湿。给予如下处方：

党参15g，茯苓10g，枳壳10g，当归10g，桃仁10g，郁金10g，白芍10g，黄芪10g，鸡血藤15g，木香6g，熟地黄10g，山药15g，桔梗10g，竹茹10g，陈皮10g，白术10g，牡蛎15g，丹皮10g，青蒿15g，阿胶（烊化）6g，何首乌15g，炒麦芽15g，浙贝母10g，生地黄10g，元参10g，黄芩10g，菊花10g。

服用1周后，症状均明显缓解，患者继续化疗。

病案 6

患者，男，66岁。

患者主因咳嗽3个月，发现右上肺癌，临床诊断为ⅢB期。行同步放化疗DT 60Gy/30f/6w，化疗采用TP方案。放疗后复查肿瘤完全消失，评价为CR。后至我院行辅助化疗，继续采用TP方案化疗（多西他赛75mg/m²，卡铂300mg/m²），化疗后7天出现频繁呃逆，食欲较差，上腹胀满，轻度恶心，睡眠困难，全身关节疼痛，尿频色偏黄，乏力，同时伴有阴囊处潮湿。

临床上给予营养支持，肌注甲氧氯普胺，口服甲氧氯普胺、颠茄片，静脉输注格拉司琼等方法，疗效不佳。后拟用中医调理。

观察面色略显苍白，体高偏胖。舌质暗红，舌尖鲜红，薄白苔，不干。脉象寸部细数，力不足；关部浮大鼓手；尺部偏浮鼓手。临床考虑患者胃为湿阻，气不下行进而上逆，同时兼有气血不足肝郁之证。

茯苓10g，枳实10g，桃仁10g，白芍10g，党参10g，木香6g，郁金10g，丹参10g，厚朴10g，清半夏10g，陈皮10g，白术10g，黄芩10g，黄连6g，当归10g，炒麦芽15g，焦神曲15g，茯苓10g。

服用3服后呃逆明显减轻，继续服用1周后完全缓解。之后患者出现咽部肿痛，上腹胀满，进食少，大便数日一次。观察舌质暗红见淡，薄白苔。脉左寸部沉细弱，余脉浮大不实。结合咽部肿痛、上腹胀满，考虑在原来阴虚血亏基础上，精损化热，致咽部肿痛及大便秘结。遂给予滋阴生血、益气化瘀及清热解毒处理。

茯苓10g，枳实10g，桃仁10g，白芍10g，木香10g，郁金10g，丹参10g，厚朴10g，清半夏10g，陈皮10g，白术10g，黄芩10g，当归10g，鸡血藤15g，炒麦芽15g，焦神曲15g，茯苓10g，龙眼肉15g，丹皮10g，麦冬10g，玉竹10g，大黄6g。

患者服用上方及化疗后，反应症状均明显缓解，仅余咳嗽，痰很少，仅少量白色唾沫样痰，成为困扰患者的主要症状。患者脉象寸部偏弱，左关部浮大鼓手，右关部力弱。考虑患者存在肝郁，郁而生热，致木火克金；同时，脾胃有虚，金有所不养。因而拟解郁清热，培土生金以解决患者咳嗽问题。

茯苓10g，白芍20g，党参10g，木香6g，郁金10g，熟地黄15g，山药15g，陈皮10g，白术10g，炒蒺藜10g，丹皮10g，当归10g，牡蛎15g，炒麦芽15g，焦神曲15g，桔梗10g，百合10g，竹茹10g。

患者服用1周后再次就诊，咳嗽缓解不明显，同时有睡眠障碍，偶有心慌。观察舌质呈绛红色，舌尖偏鲜红，苔少微黄，色润。脉象寸部沉细数，关部偏浮鼓手，右寸部沉细。结合患者诸多症状仍考虑为阴虚内热，伴血瘀肝郁，继续服用中药调理。

黄芪10g，白芍20g，女贞子15g，天花粉10g，郁金10g，熟地黄15g，山药15g，阿胶（烊化）6g，甘草6g，炒蒺藜10g，丹皮10g，当归10g，牡蛎15g，炒麦芽15g，焦神曲15g，桔梗10g，百合10g，竹茹10g，菊花10g，知母10g，浙贝母10g，麦冬10g，元参15g。

患者服用1周后咳嗽开始减轻，后持续服用1个月。

病案 7

患者，男，67岁。

患者于2013年1月因胸痛就诊，无明显咳嗽、咳痰、胸闷，无痰中带血，查胸CT示大结节，行气管镜、病理检查（左中叶内侧段及左上叶前段刷片未见肿瘤细胞），于2013年1月11日行PET-CT示：左肺上叶前段结节影，考虑周围性肺癌，左内乳软组织影，考虑转移，可以邻近第3肋骨受累，左侧5-6、10-11肋胸膜增厚，考虑转移；纵隔内主动脉弓下结节，考虑"肺癌伴胸壁转移"，于2013年1月行放疗15次，口服易瑞沙、止痛药等治疗，其后于2013年3月以及2013年4月行生物治疗后出院休养。其后于2013年7月再次入院行骨转移部分放疗DT 30Gy/15f，并予培美曲塞0.8g d1 方案化疗一次后出院。其后于2013年9月9日再入院行生物治疗后出院。

患者出院后一般情况尚可，仍有胸痛以及乏力不适。自2013年10月下旬自觉症状加重，时有发热，自汗明显且伴乏力，左腋下区疼痛，进食少，同时有尿频，以夜间为重。患者半卧位，面色苍白，无力样，气促，咳嗽，有痰鸣音。舌体较大，色见淡，舌尖红，苔厚腻，微黄不干。脉象左寸沉细数脉，按下无力；关尺偏浮。右侧浮数脉，弱而无力。因患者无力明显，显为气虚；面色苍白，且脉象细弱，当为血亏之证；右脉见浮，气阴双亏夹痰饮。因而治疗以补气血、滋阴清热为主。

丹参10g，当归15g，黄芪15g，白芍10g，白术10g，五味子10g，柏子仁10g，玄参10g，沙参15g，麦冬10g，陈皮6g，清半夏10g，炒蒺藜10g，熟地黄10g，山药15g，甘草6g，制何首乌10g，炒麦芽15g，菟丝子15g，香附10g，砂仁10g，茯苓10g，青蒿20g，丹皮10g。

患者服用中药1周后夜尿减少，自汗有所缓解，但活动后仍大汗淋漓，进食仍少，睡眠很差，1小时左右醒一次，大便困难无力解出。观察舌象舌边缘及舌尖鲜红，舌苔有所消退，中央区有厚苔，呈焦黄色。脉象左寸偏沉，数而无力；左关位及尺位脉浮而虚大，右脉浮细无力。仍是阴阳二虚、气虚血亏之象，内热郁积。遂调整方剂如下：

丹参10g，当归15g，黄芪20g，白芍10g，党参20g，鳖甲10g，柏子仁10g，玄参10g，沙参15g，麦冬20g，川芎10g，鸡血藤15g，炒蒺藜10g，熟地黄10g，山药15g，知母10g，黄柏10g，炒麦芽15g，柴胡15g，香附10g，砂仁10g，茯苓10g，青蒿20g，丹皮10g，炒酸枣仁15g，远志10g，泽泻20g。

患者服用6服后自汗明显缓解，活动后有微汗；排尿及排便均明显好转，睡眠及进食也有所改善。但是患者下肢水肿有所明显，考虑患者阴津恢复，脾肾阳虚未得到明显改善，故出现运化障碍。遂调整方剂如下：

丹参10g，当归15g，黄芪20g，白芍10g，党参30g，鳖甲10g，柏子仁10g，玄参10g，沙参15g，白术10g，川芎10g，鸡血藤15g，茯苓10g，熟地黄10g，山药15g，知母10g，黄柏10g，炒麦芽15g，柴胡15g，香附10g，砂仁10g，肉桂10g，青蒿20g，大腹皮10g，炒酸枣仁20g，远志20g，泽泻20g。

服用2周后患者自汗消失，饮食大为改善，力气渐增，可独立缓步行走。后调整方剂如下继续服用：

丹参10g，当归15g，黄芪20g，白芍10g，党参20g，鳖甲10g，柏子仁10g，玄参10g，沙参15g，白术10g，川芎10g，鸡血藤15g，茯苓10g，熟地黄10g，山药15g，知母10g，黄柏10g，炒麦芽15g，柴胡10g，香附10g，砂仁10g，肉桂6g，青蒿20g，炒酸枣仁15g，远志15g，泽泻10g。

按：本患者为晚期肺癌，因久病阴阳俱伤，气血双亏，且伴有虚热之证。患者体质极其虚弱，无法继续放化疗，且因水肿及胸水明显，无法大量补充液体、电解质、热量及蛋白，预后很差，处于病危阶段。经过系统的中西医结合调理，患者状态逐渐好转。晚期肿瘤患者并发症较多，饮食及睡眠均不佳，生活质量很差，因而，改善患者症状，纠正患者饮食、睡眠尤为重要，否则免疫力持续下降，不仅肿瘤发展会更快，患者也每况愈下。中药无论在调动激活患者本身功能，还是外源性扶正却邪、调和患者阴阳气血、达到阴平阳秘上，均可发挥较好的疗效，进而延长患者的存活时间。但是毕竟属极晚期患者，5个月后患者还是因为病情加重而离世。

病案 8

患者，男，67岁。

主诉：右肺癌1个月余。

现病史：患者2013年10月9日因"咳嗽、咳痰20天，痰呈褐色"就诊于外院，给予消炎、平喘支持治疗。行胸部强化CT检查发现：有肺上叶尖段纵隔占位性病变，考虑恶性，伴纵隔内多发肿大淋巴结，右肺上叶阻塞性炎症；双肺间质改变伴肺气肿，右肺胸膜增厚。后就诊我院门诊考虑右肺癌，行气管镜检查病理回报发现恶性肿瘤细胞，考虑为鳞状细胞癌。给予右肺癌放疗定位，已行放疗DT 6Gy/3f。2013年10月21日入院后完善检查，未见放疗禁忌，继续完成右肺癌根治性放疗，配合希美纳增加疗效，对症免疫支持治疗。后周转出院继续完成放疗。现为进一步治疗入院，入院时咳嗽、咳痰，黄痰，活动后气促，后背部疼痛，咳嗽时显著，食欲睡眠可，大小便正常。临床诊断：①右肺癌；②纵隔淋巴结转移；③慢性阻塞性肺炎。

目前，患者仍放疗中，后背疼，咳嗽，痰白色，易咳出，活动后气喘，进食可，口干，尿频（前列腺肥大）。舌：舌体大，偏红，苔少色白。脉：右寸脉细、偏沉、偏快，关脉浮、弦，尺脉偏弦；左寸脉细、偏沉、微清，关脉浮、弦，尺脉偏弦。色脉症结合考虑患者心肾阴虚，肝火上亢，肾阳不化，积水为痰，痰郁化热，阴虚有火。放疗期间给予处方：

柏子仁10g，丹参10g，玄参10g，生地黄10g，熟地黄10g，山药10g，杜仲10g，肉桂6g，莱菔子6g，泽泻10g，白花蛇舌草15g，桔梗10g，甘草9g，阿胶（烊化）6g。

放疗后1个月，门诊复查CT见肺部肿瘤近乎完全消失。轻咳有痰，易咳出、白痰，略有气喘，无发热，进食后胃胀满。舌：舌体大、偏红、苔薄白、舌体中央微黄。脉：左寸脉数、偏细、力欠，关脉偏浮、略鼓手，尺脉沉、细、微弦；右寸脉偏沉、细、无力，关脉浮、略鼓手，尺脉沉、细、无力。考虑患者心肺阴虚兼气虚，肝阳上亢。给予处方：

丹参10g，当归10g，白芍10g，黄芪10g，生地10g，熟地黄10g，山药10g，牡蛎20g，炒蒺藜10g，陈皮6g，木香10g，炒麦芽15g，焦六神曲15g，焦山楂15g，阿胶（烊化）6g，北沙参15g，玄参15g，制何首乌15g，白花蛇舌草20g，知母10g，桔梗10g。

患者服用中药2周后症状好转。遂给予辅助化疗，方案为TP（多西他赛 75mg/m² d1，顺铂 25mg/m² d1-3），化疗进行4个周期。

化疗期间患者出现偏头痛，多汗，下午时有低热，乏力头晕，小腹时胀，背部疼痛。脉象：心肾细、沉、浮，肝脉微弦。考虑患者主要为心肾阴虚兼气滞肝郁。给予滋阴平肝、和胃健脾处理。

丹参10g，当归15g，白芍15g，麦冬15g，醋鳖甲10g，柏子仁10g，玄参10g，沙参15g，赤芍10g，生地10g，鸡血藤15g，茯苓10g，熟地黄10g，山药15g，知母10g，黄柏10g，炒麦芽15g，柴胡6g，香附10g，砂仁10g，青蒿20g，炒酸枣仁15g，远志15g，泽泻10g。

患者放化疗尚顺利，化疗结束后全面复查，未见具体肿瘤复发与转移。考虑患者属气阴两虚型，继续给予参冬白莲汤加减治疗，功能主治滋阴润肺，消瘤散结。

沙参15g，天冬10g，麦冬10g，茯苓10g，生地15g，淮山药20g，川贝母9g，知母9g，桑叶9g，天花粉10g，阿胶9g（烊化），甘草3g，鱼腥草30g，半枝莲30g，白花蛇舌草30g。

病案 9

患者，女，72岁。

主诉：头晕，恶心呕吐5日，言语不利1日，浅昏迷并右侧肢体不利半日。

现病史：患者于2006年4月因咳嗽、咳痰，伴痰中带血丝就诊于外院，CT显示右肺占位，后就诊于专科医院行胸CT检查显示右肺占位，考虑右肺癌，气管镜检查病理回报为腺癌。建议手术，患者拒绝手术。后至我院门诊以右肺癌伴纵隔淋巴结转移（T3N2M0）收住院，自2006年5月始采用三维适形技术行右肺癌放疗64Gy/32f/7w。放疗后因患者据拒绝未行化疗，复查CT显示放疗后肿瘤明显缩小，疗效评估PR。2010年4月因肛门坠胀感就诊于我院，查腹部CT显示肝占位，考虑肝转移，建议化疗患者拒绝，于门诊行肝转移灶放疗（具体不详），放疗后复查腹部CT显示肿瘤明显缩小，放疗后疗效评估PR。放疗后患者仍拒绝化疗，遂给予中药益肺消积汤为主加减治疗。功能益气养阴，清热解毒，软坚化痰。

生黄芪20g，生白术10g，北沙参20g，天冬10g，石上柏20g，石见穿15g，白花蛇舌草30g，银花15g，山豆根15g，夏枯草15g，海藻15g，生南星20g，瓜蒌15g，生牡蛎30g，甘草6g，炒谷芽15g。

2012年1月患者出现痰中带血较明显，于我院门诊复查CT显示肺、肝占位较前增大，考虑病情进展，于门诊行右肺癌二程放疗56Gy/28f/6w，放疗后咳嗽及痰中带血缓解。放疗1个月后开始化疗，2012年1月至2012年4月给予化疗3个周期。方案：多西他赛+卡铂，疗效评价为稳定。遂调整化疗方案于2012年5月23日、2012年6月18日、2012年7月26日、2012年8月15日分别给予OXA 120mg d1,8+GEM 1.4mg d2,9，Q21化疗1个周期，完成治疗出院。后复查胸部及腹部CT评价病情：PD，遂口服"易瑞沙"靶向治疗，6个月后复查腹部及胸部CT提示PD，化验提示CEA＞1500mg/mL，考虑"易瑞沙"耐药，病情进展。2013年10月25日给予单药吉西他滨1次，后患者体力下降明显，间断腹痛，不能耐受停止第8日化疗。

化疗后1年，靶向治疗无效，今肝脏转移灶明显增大，时头晕，嗳气，眼角红丝，乏力，心悸，活动后明显，纳差，上腹痛，夜间口渴，自觉发冷，面色黄。

[舌　象]　暗红，苔厚，呈白色，裂，干。

[脉　象]　右：寸沉、细、偏弱；关偏弱；尺沉。
　　　　　　左：寸沉、细、弱；关尺沉、细、弱。

[证　型]　临床考虑阴阳双亏，肝有郁热兼脾胃虚弱，遂给予以下方剂：

玄参10g，北沙参20g，麦冬10g，女贞子15g，柏子仁10g，何首乌10g，白芍10g，茵陈15g，地龙10g，首乌藤10g，当归15g，木香10g，柴胡6g，丹参10g，肉桂6g，山药15g，鸡内金15g，白术10g，厚朴8g，炒麦芽15g，甘草6g。

后患者因身体原因一直中药调理。3个月后因头晕、恶心呕吐，言语不利，突发浅昏迷并右侧肢体不利而入院。入院时患者一般状态差，浅昏迷，右侧肢体活动不能，失语，睡眠可，大小便如常。入院诊断：①右肺癌并肝转移；②阻塞性肺炎；③高血压病；④冠心病；⑤急性脑意外；⑥脑转移。

入院后经CT、MRI检查发现颅内广泛转移结节，临床考虑脑多发转移。后家属放弃脑部放疗，给予甘露醇、激素对症治疗。

按：本例患者肺癌首治采用放疗，6年后出现原部位复发，给予二次放疗，序贯给予化疗，其后因多发肝、脑转移而放弃治疗，生存8年。对某些患者采用二次放疗还是有价值的，经过较严格的控制放射性损伤尚在可耐受的范围之内。其次，对于发展较快的肺癌，单纯中药往往不能奏效，必须给予较规范的治疗措施。

病案 10

患者，男，55岁。

主诉：左侧胸腺癌术后55天。

现病史：患者2012年7月无诱因出现左侧隐痛，疼痛为刺痛，体位变换时疼痛明显。2012年8月18日就诊于门诊查胸部CT示：左前纵隔软组织密度影，与周围血管分界尚清晰，纵隔淋巴结增大，左侧胸腔积液。后就诊于专科医院行胸部增强CT：左前上纵隔软组织团块影，包绕升主动脉及主肺动脉，考虑恶性侵袭性胸腺瘤可能，局部心包受侵，左侧胸腔积液。于2012年9月5日在全麻下行正中切口纵隔肿瘤及全胸腺切除术加纵隔淋巴结摘除及部分心包切除术。术后病理显示侵袭性胸腺瘤（C型，鳞癌，中低分化），送检前上纵隔淋巴结未见瘤转移。免疫组化：CEA（－），P53（＋）。出院后口服中药调理，现为进一步治疗入我院，患者自发病以来周身不适，食欲下降，无恶心、呕吐，无咳嗽、咳痰，无发热，无喘憋，睡眠可，大小便如常。卡氏评分70分。

入院后行术后放疗，放疗靶区包括纵隔、双侧锁骨上区，采用三维适形技术，给予DT 54Gy/27f/6w。放疗后常规给予化疗，TP方案（多西他赛75mg/m^2 d1，顺铂 25mg/m^2 d1-3），化疗进行4个周期。化疗后给予中药百合沙参汤为主治疗，功能养阴润肺，清热解毒。

百合9g，熟地12g，生地15g，玄参15g，当归9g，麦冬9g，白芍9g，沙参15g，桑白皮12g，黄芩9g，郁金10g，蚤休15g，白花蛇舌草30g，牡蛎20g，知母10g，黄柏10g。

患者于2013年8月复查时发现双肺及胸膜下多发转移灶，显示病灶进展。遂继续给予化疗，方案为GP（吉西他滨 1g/m^2 d1，8，奥沙利铂75mg/m^2 d1，8）。化疗后活动后气喘，乏力，心悸，咳嗽，痰少色白，常出汗，不喜凉，右肩明显疼痛，头昏，睡眠不佳，脸色发黄，不想进食。

[舌　象] 舌质淡红，舌尖偏红，苔厚，微黄，咽干。

[脉　象] 右：寸细、数、无力；关偏弦。

　　　　　左：寸沉、细、无力；关尺偏浮，偏弦。

[证　型] 心肺阴虚，阴虚内热，肝阳上亢，久阴伤气。

丹参10g，玄参10g，北沙参15g，麦冬10g，女贞子10g，玉竹10g，醋鳖甲10g，当归10g，白芍20g，炒蒺藜10g，郁金10g，桑叶10g，丹皮10g，枳实10g，山药20g，甘草9g，炒麦芽15g，焦神曲15g，何首乌10g，茯苓10g，白花蛇舌草30g，黄芪15g，竹茹10g，百合10g。

继续化疗4个周期后复查病变进展，患者体质明显下降，遂停止化疗，单纯改用中医调理。患者面色苍白，懒言少语，进食少，肩部及双侧季肋区不适。

[舌　象] 舌质红，舌尖偏红，苔偏厚，发干。

[症　状] 睡眠欠佳，多梦，怕冷。

[脉　象] 右：寸浮、数；关浮、细、沉；尺浮、数、弦。

　　　　　左：寸浮、数、微弦；关尺细。

[证　型] 气血双亏，阴虚内热，久阴伤阳。

丹参10g，当归15g，黄芪30g，白芍10g，党参20g，五味子10g，柏子仁10g，玄参15g，沙参15g，麦冬20g，陈皮6g，清半夏10g，炒蒺藜10g，熟地黄10g，山药15g，生地黄10g，甘草6g，制何首乌10g，炒麦芽15g，菟丝子15g，香附10g，砂仁10g，茯苓10g，肉桂6g，山萸肉10g。

至2014年5月，患者复查病情稳定，但是仍有明显乏力，纳差，多汗。患者面色苍白无华，舌质暗红，苔少微黄，脉细微。

当归10g，白芍10g，丹参10g，地骨皮10g，麦冬10g，连翘10g，熟地黄15g，清半夏9g，山药15g，牡丹皮10g，醋龟板10g，女贞子15g，首乌藤10g，焦山楂10g，柏子仁15g，炒酸枣仁15g，远志15g，五味子6g，生地黄10g，菟丝子15g，厚朴10g，火麻仁10g，肉桂6g，甘草6g，黄芩10g，黄芪20g，制白附子3g，白术15g，青蒿20g，合欢皮10g，党参10g，牡蛎10g。

服用2周后，患者汗多，乏力明显，调整处方如下：

当归10g，白芍10g，丹参10g，地骨皮10g，麦冬10g，生地黄10g，连翘10g，熟地黄15g，清半夏9g，山药15g，五味子6g，泽泻10g，焦山楂10g，柏子仁15g，炒酸枣仁15g，远志15g，五味子6g，生地黄10g，菟丝子15g，厚朴10g，火麻仁10g，肉桂6g，甘草6g，黄芩10g，黄芪30g，白术15g，青蒿20g，合欢皮10g，党参30g，牡蛎10g，鸡血藤15g，木香6g，陈皮6g，黄柏10g。

患者此后继续服用中药至今已14个月，CT复查显示肺内病变缓慢发展。最近一次复查为2015年1月，尚可维持日常生活。

病案 11

患者，男，64岁。

主诉：咳嗽、咳痰伴声音嘶哑1个月余。

现病史：患者于2013年3月无明显诱因出现咳嗽、咳痰伴有声音嘶哑，咳白痰，偶见痰中带血及鼻涕带血，伴活动后憋气。无午后低热及乏力，无头痛头晕，无心前区疼痛及左肩部放射痛。遂就诊于某院查X线片示：左下肺阴影。建议进一步行CT检查，于外院检查CT显示：左肺门占位，左肺下叶阻塞性肺不张。考虑中心型肺癌，侵犯左肺门及纵隔，左肺门及纵隔淋巴结转移。为求进一步治疗入院。患者目前食欲睡眠可，二便正常，体重无明显下降。卡氏评分80分。入院后行气管镜检查，病理回报：小细胞未分化癌。遂行同步放化疗，放疗靶区包括肺部肿瘤、肺门及纵隔淋巴转移区，采用三维适形技术，给予DT 60Gy/30f/6w。化疗为CE方案（卡铂 300mg/m² d1，依托泊苷 75mg/m² d1-5），放疗期间化疗进行2个周期。放疗结束后给予CE方案化疗4个周期。化疗期间患者骨髓抑制较明显，配合中药升白汤。

生黄芪30g，太子参30g，鸡血藤30g，白术10g，茯苓10g，枸杞子15g，女贞子5g，菟丝子15g，熟地黄15g，补骨脂10g，山药20g，当归10g，墨旱莲10g，甘草6g，白芍15g。

化疗4个周期后全面查体，却发现ECT显示多发骨转移。遂给予磷酸盐类药物，调整化疗方案为伊立替康，继续化疗。化疗反应较大，包括胃肠道、骨髓抑制、乏力、纳差、失眠等。化疗期间配合相应中药处理。

[舌　象] 舌质红，苔少。

[脉　象] 右：寸浮、细、数，鼓手；关浮、大、数；尺偏浮、数、鼓手。
　　　　　左：寸关尺浮、细、数，稍鼓手。

[证　型] 心肺阴虚，兼有内热。给予养阴汤。

芦根20g，天花粉15g，麦冬15g，生地10g，桔梗9g，荠菜15g，杭菊花12g，党参10g，当归10g，丹参10g，知母10g，地骨皮10g，黄柏10g，甘草6g。

[舌　象] 舌质红，厚苔，微黄。

[脉　象] 左：浮、偏数、偏细、急。
　　　　　右：浮、偏数、偏细、急。

[证　型] 心肺阴虚，肝阳上亢。治以滋补阴分、疏肝清郁为主。

化疗期间患者也给予以下中药调理。

丹参10g，当归10g，玉竹10g，麦冬10g，北沙参15g，生地黄10g，炒蒺藜10g，丹皮10g，白花蛇舌草30g，制何首乌10g，女贞子10g，浙贝母10g，百合10g，甘草6g，白芍10g。

病案 12

患者，男，62岁。

主诉：右肺癌近10个月，化疗入院。

现病史：患者于2012年12月无明显诱因出现咳嗽少痰，就诊于当地医院，考虑肺感染，给予对症消炎治疗，好转后出院。2013年4月12日复查胸部CT示：右肺下叶前基底段空洞，右肺门增大，考虑肺癌，右肺门及纵隔淋巴结转移，右肺中叶、下叶阻塞性肺炎；双肺上叶小叶间隔旁肺气肿；右肺上叶尖段小斑状影；双肺散在微结节；主动脉硬化；胸椎退行性变。2013年4月17日行气管镜活检病理检查回报：右中叶支气管黏膜、黏膜下组织呈慢性炎症伴胶原纤维组织增生，部分上皮中高度磷化。2013年4月24日行PET-CT示：相当右肺下叶外基底段肿物，PET显示异常放射性浓集，考虑周围性肺癌，伴周围炎性及邻近支气管扩张；纵隔内右头臂静脉后、腔静脉后、右主支气管旁、隆突上下及右肺门多发结节及肿块，PET示异常放射性浓集，考虑为淋巴结转移；右侧股骨颈骨质破坏，PET显像可见放射性浓集，考虑骨转移；鼻咽后壁略增厚，考虑炎性病变可能性大；双侧甲状腺密度减低，考虑良性病变，右肺下叶前基底段多发条索及淡薄斑片，考虑炎性病变。患者先行右侧下肢骨转移放疗30Gy/10f/2w。后于2013年5月28日、2013年6月18日、2013年7月10日、2013年8月1日、2013年8月23日、2013年9月12日给予紫杉醇270 d1+顺铂 45mg d1-3方案化疗，并保肝，营养免疫支持治疗。患者目前为求进一步治疗入院，入院时咳嗽少痰，无喘憋，无发热，食欲睡眠可，大小便如常。

　　诊断：①右肺癌；②多发淋巴结转移；③骨转移；④阻塞性肺炎。

　　化疗期间患者出现乏力明显，纳差明显，轻呕无疾，进食后腹胀，有恶心，想呕吐，睡眠差，不畏寒，手掌红。

[舌　象] 舌质红，苔少，地图样，呈黄色。

[脉　象] 右：寸偏沉、细，偏数，脉弦；关浮、鼓手、偏弦；尺偏浮、偏弦。

　　　　　左：寸偏沉、细，偏数，脉弦；关浮、鼓手、偏弦；尺偏浮、偏弦。

[证　型] 心肺阴虚，血亏，肝气郁结，肝胃不和，有内热。

　　丹参10g，柏子仁15g，当归10g，白芍10g，鸡血藤15g，墨旱莲10g，党参10g，白术10g，茯苓10g，木香6g，厚朴9g，陈皮6g，枳实6g，清半夏9g，玄参15g，北沙参15g，炒蒺藜10g，丹皮10g，熟地黄10g，生地黄10g，山药15g，制何首乌10g，炒麦芽15g，焦神曲15g，桔梗10g，知母10g。

　　患者服用后症状有所缓解，但是食欲较差，睡眠差。遂调整中药方剂如下：

　　丹参10g，当归10g，白芍15g，麦冬15g，醋鳖甲10g，柏子仁15g，玄参15g，沙参15g，木香6g，生地10g，炒蒺藜10g，柴胡9g，熟地黄10g，山药15g，知母10g，黄柏10g，炒麦芽15g，桔梗20g，香附10g，党参10g，鸡内金20g，炒酸枣仁15g，远志15g，焦山楂20g，首乌藤10g，陈皮6g，清半夏9g，丹皮10g。

　　化疗期间患者一直有纳差、乏力，时有低热。观察见舌质红，无苔。脉沉数而微弦，临床仍考虑为心肾阴虚血亏兼有肺热。

当归15g，丹参10g，麦冬10g，玄参10g，阿胶（烊化）6g，清半夏9g，白术10g，党参10g，陈皮6g，木香10g，厚朴6g，丹皮10g，炒麦芽15g，焦神曲15g，山药10g，桔梗20g，知母10g，甘草10g，白芍10g，柏子仁15g， 熟地黄10g。

化疗4个周期后，患者体力有所下降，经中药调理乏力多有缓解，仍有恶心，少有呕吐。

[舌　象] 偏红，苔厚白且微黄，不滑。

[脉　象] 右：寸浮、鼓手、偏大、数，按下即无；关浮、鼓手；尺偏浮、大。
　　　　　左：寸细、浮；关浮、大；尺偏浮。

[证　型] 阴虚血亏，兼有肝郁肺热，脾胃虚弱。调整药方继续服药。

当归15g，丹参10g，麦冬10g，玄参10g，阿胶（烊化）6g，清半夏9g，白术10g，党参10g，陈皮6g，木香10g，厚朴6g，丹皮10g，炒麦芽15g，焦神曲15g，山药10g，桔梗20g，知母10g，甘草10g，白芍10g，柏子仁15g， 熟地黄10g，生地黄10g，炒蒺藜10g，郁金10g，百合10g。

化疗后，患者继续服用中药。

病案 13

患者，男，55岁。

主诉：颈面部水肿2个月余，双足疼痛、喘憋、进食哽噎3周余。

现病史：患者于2013年5月发现右颈部肿物，遂就诊附近医院，行淋巴结切除活检。术后病理示：转移性小细胞癌，全身骨显影提示全身多发骨转移，胸部CT提示右肺癌，给予奥沙利铂+VP-16化疗3个周期（具体剂量不详）。疗效评价：PR，后给予VP-16+DDP化疗1个周期（具体剂量不详），完成治疗后出现颈面部水肿，于外院给予全脑预防放疗，期间出现恶心呕吐，不能耐受不良反应，停止放疗，回家休养。入院前3周余患者出现双足疼痛，颈面部水肿加重，伴喘憋，进食哽噎感，就诊附近医院行腰椎核磁共振检查显示腰椎椎体破坏明显，遂行腰椎转移瘤姑息放疗（30Gy/10f/3w），症状缓解为求进一步治疗入院，入院时咳嗽咳痰，痰量少，间断喘憋，无发热，恶心无呕吐，食欲欠佳，进食很少，睡眠可，大便数日不行。

诊断：①右肺癌多发转移；②多发淋巴结转移；③肝左叶转移瘤；④双侧肾上腺转移瘤；⑤多发骨转移；⑥高血压Ⅰ级；⑦陈旧性脑梗死。

患者入院后即有上腹胀及便秘，给予开塞露数次后有少量大便。遂决定给予中药调理。

丹参10g，当归15g，黄芩10g，黄连6g，黄柏10g，党参20g，白术10g，川芎10g，厚朴6g，清半夏9g，枳实10g，大黄9g，茯苓10g，陈皮6g，炒麦芽15g，柴胡6g，香附10g，炒酸枣仁15g，远志10g。

咽下有时困难，上腹胀及大便秘结中药调理后好转，仍有右腿疼痛、发凉，睡眠好转，有唇干，眼角发红。

[舌　象] 舌质红，舌尖绛红，苔厚，偏干涩，微黄。

[脉　象] 右：寸关偏沉、数；尺偏浮、无力。

　　　　　左：寸关轻按浮、细，重按滑、迟；尺偏沉、滑脉。

[证　型] 湿热兼气滞血瘀，宜清湿去热，活血化瘀。遂调整方剂如下：

丹参10g，当归15g，黄芩10g，黄连6g，黄柏10g，党参20g，白术10g，厚朴6g，清半夏9g，枳实10g，大黄9g，茯苓10g，陈皮6g，炒麦芽15g，柴胡6g，香附10g，炒酸枣仁15g，远志10g，木香10g，焦神曲15g，白芍15g，桃仁10g，薏苡仁15g，甘草6g。

服药后，患者症状明显好转，遂给予IA方案化疗（伊立替康180mg/m² d1，表阿霉素35mg/m² d1），2个周期后患者反应较大，拒绝进一步化疗。仍有右上颈静脉怒张，腹胀，恶心，伴头疼，尿少，排黏便，不想进食及饮水。

[舌　象] 舌质绛红，无苔，干涩。

[脉　象] 右：寸滑；关数、沉；尺部滑，偏沉。

　　　　　左：寸关尺偏沉、细、数。

[证　型] 气血亏虚，内有湿热。宜补气补血，祛湿清热。

当归15g，黄芩10g，黄连6g，党参20g，白术10g，厚朴6g，清半夏9g，枳实10g，炒麦芽15g，香附10g，炒酸枣仁15g，远志10g，木香10g，焦神曲15g，白芍15g，桃仁10g，黄芪15g，甘草6g。

此后患者出院继续在门诊中药治疗。

病案 14

患者，男，59岁。

主诉：左肺癌6个月余，间断喘憋1个月余。

现病史：患者于2013年4月发现左颈部结节，咳嗽少，无咳痰，无喘憋，无发热。2013年4月22日接诊于外院，行胸部CT示：左肺门不规则增大；纵隔及胸廓入口淋巴结增大。遂就诊专科医院，行颈部淋巴结切检，病理回报：（左锁骨上）淋巴结转移性鳞状细胞癌。给予多西他赛联合卡铂化疗2个周期（具体剂量不详），复查胸部CT示肿瘤进展，疗效评价：PD。出现有胸部疼痛，查全身骨显像示：右侧第4、6肋骨骨转移。2013年10月22日给予紫杉醇+奈达铂化疗1个周期。患者入院前1个月余出现间断喘憋，为求进一步治疗入院。患者目前间断咳嗽咳痰，痰呈白的黏痰，间断喘憋、低热，无恶心呕吐，无腹胀腹痛，食欲差，睡眠可，大小便如常。

诊断：①左肺癌；②多发淋巴结转移；③肺感染；④多发骨转移；⑤双侧胸腔积液。

患者入院后主要症状为语言无力，汗多，畏寒，喘，咳嗽多，痰少色白，心慌（既往房颤、糖尿病），化疗后恶心，目前纳差、反酸，小便频繁，睡眠差（多年睡眠差），大便可。肺癌淋巴转移，化疗6个周期后。

[舌　象] 舌质红（鲜红），光滑无苔。

[脉　象] 左：寸沉、细、弱、数、力度不一、时快时慢；关偏浮，偏强；尺浮，偏强。

　　　　　右：寸沉、细、弱；关偏浮；尺偏浮，偏弦。

[证　型] 气滞血瘀，心肺阴虚，久阴伤阳，兼有气虚。给予处方一：

丹参10g，柏子仁15g，当归10g，白芍10g，鸡血藤15g，玉竹10g，女贞子15g，何首乌10g，夜交藤10g，黄芪15g，地龙10g，木香10g，陈皮6g，阿胶（烊化）6g，炒蒺藜10g，丹皮10g，桑叶10g，菟丝子15g，山药10g，生地黄10g，熟地黄15g，炒麦芽15g，焦六神曲15g，麦冬10g，清半夏10g，甘草9g，桔梗15g，浙贝母10g，百合10g，郁金10g，大枣2枚。

服用6服后患者咳嗽、咳痰及气喘好转，恶心状况得到改善。

[舌　象] 舌质红，苔黄少，水滑舌。

[脉　象] 左：肝脉区偏浮。

　　　　　右：偏浮，偏无力，力度大小不一，数，偏细。

[证　型] 患者气血不足，气滞血瘀兼有肝瘀。给予处方二：

当归10g，白芍10g，鸡血藤15g，丹参10g，柏子仁15g，黄芪20g，白术10g，茯苓10g，甘草10g，木香10g，陈皮6g，厚朴9g，女贞子15g，菟丝子15g，山药10g，熟地黄10g，牡蛎（先煎）20g，肉桂6g，清半夏10g，蜜桑白皮10g，薏苡仁10g，炒麦芽15g，焦六神曲15g，鸡内金20g，枳实6g，郁金10g，制何首乌15g，桔梗20g，百合10g，浙贝母10g，生地黄10g，地龙10g，桃仁10g，大枣2枚。

患者服用中药后，症状明显缓解，未再进行放化疗，门诊继续输注磷酸盐类缓解骨转移，继续服用中药至今。

病案 15

患者，男，65岁。

主诉：右肺癌2个月余，入院放疗。

现病史：患者2011年10月体检胸部透视发现右肺阴影，2012年1月出现咳嗽、咳痰，痰中带血，2012年1月20日于当地医院查胸部CT：右肺门占位，考虑中央型肺癌伴远端阻塞性肺炎，纵隔淋巴结肿大。就诊于专科医院，行支气管镜检查，活检病理显示：发现瘤细胞（未分化，部分低分化）。2012年3月6日至2012年3月20日予CE方案化疗（卡铂400mg d1，依托泊苷100mg d2-6），化疗过程中无明显不适。今为进一步治疗入我院。患者自病发以来食欲可，睡眠欠佳，体重无明显减轻，大小便如常。卡氏评分90分。阳性体征：右肺呼吸音低，未及干湿啰音。

辅助检查：2012年1月20日外院胸CT示右肺门占位，考虑中央型肺癌伴远端阻塞性肺炎，纵隔淋巴结肿大，右下叶基底段局限性支气管扩张。2012年3月20日外院脑CT示脑萎缩。2012年1月支气管镜检查，活检病理回报发现瘤细胞（未分化，部分低分化）。

患者放化疗较顺利。放疗后4个月出现放射性肺炎症状，咳嗽、痰少、胸疼，咽干，双胁肋处不适，睡眠欠佳。

[舌　象] 舌体大，偏红，苔少色白。

[脉　象] 左：寸偏细、偏沉、偏数；关偏浮，稍鼓手；尺偏浮，偏弦。
　　　　　右：寸偏浮，稍鼓手；关偏细弦；尺偏细，微鼓手。

[脉　象] 心肺阴虚，兼有肝阳上亢。治宜滋补阴分，疏肝理气。

白芍20g，丹参10g，柏子仁15g，甘草6g，木香10g，陈皮6g，厚朴9g，女贞子15g，山药10g，生地黄10g，牡蛎20g，清半夏10g，炒麦芽15g，焦六神曲15g，郁金10g，制何首乌15g，桔梗20g，百合10g，浙贝母10g，天花粉10g，麦冬10g，桃仁10g，牡丹皮10g，炒蒺藜10g，柴胡6g，黄芩10g，白花蛇舌草30g。

后患者情况及治疗如下：

[症　状] 无呕吐，无气短，有便秘，性功能下降，腿抽筋。

[舌　象] 舌体较大，舌质红，苔极少，中央偏干。

[脉　象] 右：寸脉偏细、偏弦；关浮、大、偏数；尺偏浮、偏弦。
　　　　　左：寸偏沉、偏细；关浮大；尺偏浮、偏弦。

[证　型] 心肺阴虚，兼有肝阳上亢，肾阳不振。治宜滋补阴分，疏肝理气，兼补肾阳。

白芍20g，丹参10g，柏子仁15g，甘草6g，木香10g，陈皮6g，黄柏9g，女贞子15g，山药10g，生地黄10g，牡蛎20g，熟地黄10g，炒麦芽15g，焦六神曲15g，郁金10g，制何首乌15g，桔梗20g，百合10g，浙贝母10g，天花粉10g，麦冬10g，桃仁10g，牡丹皮10g，炒蒺藜10g，柴胡6g，黄芩10g，白花蛇舌草30g，菟丝子15g，淫羊藿10g。

患者系小细胞未分化癌局限期，首治即以同步放化疗治疗，疗效评价为CR，后续给予4个周期化疗和预防性全脑放疗，目前已近3年。放化疗期间及放化疗后采用中药调理及维持，患者放化疗反应较小，治疗顺利，提示中西医结合治疗具有一定优势。

病案 16

患者，男，40岁。

主诉：乏力1周余。

现病史：患者于2013年7月咳嗽伴胸痛就诊于河北省某医院，行支气管活检病理回报：肺小细胞肺癌，行VP-16 150mg(d1-4)+DDP 140mg化疗1个周期，后就诊于解我院行放疗+化疗，方案同上，患者接受治疗后行胸CT示局部肿瘤有缩小。评价：PR，为进一步治疗就诊我院并收入科。患者自发病以来，精神饮食欠佳，小便正常。

阳性体征：双肺呼吸音粗。

肺癌放疗后1个月，化疗过程中。目前有轻咳，晨起有少量白痰，乏力汗多，平时大便多稀，化疗过程中多有便秘。观察舌质暗红，舌苔白色偏厚腻。脉象右手浮数，力偏弱；左手浮细。考虑患者有心肾阴虚夹湿热。遂给予方剂如下：

当归10g，白术10g，女贞子15g，熟地黄15g，柏子仁15g，制何首乌10g，元参15g，北沙参15g，焦神曲15g，牡蛎20g，山药15g，丹皮10g，茯苓10g，香附10g，郁金10g，连翘10g，桑叶10g，黄连5g，枳壳10g，薏苡仁15g，清半夏10g，厚朴9g。

放疗后3个月，行胸部CT检查显示肺内可见片状条索影，考虑放射性肺炎。患者有低热、胸疼、阵发性咳嗽、无痰、气短、口干不渴。观察见患者舌体略大，舌质绛红，苔白微黄。脉象右寸部浮数、无力；关部偏浮，微鼓手；尺部浮数、无力。左寸部沉细，偏弱；关部偏沉微弦。证脉合一考虑患者外感风热，伤及肺阴，致阴虚内热。遂给予中药调理。

当归10g，麦冬20g，女贞子15g，熟地黄15g，百合15g，天花粉10g，元参15g，北沙参15g，焦神曲15g，牡蛎20g，山药15g，丹皮10g，茯苓10g，郁金10g，黄芩10g，桑叶10g，桔梗10g，甘草5g，防风10g，五味子10，乌梅10g。

患者6个周期化疗后全身复查，未发现转移迹象，局部疗效评价为完全缓解。继续给予全脑预防性放疗。放疗后继续服用中药，以清热解毒为主至今。

病案 17

患者，女，64岁。

主诉：右胸部疼痛、喘憋进行性加重3天。

现病史：患者于2013年3月出现喘憋，胸闷，胸部CT及支气管镜检查诊断为左肺癌，病理为鳞状细胞癌。就诊于我院，行局部放疗，后就诊于我院门诊化疗8个周期，患者于2013年12月及2014年1月入院治疗，完善相关检查，给予DC-CIK生物支持治疗2个周期，患者接受治疗后病情相对稳定后出院。2014年2月19日及2014年3月17日于我院门诊行长春瑞宾40mg d1，8+顺铂50mg d1，8方案化疗2个周期，过程顺利。患者自上次出院后一般状态尚可，无明显咳嗽咳痰，3天前出现有胸部疼痛、喘憋，并呈进行性加重，于外院就诊，行胸部CT示：结合临床考虑肺癌放化疗后表现，建议随诊复查；右肺中叶纤维灶；右肺下叶肺炎，建议抗感染治疗2个周期后发差；左侧少量胸腔积液；双侧胸膜增厚、粘连；动脉硬化。无明显头痛、头晕及呕吐，为进一步治疗再入院。双肺呼吸音粗，右肺偶闻及湿啰音，心率80次/分。

查体：无特殊。

诊断：左肺癌，阻塞性肺炎，冠状动脉硬化性心脏病。

肺癌放疗后合并放射性肺炎，伴少量胸腔积液。

2013年10月28日就诊时主诉活动后气喘明显，有咳嗽及痰，左胸局部轻压痛，无心慌心悸，双下肢乏力，失眠差，上腹胀，进食后上腹胀满加重，无头晕，不畏寒无口渴。患者面色灰暗，无精神，舌体较大，偏红，边缘暗红有瘀斑，中央偏干涩，苔少微黄。脉象沉细微，微鼓手。结合患者症状、舌象及脉象，考虑患者气阴双虚，气滞血瘀伴有内热。治宜止咳化痰，滋阴补气，行气化瘀兼清内热。

当归10g，白芍10g，麦冬10g，熟地黄15g，夜交藤10g，元参10g，北沙参10g，白术15g，党参10g，山药15g，郁金10g，厚朴6g，木香6g，黄芪10g，丹参10g，炒谷芽15g，甘草6g，何首乌10g，牡蛎15g，地骨皮10g，地龙10g，清半夏10g，陈皮6g，桔梗10g。

患者服用3服后，咳嗽、咳痰及气喘明显好转，乏力及腹胀也有所改善。

患者再次至门诊时，仍有轻度咳嗽、咳痰、伴有痰中带血，活动后仍有气喘。观察患者舌体较大，舌质红，无苔有水渍。脉象左寸部偏沉，力偏弱；关部偏沉，细弦；尺部偏沉，细弦。右寸部沉，力弱；关部偏沉细；尺部偏浮，细弦。色脉结合，考虑患者心肺气阴不足，肝郁上亢，兼有肾亏。治宜滋补心肺肾，疏肝理气，调和胃肠。

当归10g，白芍10g，阿胶（烊化）6g，地黄10g，熟地黄15g，元参10g，北沙参10g，白术15g，黄芩10g，山药15g，郁金10g，丹皮10g，木香6g，防风10g，丹参10g，炒谷芽15g，甘草6g，何首乌10g，牡蛎15g，百合10g，茯苓10g，知母10g，浙贝母10g，桔梗10g，菟丝子15g，白花蛇舌草15g。

服药后患者症状均明显缓解，体力及精神明显改善。采用TP方案辅助化疗4个周期（多西他赛75mg/m²、卡铂300mg/m²，d1）。化疗期间间断给予中药调理，以补血及理胃肠为主。但是患者出现胸闷、心慌，气喘活动后加重，下腹胀，动则出汗。观察患者舌体较大，舌质暗红，边缘可见较多瘀斑，苔少，舌体中央较干涩。脉象左寸部细沉，力弱；关部偏沉，细弦；尺部细沉，无力脉弱。右寸部沉弱；关部偏沉而无力；尺部沉细力弱。色脉结合，考虑患者气血双亏伴气滞血瘀，脾肾阳虚。治宜调理气血，扶助阴阳，健脾强肾。

当归10g，白芍10g，阿胶（烊化）6g，熟地黄15g，元参10g，北沙参10g，白术15g，党参15g，山药15g，郁金10g，丹皮10g，木香6g，陈皮6g，丹参10g，炒谷芽15g，甘草6g，何首乌10g，玉竹10g，知母10g，浙贝母10g，桔梗10g，菟丝子15g，白花蛇舌草15g，盐杜仲10g。

患者服用7服后，状态明显缓解，后未再服用。近日因外感后患者又出现心慌、胸闷、气促、咳嗽、咳白痰，夜间为重，面部及下肢有水肿。行胸CT检查肺部病变尚稳定，仍有部分肺纤维化、少量胸腔积液。心电图检查显示心肌缺血。化验检查显示轻度低蛋白。遂收住院给予吸氧、平喘、化痰、扩冠、补充白蛋白及利尿处理，症状有所缓解，但是不明显。遂继续给予中药调理。

当归10g，熟地黄15g，元参10g，白术10g，党参15g，山药10g，郁金10g，木香6g，陈皮6g，丹参15g，甘草6g，何首乌10g，半夏9g，桂枝6g，葶苈子10g，桔梗10g，菟丝子15g，茯苓10g，五味子9g。

2014年4月14日患者面部及上肢有水肿，口干明显，轻度气促，睡眠差，头晕，无恶心、呕吐，双下肢无力。观察患者舌体大，舌质红，边缘可见较多瘀斑，苔微黄，舌体略干涩。脉象左寸部浮细；关部浮弦，鼓手有力，偏数；尺部细弱。右寸部浮细，微弦；关部偏浮，鼓手；尺部微弦略浮。色脉结合，考虑患者心肺气虚，肾阴亏伴肝火上炎。治宜调理气血，滋阴疏肝。

当归10g，白芍15g，五味子10g，熟地黄15g，元参10g，北沙参10g，麦冬10g，党参15g，山药15g，郁金10g，丹皮10g，木香6g，陈皮6g，丹参10g，炒谷芽15g，甘草10g，何首乌10g，玉竹10g，知母10g，浙贝母10g，桔梗10g，菟丝子15g，白花蛇舌草15g，盐杜仲10g，茯苓15g。

2014年5月患者咳嗽加重，复查CT显示肺门及纵隔淋巴结转移病灶增大，肿瘤标志物上升，考虑病变进展，因患者体质一般故采用单药长春瑞宾化疗（25mg/m^2 d1,8）。化疗期间患者乏力、憋气明显。调整中药方案继续服用。

清半夏9g，炙甘草9g，肉桂6g，鸡内金20g，厚朴6g，牡蛎20g，桃仁10g，丹参20g，焦山楂10g，当归10g，白芍15g，五味子10g，熟地黄15g，元参10g，北沙参10g，麦冬10g，山药15g，郁金10g，丹皮10g，木香6g，陈皮6g，菟丝子15g，牛膝15g，盐杜仲10g，补骨脂15g。

患者服用后，症状有所改善，仍在化疗过程中。

病案 18

患者，女，63岁。

主因乏力不适半个月入院。患者于2010年11月在外院确诊肺癌，曾手术摘除肺上叶及纵隔转移淋巴结。病理提示：腺癌，并按周期行规范行化疗方案（多西他赛+顺铂）。于2012年10月复查胸部CT提示：右肺门肿大，考虑转移，并针对性行三维适形放射治疗。于2013年9月在外院医院行化疗治疗至今（方案不详）。入院前1个月无明显诱因出现一次一过性晕厥，无头痛，无恶心、呕吐，无肢体活动障碍。2013年11月15日门诊头颅MRI增强提示：左侧额叶皮层，基底节区，颞叶，右侧枕叶异常强化灶，不除外转移。近半个月来自觉乏力不适，为求进一步治疗来我院就诊，门诊收入院。目前患者一般情况尚可，病情较稳定，饮食可，睡眠佳，二便正常。2013年11月15日门诊头颅MRI增强提示：左侧额叶皮层，基底节区，颞叶，右侧枕叶异常强化灶，不除外转移。入院后临床诊断为右肺癌脑转移，考虑患者一般状态尚可，经甘露醇降颅压处理、营养支持治疗后乏力、头痛及头晕症状均有所改善，遂给予全脑放疗，40Gy/20f/4w。

患者放疗中一度出现头晕头痛加重，乏力疲倦，纳差等症状。遂用中药调理。

[症　状] 厌食明显，大小便正常，无腹胀，面色苍白，气血不足。

[舌　象] 舌质偏红，苔厚腻，口干，苔微黄。

[脉　象] 左寸偏细；余微沉、数、稍鼓手，夹湿热。

党参10g，茯苓10g，炙甘草6g，当归10g，白芍10g，熟地黄15g，山药10g，黄连6g，黄芩10g，枳实10g，厚朴6g，白术10g，木香6g，陈皮6g，炒麦芽15g，焦神曲15g。

服用1周后患者腹胀明显缓解，仍有乏力，大便干燥。调整处方如下：

党参10g，茯苓10g，炙甘草6g，当归10g，白芍10g，熟地黄15g，山药10g，杜仲15g，牡蛎20g，大黄9g，枳实10g，厚朴6g，白术10g，木香6g，陈皮6g，炒麦芽15g，焦神曲15g。

病案 19

患者，女，61岁。

主因患者于2012年9月无明显诱因出现咳嗽、咳痰，痰白量少，偶见痰中带血，伴活动后憋气。无午后低热及乏力，无头痛头晕。遂就诊当地医院行X线检查显示：右下肺阴影，建议进一步行CT检查。CT检查显示：右肺门占位，右肺下叶阻塞性肺不张——考虑中心型肺癌，左肺门及纵隔淋巴结转移。行支气管镜检查显示右下叶支气管狭窄，可见肉芽样肿物，并取活检，病理回报：鳞癌。患者临床分期为T3N2M0，住院进一步治疗。患者食欲睡眠可，二便正常，体重无明显下降，卡氏评分80分。结合患者病情及身体状态，遂行同步放化疗，放疗靶区包括肺部肿瘤、肺门及纵隔淋巴转移区，采用三维适形技术，给予DT 60Gy/30f/6w。化疗为TP方案（紫杉醇 80mg/m² 1/w，顺铂 30mg/m² 1/w），放疗期间化疗进行6次。放化疗后1个月行CT复查显示肿瘤明显缩小，几近消失。后继续给予辅助化疗4个周期，方案为TP（紫杉醇 180mg/m² d1，顺铂 25mg/m² d1-3，每21天1个周期）。

化疗期间患者呕吐反应明显，且有舌部麻木感，心慌，气短，睡眠障碍，仍有乏力头晕。

[舌　象] 质红，苔少色白，微黄，不干。

[脉　象] 右：微沉、滑动、急、数。

左：寸细、沉、微弦；关尺沉、细。

[证　型] 心阴不足，肾阴虚，内热明显，伴胃气上冲。

牡丹皮10g，生地黄10g，沙参15g，玄参15g，何首乌10g，丹参10g，山药20g，首乌藤10g，白芍15g，熟地黄10g，薏苡仁15g，茯苓10g，甘草6g，旱莲草15g，鸡血藤15g，清半夏9g，陈皮6g，当归10g，柏子仁10g。

服药后患者症状明显改善，随后化疗期间出现白细胞下降，乏力畏寒，胁肋胀痛，厌食纳差，心慌心悸。遂给予以下方剂：

当归15g，红花10g，桃仁10g，地龙10g，炒蒺藜10g，生地黄10g，丹皮10g，玄参15g，北沙参15g，麦冬10g，制何首乌10g，白芍10g，郁金10g，白术10g，茯苓10g，鸡血藤15g，墨旱莲15g，甘草6g，肉桂6g，莱菔子6g，山药15g。

患者化疗结束后有气促胸闷，偶有心悸，咳嗽痰多，无疼痛，进食可，便秘多年，睡眠时易遗尿。

[舌　象] 舌质偏红，苔白微黄，口干。

[脉　象] 右：寸迟偏弦、沉、无力；关沉、偏细、微弦；尺沉、细、无力。

左：沉、细、数。

[证　型] 阴虚，心肾阴虚，肝郁，久阴伤阳。

[治　法] 滋阴补肾，解郁清热。

玄参15g，沙参15g，当归10g，麦冬15g，白芍10g，玉竹10g，黄芪10g，白术10g，生地黄10g，熟地黄10g，丹参10g，丹皮10g，山药10g，何首乌10g，首乌藤10g，菟丝子15g，天花粉10g，甘草6g，泽泻10g，清半夏10g。

病案 20

患者，男，72岁。

患者主因腰痛、下肢疼痛2个月，逐渐加重。行腰部核磁共振检查发现腰椎及骶髂关节骨破坏，考虑为骨转移。后行胸部CT检查、全身骨扫描临床诊断为肺癌伴多发骨转移。因患者疼痛较剧烈，先行骨转移处局部放疗。后给予TP方案化疗4个周期。放化疗期间给予中药调理。

肺癌骨转移放化疗中，乏力，双上肢疼痛，痰多、黏、黄。舌：舌体红，苔干黄在舌体中央。脉：左寸脉细、沉、无力，尺脉偏浮、空，无力，略细，尺脉偏浮、弦，略数；右寸脉浮、细，关脉浮、弦、偏细，尺脉偏沉、微弦。考虑患者心肺阴虚，气血双亏，兼阴虚内热，给予处方一：

玄参15g，丹参10g，麦冬10g，玉竹10g，黄连6g，墨旱莲15g，炒蒺藜10g，丹皮10g，当归10g，白芍12g，鸡血藤15g，茯苓10g，炒麦芽15g，焦六神曲12g，甘草6g，浙贝母10g，桔梗10g，鸡内金15g。

肺癌、纵隔、骨转移放化疗后，呛水，乏力明显，气短，轻咳，痰不多，心慌。颈部骨转移处疼痛，便秘吃饭多有胃胀、疼痛，汗多，凉汗。舌：红，干燥无苔无唾液。脉：左寸脉细、沉、数，关脉偏沉、微弦，尺脉偏浮、偏弦；右寸脉细微，触不清，关脉浮、微弦、鼓手，尺脉沉、细微。心肾肺阴虚，阳津不足，肝火上亢，久阴伤阳，阳气不足。给予处方二：

丹参15g，当归10g，白芍16g，墨旱莲10g，玉竹10g，玄参15g，北沙参15g，麦冬12g，炒蒺藜10g，丹皮10g，茯苓10g，甘草6g，焦六神曲16g，炒麦芽15g，厚朴8g，积实6g，木香6g，陈皮6g，黄芪12g，肉桂6g，菟丝子15g，熟地黄10g，山药20g，党参10g。

病案 21

患者，女，72岁。

主因患者于2009年3月出现咳嗽，少量咳痰伴胸痛，未做处理，后逐渐加重，口服镇咳药及消炎药后无缓解，行胸片检查发现左肺门增大怀疑占位，CT检查发现右肺门7cm大小肿物，肺门淋巴结肿大，肺癌标志物CEA 12.6ng/mL。支气管镜检查发现左肺下叶及中间段气管狭窄充血，气管镜活检回报腺癌，结合CT及肺癌标志物经影像中心会诊，临床诊断为右肺癌伴肺门淋巴结转移。原拟行同步放化疗，患者家属拒绝，修正治疗方案为放疗+辅助化疗。放疗靶区包括肿瘤、肺门区、同侧纵隔4-5及7区淋巴引流区，给予DT 60Gy/30f/6w，整个放疗过程顺利，患者出现1～2度放疗反应。放疗1个月复查肿瘤明显缩小，疗效评价为PR，复查肿瘤标志物CEA 4.7ng/mL。患者随后给予辅助化疗，方案为TP（多西他赛+卡铂）4个周期。化疗后复查CT显示肿瘤完全消失，疗效评价为CR。半年后复查CT显示右肺门及右下肺可见片状纤维化改变，考虑放射性肺炎。放疗后3年于2012年8月患者自觉左侧腋下疼痛，逐渐加重，行CT检查显示左第三侧肋骨破坏伴软组织影，考虑骨转移；行ECT检查也显示局部浓聚。遂行局部放疗，45Gy/15f/3w，放疗后疼痛减轻。后续给予GP方案辅助化疗4个周期。放化疗期间患者出现骨髓移植、胃肠道症状、乏力等症状，也给予中药调理。

生黄芪15～30g，太子参15～30g，白术10g，陈皮6～10g，半夏10g，山药10g，当归10g，枸杞子15g，女贞子15g，何首乌15g，黄精15g，知母6g，鸡血藤15g，石苇30g，参三七粉（分冲）3g，大枣5枚。

患者于2013年8月始左侧胸壁疼痛又趋加重，复查CT显示右肺门局部可见4cm大小占位，右侧胸壁肿物增大达6cm×5cm，强化CT显示肿瘤局部有增强。另外CEA又上升，考虑局部进展，继续化疗，方案为单药长春瑞宾（25mg/m² d1，5），每3周重复。化疗期间因患者有咳嗽、咳痰，痰较多，色白，同时伴气喘，入睡困难，因而同时给予中药调理。

苦杏仁10g，熟地黄10g，山药20g，浙贝母10g，制何首乌15g，白术10g，桔梗10g，百合10g，清半夏9g，陈皮6g，竹茹10g，菟丝子10g，甘草6g，当归10g，防风10g。

患者2周后，因外感出现低热，怕冷，多汗，呕吐，痰多色黄，全身无力，睡眠差欠佳就诊。

[舌　象] 舌质偏暗红，舌苔薄白。

[脉　象] 右：寸浮而偏细；关细、偏弦；尺偏浮而细。

　　　　　左：寸偏浮、力不足；关细、偏弦；尺偏浮、偏数。

[证　型] 心肾阴虚，伴痰有风湿。

熟地黄15g，山药15g，何首乌10g，首乌藤10g，丹参10g，柏子仁10g，玄参10g，知母10g，阿胶（烊化）6g，白芍10g，川芎10g，桂枝6g，鱼腥草15g，清半夏9g，陈皮6g，甘草6g，百合10g。

患者化疗4个周期后疼痛症状明显减轻，行CT检查发现左侧胸壁巨大肿物及左肺门肿瘤缩小达一半以上，疗效评价为PR。因患者高龄，遂暂停化疗，继续中药维持治疗。方剂如下：

山萸肉6g，牡蛎20g，鸡内金20g，蝉蜕6g，连翘10g，茵陈15g，夏枯草15g，鸡血藤15g，地黄10g，清半夏10g，五味子6g，炒蒺藜10g，当归10g，白芍10g，熟地黄15g，元参10g，北沙参10g，党参15g，山药15g，郁金10g，丹皮10g，木香6g，陈皮6g，丹参10g，炒谷芽15g，甘草6g，苦杏仁10g，盐杜仲12g。

病案 22

患者，女，28岁。

主因咳嗽、胸闷及眼睑无力下垂半年，全身乏力3个月，经CT检查发现前上纵隔占位，临床诊断为胸腺瘤合并重症肌无力。经过外科、放疗科等多科室会诊患者首先采用外科手术切除，术后病理为胸腺瘤B型，包膜不完整，和周围有粘连。术后1个月，针对瘤床及相邻结构给予术后放疗，剂量为50Gy/25f/5w，整个放疗过程顺利，患者出现1~2度放射反应，经处理后缓解。重症肌无力术后一直服用吡啶新斯的明，后因控制不佳，改用泼尼松和甲氨蝶呤后有明显缓解。术后患者出现月经不规律，延迟明显，近4个月不至。患者体重增加明显伴汗多，尿频。

患者体胖，就诊时面色暗淡，舌体大，色淡，苔薄白。脉沉细，双尺脉弱涩。临床考虑心阴虚，肾阳虚给予滋阴强肾，补气破滞治疗。

肉苁蓉10g，牡蛎10g，北沙参10g，麦冬10g，白芍10g，元参15g，茯苓皮10g，当归10g，山药15g，大腹皮10g，木香6g，菟丝子15g，熟地黄15g，女贞子15g，枸杞10g，薏苡仁10g，陈皮9g。

服用7服后，尿频明显缓解，月经仍未至。舌色淡，苔薄白，舌尖红。在原方基础上加活血化瘀药物。

肉苁蓉10g，牡蛎10g，北沙参10g，麦冬10g　白芍10g，元参15g，茯苓皮10g，当归10g，山药15g，大腹皮10g，木香6g，菟丝子15g，熟地黄15g，女贞子15g，枸杞10g，薏苡仁10g，陈皮9g，淫羊藿10g，丹参10g，红花10g，桃仁10g。

继续服用7服后，体重下降2kg，无力感明显缓解，月经仍未至。舌色淡有所改善，苔略厚微黄见腻；脉偏沉数。临床上考虑兼有湿热，调整处方。

肉苁蓉10g，牡蛎10g，北沙参10g，黄连6g，白芍10g，黄芩10g，茯苓皮10g，当归10g，山药15g，大腹皮10g，木香6g，菟丝子15g，熟地黄15g，女贞子15g，枸杞10g，薏苡仁10g，陈皮9g，淫羊藿10g，丹参10g，红花10g，桃仁10g。

服用7服后，患者乏力及尿频症状缓解，体重有所下降，月经恢复。之后患者断续用中药调养。

按：本例患者为年轻女性，胸腺瘤多发生于中青年患者。胸腺瘤良恶性之分，胸腺瘤特有的表现是合并某些综合征，如重症肌无力（MG）、单纯红细胞再生障碍性贫血（PRCA）、低球蛋白血症、肾炎肾病综合征、类风湿关节炎、皮肌炎、红斑狼疮、巨食管症等。

手术治疗：手术仍是治疗胸腺瘤的标准方法，无论良性、恶性胸腺瘤均应尽可能完整切除肿瘤组织，有完整包膜者（I期）可全部切除，预后好。包膜与周围软组织紧密粘连（II期），一般能完整切除。若瘤体与大静脉紧密粘连或包绕静脉的，则行肿瘤大部分切除。肿瘤侵犯邻近器官或胸内转移的（III期）大部分切除或仅能活检。肿瘤可切除性的判断是手术时必须要考虑的问题．当肿瘤已经侵犯无名静脉或上腔静脉，或血管被包绕在在肿瘤之中，或肿瘤与周围组织呈冻结状态，此时应采取谨慎态度，中止手术，仅采取病理活检，术后采取放射治疗。若肿瘤虽与大血管有粘连浸润，但尚可分离，可逐步解剖，由浅入深，由易到难，先使其松动，再游离瘤体，最后在其蒂部钳夹后摘除。

放射治疗：对于早期的恶性胸腺瘤，术后辅以放射治疗仍有争议；中晚期患者术后放疗可以减少肿瘤局部复发。肿瘤未能完全切除或恶性胸腺瘤，术后应行放疗，或先行放疗，待肿块缩小后利于完全切除。手术加放疗的存活率较单纯手术要高。

化学治疗：多采用以顺铂为基础的化疗。晚期恶性胸腺瘤可采用环磷酰胺、多柔比星、顺铂联合治疗。对于局部浸润或病变巨大不易切除的患者，术前进行以顺铂为基础的诱导化疗能够明显改善患者的预后。Kim等用顺铂、阿霉素、环磷酰胺和泼尼松对23例局部进展的胸腺瘤患者进行诱导化疗，结果患者7年无病生存率和总生存率分别达到77%和79%。其他化疗药物和治疗方案有效率较低，仅用于不能耐受顺铂和阿霉素治疗或治疗复发患者的二线治疗。

该患者胸腺瘤有包膜，但是局部不完整并有周围浸润，但是手术得到完整切除，因术后评价为B期，因而接受术后放疗。同时该患者伴有肌无力、肥胖和月经停止，需要中医调理。患者主要表现出肾阳虚，因而中医以滋肾阳为主，经2周中药调理后乏力有所改善，体重下降3kg。但是仍处停经状态，同时脉象体现体内有湿热，以湿为主，考虑停经不单纯由肾阳虚所致，脾胃湿热也可克阻肾阳，因而调整中药增加去湿清热，1周后患者月经恢复。

病案 23

患者，女，53岁。

主诉：胸膜间皮瘤1个月余化疗入院。

现病史：患者2012年2月无诱因出现左胸痛，未予特殊治疗及检查，症状逐渐加重，至2012年5月于当地医院查胸部CT：左侧广泛欠均匀性胸膜增厚伴部分胸膜点条状钙化，左侧少量胸腔积液，左侧胸膜下索条，建议胸膜穿刺除外皮瘤。后行胸膜穿刺活检，术后病理：硬化纤维组织中见少量上皮细胞团浸润，疑为上皮性恶性间皮瘤。前往外院病理会诊意见：增生纤维结缔组织中少数异性细胞，以间皮瘤可能性大。2012年6月9日给予培美曲噻+卡铂化疗1个周期，完成治疗后出院。现为进一步治疗入院，入院时间断左胸痛，评级4分，无咳嗽咳痰，无痰中带血，无发热，无喘憋，食欲下降，睡眠欠佳，大小便如常。卡氏评分70分。

阳性体征：双肺呼吸音粗，双下肢水肿。

辅助检查：2012年5月于当地医院查胸部CT示左侧广泛欠均匀性胸膜增厚伴部分胸膜点条状钙化，左侧少量胸腔积液，左侧胸膜下索条，建议胸膜穿刺除外皮瘤。胸膜穿刺活检病理示硬化纤维组织中见少量上皮细胞团浸润，疑为上皮性恶性间皮瘤。外院病理会诊意见：增生纤维结缔组织中少数异性细胞，以间皮瘤可能性大。

患者入院后继续化疗，方案仍为培美曲塞+卡铂。同时给予中药调理。

[舌　象]　舌偏红，无苔，干涩无津液。

[脉　象]　左：寸关尺沉、细、偏数。

右：浮、细、微弦。

[证　型]　阴虚内热，津液亏损。

当归10g，丹参10g，白芍10g，元参15g，北沙参15g，茯苓10g，牡丹皮10g，炒蒺藜15g，苍耳子10g，焦山楂10g，鸡内金15g，玉竹10g，炒麦芽15g，陈皮6g，菟丝子15g，生地10g，青蒿10g，甘草6g。

患者在后续化疗中出现左下胸部及上腹部胀痛，麻木感，睡眠尚可，口干，咽部痒感，轻微头晕，不想饮水，进食有改善，大便3～4次/天，小便黄。

[舌　象]　舌质红，无苔，干涩。

[脉　象]　左：寸沉、细、无力；关沉、细、偏快；尺沉、细，微偏弦。

右：寸沉、细、无力；关沉、细、偏快；尺沉、细，微偏弦。

[证　型]　阴虚，久阴伤血气，气血不足。

当归10g，丹参10g，白芍10g，元参15g，北沙参15g，制何首乌10g，牡丹皮10g，炒蒺藜15g，焦神曲15g，焦山楂10g，鸡内金15g，玉竹10g，炒谷芽15g，麦冬10g，首乌藤10g，生地10g，远志10g，甘草6g，醋龟板10g，白花蛇舌草20g，山药10g，半边莲15g。

第二章 肠 癌

第一节 大肠癌国际治疗规范

一、直肠癌及结肠癌

1. 临床特点
- 直肠起自S3水平，以5cm间隔分为上、中和低位直肠三段。
- 直肠癌淋巴转移特点：直肠上部淋巴转移至直肠旁、骶前、乙状结肠、肠系膜下等，直肠下部转移至髂内淋巴结，下端或累及肛门者甚至可转移至腹股沟淋巴结。

2. 分期

原发肿瘤	Tis: T1: T2: T3: T4: T4a: T4b:	原位癌 黏膜及黏膜下层 侵及肌层 侵出肌层、浆膜下或侵犯直肠周围组织 侵及相邻近器官 肿瘤穿透脏层腹膜 肿瘤直接侵及相邻近器官
区域淋巴结	N0: N1: N2: N2a: N2b:	未发现转移 1～3个局部淋巴结转移 4个局部淋巴结转移 4～6个局部淋巴结转移 7个或更多局部淋巴结转移
远处转移	M0: M1: M1a: M1b:	未发现转移 远处转移 远处转移局限于一个器官 远处转移至腹膜或多于一个器官

3. 临床分期

分期		Dukes	Aster-Coller 改良分期	5年生存率（%）
0：	TisN0M0	－	－	
I：	T1N0M0，T2N0M0	A	A	I： 80～95
II A：	T3N0M0	A	B1	
II B：	T4aN0M0	B	B2	II： 50～90
II C：	T4bN0M0	B	B3	
III A：	T1-2N1M0，T1N2aM0	C	C1	
III B：	T3-4aN1M0，T2-3N2aM0，	C	C2/C3	III： 30～60
III C：	T1-2N2bM0	C	C1/C2/C3	
	T4aN2aM0，T3-4aN2bM0，	D	D	IV： ＜5
IV A：	T4bN1-2M0			
IV B：	任意T，任意N，M1a			
	任意T，任意N，M1b			

4. 直肠癌治疗原则

（1）I 期
- 根治术：APR、LAR
- 局部切除：适于预后佳组（＜3cm、＜30%周长、距肛缘8cm以内、中高分化、手术切缘＞3mm）。对于T1，术后观察；对于T2，术后接受同步放化疗。

（2）II&III期（可切除）
- 术前同步放化疗（5～Fu）→手术→建议3个周期化疗（5～Fu为主的方案）。
- 如患者先行手术，手术→2个周期化疗→同步放化疗（5～Fu）→2个周期化疗。

（3）III期（T4，局部不能切除）
- 同步放化疗（5～Fu），争取手术，可考虑IORT加量12.5～15Gy→化疗。

（4）IV期
- 个性化治疗，化疗或手术RT。

（5）复发肿瘤
- 个性化治疗原则，如未接受过放疗：同步放化疗→争取手术IORT或后装放疗；如以前接受过放疗：化疗→争取手术IORT，或姑息性二次放疗。

5. 结肠癌放疗原则

- 切缘很近或阳性。

二、肛门癌

1. 临床特点

- 75%～80%为鳞癌，其余为腺癌和黑色素瘤。

- 与HPV密切相关。
- 肛管腺癌局部复发率和转移率均较高，与鳞癌不同，因而术前同步放化疗+APR是其标准疗法。
- 淋巴转移规律：齿状线以上直肠周围、髂内淋巴结；齿状线以下和肛门肿瘤可至腹股沟淋巴结。

2. 分期

原发肿瘤	Tis: 原位癌 T1: ≤2cm T2: 2cm＜T≤5cm T3: ＞5cm T4: 不论大小侵犯相邻器官，如阴道、尿道和膀胱
区域淋巴结	N0: 未发现转移 N1: 直肠周围淋巴结转移 N2: 单侧髂内或腹股沟淋巴结转移 N3: 直肠周围和髂内淋巴结转移，或双侧髂内或腹股沟淋巴结转移
远处转移	M0: 未发现转移 M1: 远处转移

3. 临床分期及预后

分期	局部复发率（%）	5年生存率（%）
0: TisN0M0 I: T1N0M0 II: T2-3N0M0 IIIA: T1-3N1M0 　　　T4N0M0 IIIB: T4N1M0 　　　任意TN2-3M0 IV: 任意T，任意N，M1	按T分期 T1: 11 T2: 24 T3: 45 T4: 45	I: 90～95 II: 70～80 IIIA: 40～50 IIIB: 40～50 IV: 10

4. 治疗原则

病期	治疗原则
T1，小而分化良好	局部切除 ● 只有小的肿瘤、＜2cm、分化良好、无深部浸润，切缘阴性适于局部切除 ● 当肛提肌受累、周长侵犯＞40%时，不适合 ● 只应用于顺应性佳的患者 ● 严格筛选患者，局控率＞90%

续表

病期	治疗原则
I–Ⅲ	同步放化疗 ● 根据分期 CR 50% ~ 90% ● 外科作为挽救性治疗
Ⅳ	个性化治疗
挽救性或前期已行 RT	APR-放化疗同步失败后成功率 50%

第二节　大肠癌的中医治疗

一、辨证

1. 脾虚气滞夹湿证

症见腹胀腹痛，肠鸣胀气，腹部窜痛，纳呆，神疲乏力，面色萎黄，大便稀溏，舌质淡红，苔薄腻，脉濡滑或弦。

2. 大肠湿热证

症见腹胀腹痛，里急后重，便频下坠，肛门灼热，大便黏滞恶臭或黏液血便，口渴纳少，舌红，苔黄腻，脉滑数。

3. 邪毒内阻证

症见腹胀腹痛，欲呕少食，腹部可扪及包块，里急后重，便下黏液脓血，舌质紫黯有瘀斑，苔薄黄，脉弦、大或涩。

4. 脾肾双亏证

症见腹痛腹满，喜温喜按，消瘦乏力，面色灰暗无华，畏寒肢冷，胃纳减少，大便溏薄，次数频多或五更泄泻，腰酸腰痛、小便少频，舌淡，苔薄白，脉沉细无力。

5. 肝肾双亏证

症见五心烦热，头晕目眩，低热盗汗，口苦咽干，腰酸腿软，便秘，舌红少苔或无苔，脉细弦或细数。

6. 气血两虚证

症见神疲乏力，面色苍白，头晕目眩，唇甲色淡，食欲不振，反复便血，脱肛，便溏，舌质淡，苔薄，脉细弱。

二、分证论治

1. 脾虚气滞夹湿证

[治　法] 健脾理气渗湿。

[主　方] 香砂六君子汤加减。

[常用药] 木香、砂仁、党参、半夏、炒苍耳子、香附、厚朴、炒白术、茯苓、陈皮、猪苓、八月札、枳壳、乌药、绿萼梅、野葡萄藤、蛇莓等。

2. 大肠湿热证

[治　法] 清热祛湿。

[主　方] 白头翁汤合槐角丸加减。

[常用药] 槐花、地榆、白头翁、败酱草、仙鹤草、黄连、红藤、马齿苋、黄柏、苦参、生苡仁、黄芩、赤芍、陈皮、茯苓等。

3. 邪毒内阻证

[治　法] 行气活血，清瘀祛邪解毒。

[主　方] 膈下逐瘀汤加减。

[常用药] 当归、红花、桃仁、赤芍、丹参、生地、川芎、生苡仁、半枝莲、藤梨根、败酱草、红藤、白花蛇舌草、山慈菇、重楼、醋鳖甲、蜈蚣等。

4. 脾肾双亏证

[治　法] 温补脾肾。

[主　方] 理中丸合四神丸加减。

[常用药] 制附子、党参、白术、茯苓、生苡仁、补骨脂、肉桂、菟丝子、熟地黄、诃子、肉豆蔻、吴茱萸、干姜、陈皮、五味子等。

5. 肝肾双亏证

[治　法] 滋养肝肾，清热解毒。

[主　方] 知柏地黄丸加减。

[**常用药**] 川芎、当归、生地、熟地、知母、黄柏、白芍、丹皮、山茱萸、五味子、麦冬、泽泻、沙参、枸杞子、野葡萄藤、半枝莲等。

6. 气血两虚证

[**治　法**] 补气养血。

[**主　方**] 补中益气汤合四物汤。

[**常用药**] 党参、当归、茯苓、黄芪、熟地、白芍、川芎、升麻、白术、丹参、陈皮、八月札、大枣、甘草、干姜、鸡血藤、墨旱莲、红藤、野葡萄藤、藤梨根等。

第三节　大肠癌常用中药经验方剂

1. 清肠消肿汤

[**功能主治**] 理气化瘀，消肿解毒。主治直肠癌、结肠癌，并适用于胃癌和肝癌。

[**处方组成**] 八月札15g、木香9g、红藤15g、白花蛇舌草30g、菝葜30g、野葡萄藤30g、苦参15g、薏苡仁30g、丹参15g、地鳖虫9g、乌梅9g、瓜蒌仁30g、白毛藤30g、凤凰草15g、贯仲炭30g、半枝莲30g，水煎服。壁虎4.5g，研成粉末，分3次吞服。并将本方煎剂1/3（200mL）保留灌肠，每日1～2次。

2. 消瘤净汤

[**功能主治**] 活血化瘀，散结止痛。主治直肠癌、乙状结肠癌、结肠癌、肛管癌、肠系膜根部恶性肿瘤。

[**处方组成**] 将三七、天龙、桂枝、地龙加工制成片剂，每片含生药1.5g，每次2～3片，每日3次，饭后服用，连续治疗6个月以上。

3. 八角山蛇汤

[**功能主治**] 清热解毒、活血化瘀，消肿排脓。主治直肠癌。

[**处方组成**] 八角金盘12g、山慈菇20g、蛇莓30g、八月札30g、石见穿30g、败酱草30g、薏苡仁30g、黄芪15g、鸡血藤15g、丹参15g、大黄6g、枳壳10g，水煎服。3个月为1个疗程。

4. 海蛇软坚汤

[功能主治] 理气活血，清热解毒。主治直肠癌。

[处方组成] 夏枯草12g、海藻12g、海带12g、牡蛎30g、玄参12g、花粉12g、蜂房15g、丹参15g、象贝母9g、川楝子12g、贯仲炭30g、白花蛇舌草30g、蜀羊泉15g，水煎服。

5. 野藤凤莲汤

[功能主治] 清热解毒，利湿消肿。主治直肠癌。

[处方组成] 藤梨根60g、野葡萄根15g、水杨梅根15g、凤尾草15g、蚤休15g、白茅根30g、半枝莲15g、半边莲15g、土贝母15g、黄药子30g，水煎服。此外，用鸦胆子研碎，加水煎2次，合并浓缩后加乙醇处理过滤，回乙醇浓缩，再加水稀释至20%，每次去4mL，加温水10mL，保留灌肠，每晚1次（用导尿将药液注入瘤体上方）。

6. 野蟾白龙汤

[功能主治] 清热解毒，理气消肿。主治直肠癌、结肠癌，并适用于胃癌和肝癌。

[处方组成] 蛤蟆皮15只、藤梨根30g、白茅根30g、野葡萄藤30g、野杨梅根30g、龙葵30g、白花蛇舌草30g、蛇莓30g、半边莲30g、半枝莲30g、蜀羊泉30g、香附30g、木香30g、枳壳30g、延胡30g、郁金30g、黄酒500mL，加水3000mL，煎成2000mL。每日服50mL，服药时，可加白糖少许。

7. 昆布石莲汤

[功能主治] 清热解毒，凉血散结。主治大肠癌。

[处方组成] 半枝莲60g、石见穿30g、生地榆30g、薏苡仁30g、忍冬藤30g、昆布30g、山豆根15g、槐角15g、胡麻仁15g、白蚤休12g、枳壳9g、川朴9g，水煎服。

8. 汉防己汤

[功能主治] 祛风止痛，利尿消肿。主治直肠癌。

[处方组成] 汉防己经加工制成汉防己甲素栓剂，每次180mg；汉防己甲素片，每片60mg。栓剂每日2次，每次1支塞入直肠内，同时口服汉防己甲素片，每日3次，每次1片。

9. 槐角地榆汤

[功能主治] 清热利湿，化瘀消肿。主治直肠癌。

[处方组成] 槐角12g、银花12g、白花蛇舌草30g、生苡仁30g、藤梨根30g、

土茯苓30g、猫人参60g、无花果15g、侧柏叶9g、苦参9g、生地榆9g，水煎服。

10. 黄白解毒汤
[功能主治] 益气补血，消肿解毒。主治大肠癌。
[处方组成] 黄芪30g、黄精15g、枸杞子15g、鸡血藤15g、槐花15g、败酱草15g、马齿苋15g、仙鹤草15g、白英15g，水煎服。

11. 苦参红藤汤
[功能主治] 清热解毒，祛瘀消肿。主治大肠癌。
[处方组成] 苦参12g、草河车15g、白头翁15g、白槿花12g、红藤15g、无花果10g、半枝莲30g、生苡仁30g、白花蛇舌草30g，水煎服。

12. 铁蜀殃汤
[功能主治] 清热解毒，散瘀消积。主治大肠癌。
[处方组成] 猪殃殃60g、鸦胆子15粒（胶囊包吞）、蜀羊泉60g、败酱草30g、铁扁担30g、水红花子15g，水煎服。

13. 白马龙蛇汤
[功能主治] 清热解毒，理气降逆，和血消肿。主治直肠癌。
[处方组成] 白英20g、蛇莓20g、龙葵20g、马齿苋30g、代赭石30g、旋覆花9g、鸡血藤30g、当归9g、川芎6g、白头翁20g，水煎服。

14. 红白莲花汤
[功能主治] 清热解毒，利湿，活血。主治大肠癌。
[处方组成] 苦参9g、草河车9g、红藤15g、白头翁9g、半枝莲30g、白槿花9g，水煎服。

第四节 结直肠癌治疗病案

病案 1

患者，男，52岁。

直肠癌术后2年，肝转移、肺多发转移多程放化疗后，病变仍在进展，肺转移病灶数目及大小均较快发展，癌胚抗原也以较快速度上升。且因多程化疗患者体质也明显下降，出现白细胞下降，全身乏力，明显纳差，气短及睡眠障碍。

患者面色无华，呈晦暗色，低声细语，懒于活动。舌质淡，有厚白色舌苔，略干不黄。脉右寸部偏沉，关部沉而细弦，尺部沉弱触不清；左寸部沉弱，关尺脉浮无力。结合色脉及临床表现考虑患者气血双亏，脾肾阳虚夹脾湿。治宜调补气血，健脾扶阳以运中州。

当归15g，黄芪10g，白芍10g，党参10g，柏子仁10g，玄参10g，沙参15g，白术10g，川芎10g，鸡血藤15g，茯苓10g，熟地黄15g，山药15g，菟丝子15g，牡丹皮10g，炒麦芽15g，焦神曲15g，香附10g，焦山楂10g，肉桂6g，炒酸枣仁15g，远志15g，苡米10g，茯苓10g，陈皮6g，制半夏10g，厚朴10g，枸杞子10g，制何首乌10g。

经10天中药调理患者状态有所缓解，脾肾阳虚之证改善。但是患者思虑过多，情绪低落，遂调整方剂继续服药调理。

当归15g，黄芪10g，白芍10g，白术10g，川芎10g，茯苓10g，熟地黄15g，山药15g，菟丝子15g，郁金10g，炒麦芽15g，焦神曲15g，焦山楂10g，菊花10g，远志15g，茯苓10g，陈皮6g，制半夏10g，桑叶10g，制何首乌10g，白花蛇舌草15g。

患者服用半个月后一般状态改善，行CT检查肺转移灶病情稳定，CEA与1个月前相比略有上升，上升幅度明显回落。遂继续给予中药治疗，未再实行化疗。

所用方剂如下：

当归15g，黄芪10g，白芍10g，龙眼肉15g，柏子仁10g，玄参10g，沙参15g，白术10g，茯苓10g，熟地黄15g，山药15g，半枝莲15g，牡丹皮10g，炒麦芽15g，焦神曲15g，香附10g，焦山楂10g，砂仁6g，炒酸枣仁

15g，远志15g，炒蒺藜10g，茯苓10g，陈皮6g，僵蚕3g，厚朴10g，火麻仁10g，制何首乌10g。

患者断续服用以上方剂近半年，癌胚抗原从半年前65ng/mL上升至74ng/mL。但是近期上下楼气喘加重，容易疲乏，双腿寒感，需多穿衣服，食欲仍差。观患者面色灰暗，面部发黑，双目神气不足，偏瘦。舌质灰暗，上有薄白苔，舌尖偏红，舌缘可见瘀斑，舌系带面偏红。脉象右寸部浮弱，右关尺沉迟；左寸部细沉见涩，关部偏浮略鼓手。考虑患者自来脾肾阳虚，寒邪外侵，热郁其内无法疏泄。遂给予以下方剂予以调理：

当归15g，木香10g，党参15g，丹参10g，柴胡5g，白术10g，川芎10g，鸡血藤15g，熟地黄15g，山药15g，菟丝子15g，牡丹皮10g，炒麦芽15g，焦神曲15g，香附10g，焦山楂10g，桂枝6g，炒酸枣仁15g，远志15g，茯苓10g，陈皮6g，制半夏10g，厚朴10g，枸杞子10g，制何首乌10g。

此后，患者一直服用中药。最近一次复查为2015年1月，仍有乏力及气促，上下楼需人搀扶，进食及睡眠尚可。此例患者全身多处转移，多线化疗失败，全身一般状态很差，如继续化疗不仅肿瘤无法得到控制，化疗药物本身毒性可能会加速患者的衰竭。后期采用中药扶本固正兼有清热去毒、延缓肿瘤的进展的功效，患者生活质量有了明显提高。

病案 2

患者，男，62岁。

主诉：结肠癌术后2年并肝转移1年6个月余，化疗入院。

现病史：患者于2年前无明显诱因出现左下腹疼痛，阵发性胀痛，进食加重，黏液血便，每日2～3次，色暗红，与大便混合，伴持续排便不尽感，大便变形变细，体重1年来稍有减轻。患者2011年11月于我院肛肠科就诊，结肠镜检查考虑乙状结肠肿物，并于同月在本院行乙状结肠癌切除术，术后病理示：中分化腺癌。2012年5月在外院接受化疗，方案为奥沙利铂联合替加氟2个周期，后复查腹部CT发现右肝叶转移，评价病情：PD。遂更换伊利替康单药化疗2个周期，复查腹部CT发现肝转移肿块增大（具体大小不详），疗效评价：PD。2012年6月28日换院就诊，给予中医中药联合口服化疗药(具体用药不详)治疗。2013年3月25日又换院复查，腹部CT示：肝多发转移癌。并于同月行肝转移肝右叶切除术，术后检查指标正常，一般情况可。2013年6月于另一医院复查肝脏彩超示肝内仍有转移病灶，直径约2cm；肝功能：ALT 81U/L，AST 46U/L；肿瘤标志物CEA 8.1ng/mL。给予化疗（具体用药不详）。2013年10月于该院复查肿瘤标志物CEA 315ng/mL，CA19-9 364.61ng/mL；腹部CT示：肝内多发转移灶。2013年11月始给予吉西他滨1.6g d1+紫杉醇140mg d2，9Q21化疗2个周期，化疗期间患者出现2度骨髓抑制，1度胃肠道反应。化疗后患者无明显不适，近来精神、睡眠、饮食尚可，大便每日1次，质软，小便正常。2个周期后评价疗效为PD，遂行基因及药敏检测，根据结果制定新的化疗方案异环磷酰胺+阿霉素+恩度，目前患者正在化疗中。

患者于11月初开始服用中药。主诉为化疗后乏力，恶心，进食后胀满感，有饥饿感，但是食欲欠佳；口干，失眠，右侧胁肋部隐痛。患者舌体稍大，无齿痕，色偏淡，兼有暗红瘀斑，苔较厚微黄。脉象偏浮滑，略弱。考虑患者化疗后血亏，胃有湿热，兼有脾虚肝郁。遂给予益血解郁、清热健脾中药治疗。

当归10g，麦冬10g，牡丹皮10g，元参15g，北沙参15g，丹参10g，清半夏9g，白术10g，茯苓10g，柏子仁15g，制何首乌10g，白芍10g，黄柏10g，炒麦芽15g，焦神曲15g，焦山楂10g，炒蒺藜10g，陈皮6g，鸡内金10g。

患者两次化疗后，临床表现较首次相似，要求继续中药调理。观察舌象偏红，苔薄白。脉象寸部细数，关部浮而弦，尺部沉细微弦。诊为心肾阴虚，肝火上亢，木火刑金。治宜滋阴补血，疏肝理气，调和脾胃。

当归10g，麦冬10g，牡丹皮10g，元参15g，北沙参15g，丹参10g，女贞子15g，生地黄10g，熟地黄15g，柏子仁15g，制何首乌10g，白芍10g，柴胡5g，炒麦芽15g，焦神曲15g，焦山楂10g，炒蒺藜10g，丹皮10g，鸡内金10g，白花蛇舌草15g，香附10g。

患者继续化疗，状态尚平稳，大便略稀。患者呈胖大舌，舌尖偏红，苔厚，白腻微黄。脉象寸部细数，关部浮而弦，尺部沉细微弦。诊为阴虚内热，肝火上亢，肝胃不调。治宜滋阴补血，疏肝理气，调和脾胃。

当归10g，麦冬10g，牡丹皮10g，元参15g，北沙参15g，丹参10g，女贞子15g，生地黄10g，熟地黄15g，柏子仁15g，制何首乌10g，白芍10g，柴胡5g，炒麦芽15g，焦神曲15g，焦山楂10g，炒蒺藜10g，丹皮10g，鸡内金10g，白花蛇舌草15g，白术10g，菟丝子15g，地骨皮10g，木香10g。

以后继续服用中药，方剂以补血健脾，活血化瘀及调理脾胃为主，一直贯穿于整个化疗期间。

当归10g，丹参10g，柏子仁15g，女贞子15g，熟地黄15g，柏子仁15g，制何首乌10g，白芍10g，柴胡5g，炒麦芽15g，焦神曲15g，焦山楂10g，菟丝子15g，山药15g，陈皮6g，白花蛇舌草15g，木香10g，郁金10g，党参10g，茯苓10g，炙甘草10g，枳壳10g。

之后，患者化疗期间出现腹胀、腹泻。观察舌体较大，舌质暗红，舌苔白厚腻，其上微黄。脉象左寸部偏浮数滑，关部浮而鼓手，尺部略弦；右寸部偏浮细力弱，关部鼓手，尺部偏浮微弦。当诊为化疗后胃有湿热，兼有气虚。遂给予中药处理。

当归10g，丹参10g，柏子仁15g，黄芩10g，黄连6g，柏子仁15g，清半夏10g，白芍10g，柴胡5g，炒麦芽15g，焦神曲15g，焦山楂10g，厚朴9g，山药15g，陈皮6g，白花蛇舌草15g，香附10g，郁金10g，熟地黄10g，茯苓10g，炙甘草10g。

化疗期间患者继续服中药。观察舌体较大，舌质暗红，舌苔白厚腻，舌尖及舌边缘鲜红，有瘀斑。脉象左寸部偏浮数涩，关部浮而鼓手偏滑，尺部略鼓手。右寸部浮而鼓手，按下无力；关部偏浮力弱；尺部偏浮偏弦。当诊为化疗后脾虚，肝有湿热，兼有气虚血亏。

当归10g，丹参10g，柏子仁15g，柏子仁15g，清半夏10g，白芍10g，柴胡5g，炒麦芽15g，焦神曲15g，焦山楂10g，厚朴9g，山药15g，陈皮6g，白花蛇舌草15g，郁金10g，熟地黄10g，茯苓10g，炙甘草10g，败酱草10g，蒲公英15g，牡蛎20g，醋鳖甲10g，鸡内金15g，龙眼肉10g，五味子10g，党参15g，白术10g，枳实10g。

病案 3

患者，男，50岁。

主诉：直肠癌术后7年肺、骨、淋巴结转移化疗后复查入院。

现病史：患者于2006年4月30日行直肠癌前切除术，术后病理：（直肠）溃疡型中-低分化腺癌，DukesC期。术后行四氢叶酸400mg d1+替加氟1000mg d1-5+奥沙利铂150mg d1化疗共10次后病情平稳，于2012年1月9日复查胸部CT示：双肺多发结节，考虑转移瘤；全腹部+盆腔MR示：腹膜后多发淋巴结增大，压迫左侧输尿管，并左肾萎缩。后行四氢叶酸400mg d1+替加氟1000mg d1-5+伊利替康240mg d1化疗1次后出院。其后于2012年2月3日、2012年3月5日、2012年4月5日、2012年5月6日、2012年6月4日、2012年7月8日及2012年8月23日入院，给予FOLFIRI方案化疗共12个周期，并于2012年7月行骨转移部位放疗，DT 39Gy/13f，放疗结束后出院休养。其后于2012年10月9日复查考虑病情SD，再次入院予多西他赛140mg d1+顺铂45mg d1-3方案化疗1次出院。患者出院后一般情况可，其后以2012年10月及2013年5月接受腹膜后淋巴结以及肺部转移出放疗，先复查CT示：①双肺多发结节灶，考虑转移瘤，较前进展；②双侧多根肋骨骨质改变，骶骨内结节状高密度灶；③心包积液，主动脉粥样硬化；④脂肪肝、双肾异常、腹膜后淋巴结增大；⑤符合直肠癌术后，吻合口远端管壁轻度增厚，较前减轻。后于2013年7月31日、2013年8月29日、2013年9月19日及2013年10月11日再次入院，行吉西他滨1.5g d1，8+紫杉醇120mg d2,9方案化疗后出院。其后于2013年11月17日再次入院，行多西他赛140mg d1+顺铂40mg d1-3方案化疗1次后出院。患者出院后目前精神睡眠尚可，饮食正常，大小便如常，体重无明显变化。

化验及辅助检查：2013年11月27日于外院行血常规未见明显异常，CEA 69.5ng/mL，CA199 66.55。

诊断：①直肠癌术后双肺/骨/淋巴结转移；②高血压；③肺感染；④ 肾功能不全；⑤心包积液；⑥粒细胞减少症；⑦贫血。

患者化疗期间自觉心跳快，时有气喘，痰很少，睡眠多，无力明显，大便3～4次/日。

[舌 象] 淡白，苔厚，白腻，微黄。

[脉 象] 右：寸浮、数、力欠；关浮、力不足；尺沉、力不足。

左：寸微浮、细、偏数，力不足；关偏浮、细、微鼓手；尺沉、数、偏细，力不足。

[证 型] 气血双亏，脾胃失调。遂给予补气养血、健脾养胃治疗。

半枝莲15g，白花蛇舌草30g，醋鳖甲10g，蝉蜕6g，白术15g，党参20g，甘草6g，熟地黄10g，山药20g，枸杞子10g，龙眼肉15g，当归15g，白芍10g，玄参15g，北沙参15g，麦冬20g，阿胶（烊化）6g，墨旱莲15g，鸡血藤15g，生地黄10g，陈皮6g，焦六神曲15g，焦山楂20g，厚朴6g，炒麦芽10g。

服用2周后，调整处方如下。

[脉 象] 右：寸偏沉、弱关弱偏浮尺弱。

左：偏浮、数。

[证 型] 气虚为主，邪在表。固表攻邪，扶正固本法。

蝉蜕6g，半枝莲15g，白花蛇舌草30g，鳖甲10g，蜈蚣2g，炒麦芽15g，山药10g，牡蛎20g，杜仲20g，砂仁10g，党参15g，知母10g，白术10g，贝母10g，玄参15g，当归10g，川芎10g，白芍10g，甘草6g，陈皮6g。

服用5服上述药后好转，仍有咽干、干呕，食欲、体力好转。舌象：淡红，薄白苔，有齿痕。复诊脉象：左寸偏数、偏急、偏细；关沉、无力；尺沉、无力、数；右寸偏浮、偏数、无力。加白术至20g、麦冬10g。

1个月后患者至门诊。诉大便已成形，睡眠、食欲均好，但四肢无力明显。

[舌 象] 舌大，苔少，薄白。

[脉 象] 左：数、沉。

右：浮、数。

党参10g，白术15g，茯苓10g，熟地黄15g，山药15g，生地黄10g，丹皮10g，黄连6g，肉桂6g，白扁豆10g，当归10g，白芍10g，川芎10g，焦神曲10g，炒麦芽10g，甘草6g。

至2013年11月复查化疗无效，患者有口干、喘憋、乏力等。

[症 状] 乏力，咳嗽，喘，心慌，大便2～3次/日，呈条状，全身乏力。

［舌　象］淡红，舌苔较前改善，白色，微黄。

［脉　象］右：寸偏沉、细、力欠；关细、力欠；尺无力、沉、细、微。

　　　　　左：寸偏沉；关偏沉、细；尺沉、细。

［证　型］肾虚兼有气血双亏虚。治宜补气养血、滋阴补肾。方剂如下：

熟地黄10g，菟丝子15g，山药10g，何首乌10g，麦冬10g，玄参15g，茯苓10g，白术10g，党参10g，丹皮10g，女贞子15g，白花蛇舌草30g，甘草6g，生地黄10g。

患者化疗后，身体一般状态明显下降，无法继续化疗。2013年12月31日给予中药治疗。

当归10g，丹参10g，柏子仁15g，黄芩10g，黄连6g，柏子仁15g，清半夏10g，白芍10g，柴胡5g，炒麦芽15g，焦神曲15g，焦山楂10g，厚朴9g，山药15g，陈皮6g，白花蛇舌草15g，香附10g，郁金10g，熟地黄10g，茯苓10g，炙甘草10g，半边莲15g，醋鳖甲10g，鸡血藤15g，蝉蜕6g，蜈蚣2g，牡蛎15g，枸杞子15g，白术10g。

2014年2月18日，患者因体质不能耐受化疗改用中药调理，停用化疗3个月期间一直服用中药调理。复查CEA从3个月前的88ng/mL上升为98ng/mL，CT显示肺多发转移病灶稳定。患者主诉畏寒，手脚末端麻木，上楼时气促、心跳，双腿乏力。考虑阳虚明显，调整中药如下：

当归10g，丹参20g，柏子仁15g，五味子10g，白芍10g，黄芪15g，炒麦芽15g，焦神曲15g，焦山楂10g，厚朴9g，山药15g，陈皮6g，党参15g，制白附子3g，山萸肉10g，熟地黄10g，茯苓10g，炙甘草10g，元参15g，醋鳖甲10g，鸡血藤15g，僵蚕6g，蜈蚣2g，牡蛎15g，枸杞子15g，肉桂6g。

2014年7月复查，CEA上升为124ng/mL，胸CT显示双肺结节较2个月增大近1倍，病变进展。患者面色发黑，活动是有轻度气促，手心潮热。脉象寸位沉细；关位浮而鼓手，按下无力；尺部沉细无力。调整处方继续服用中药治疗。

当归10g，丹参20g，柏子仁15g，五味子10g，白芍10g，黄芪30g，炒麦芽15g，焦神曲15g，焦山楂10g，厚朴9g，山药15g，陈皮6g，党参30g，制白附子6g，山萸肉10g，熟地黄15g，鸡内金20g，炙甘草10g，元参15g，醋鳖甲10g，青蒿20g，僵蚕6g，地骨皮20g，牡蛎15g，枸杞子15g，肉桂6g，牡丹皮10g，泽泻10g。

病案 4

患者，男，75岁。

主诉：大便次数增多6个月余。

现病史：患者6个月前大便次数增多，10天前开始出现大便带脓血。平素排便规律，2～3天1次。患者遂就诊于外院门诊，查PET-CT示直肠肠壁弥漫性非均匀增厚并代谢增高，符合恶性肿瘤影像学表现；结肠脾曲结节并代谢增高，恶性肿瘤不除外；右肝叶低密度结节并代谢增高，考虑肝转移。病程中伴腹胀、肛痛、乏力、纳差等症。我院门诊拟"直肠肿物"收入院。自发病以来，精神食欲差，小便正常。进行性消瘦约15kg。

阳性体检：心率76次/分，心律不齐，未闻及杂音。患者家属不同意行肛诊。

辅助检查：2013年10月9日外院PET-CT：直肠肠壁弥漫性非均匀增厚并代谢增高，符合恶性肿瘤影像学表现；结肠脾曲结节并代谢增高，恶性肿瘤不除外；右肝叶低密度结节并代谢增高，考虑肝转移。

入院后给予FOLFOX6方案化疗。同时给予中药调理。

[症　状] 大便带血，不畅，无力，动则心慌气短（房颤）。

[舌　象] 舌质红，舌尖红较明显，干湿，苔地图样。

[脉　象] 快慢及力度不一，脉无力，微弦，偏浮。

[证　型] 心肾阴虚，肝阳上亢，气滞血瘀之象。

[治　法] 养心滋肾、活血化瘀为主，兼清内热。

茵陈20g，山药15g，苍术12g，麦冬15g，茯苓10g，王不留行12g，玉竹20g，生苡仁20g，黄连6g，半夏10g，降香15g，元胡15g，丹参20g，郁金10g，干姜5g，香加皮4g，大腹皮10g，蒲公英20g，葶苈子12g，首乌藤30g，生龙齿30g。

病案 5

患者，女，38岁。

主诉：结肠癌术后1年3个月，肝肺转移9个月。

现病史：患者因便血1次，2012年3月22日就诊于外院，行肠镜：距肛门30cm处结肠占位。咬检病理：腺癌。腹盆CT：乙状结肠肠壁增厚，考虑结肠癌可能性大。右附件区环形强化影。胸CT未见异常。后就诊于某专科医院结直肠科，2012年4月13日，全麻下行根治性结肠癌前切除+淋巴结清扫+子宫双附件切除+复杂肠粘连松解术，术中见：少量腹水，肝表面光滑，大网膜未见结节。腹腔粘连较重，肿瘤位于直肠上段侵出浆膜，肠系膜下动脉未触及肿大淋巴结。术后病理：乙状结肠黏液腺癌，来自管状腺瘤恶变，侵出浆膜，上下切断（－），阴道断端（－），区域淋巴结转移：肠系膜下动脉0/2，肠周0/4。术后恢复良好。2012年4月28日至2012年9月18日，行XELOX（奥沙利铂200mg d1，希罗达1.5 bid d1-14）方案化疗7个周期，2012年10月9日，复查腹盆CT：①盆腔术后改变，子宫缺如；②门肿大。2012年10月21日，于外院行胸部CT示：双肺多发小结节，双肺门及纵隔淋巴结肿大。2012年10月24日，专科医院腹盆CT：①结肠癌术后，术区少量渗液；②肝内多发低密度灶，考虑囊性；肝顶稍低密度灶，转移待除外。2012年10月26日至2012年11月24日，行FOLFIRI（CPT-11 280mg d1，CF300mg d1,5-Fu500mg d1,5-Fu 4000mg 46h）。方案化疗3个周期。其后一直中药治疗（具体不详）。先为求进一步治疗入院。入院时一般情况可，主诉无明显不适，饮食睡眠可，大小便如常。

患者出现背及腰痛，阴道有分泌物，恶心、纳差，头部胀痛感，畏寒，睡眠不佳。患者面色灰暗偏黄。舌色淡，苔厚腻，微黄。脉象右手细而无力，左手细而无力，偏沉。色脉结合，考虑患者气血双亏，脾肾双虚。治宜补气血，健脾肾，调和胃肠。

当归10g，丹参10g，女贞子15g，熟地黄15g，夜交藤10g，白芍10g，元参15g，北沙参15g，焦神曲15g，牡蛎20g，山药15g，丹皮10g，茯苓10g，郁金10g，党参15g，白术10g，炒谷芽15g，甘草5g，木香7g，黄芪10g，半枝莲15g。

直肠癌术后肝、脾、腹壁及直肠子宫凹处广泛转移，行一二及三线化疗均失败，局部症状趋于明显，疼痛剧烈。后行局部姑息性放疗，给予DT 40～50Gy/20～25f/4～5w，症状明显缓解，复查CT显示肿瘤缩小1/2以上，疗效评价为PR。

患者放疗后出现乏力、活动后疲乏感、有时心慌、畏寒、头痛、焦虑、睡眠不佳，腰及下腹部有隐痛，大便略困难。患者面色灰暗偏黄。舌体大，色偏淡，苔厚，微黄，略干。脉象右寸部浮数，偏细，微弦；关部浮，鼓手；尺部偏浮，略鼓手。左寸部浮数，细，无力；关部浮，鼓手；尺部偏沉细，略鼓手。色脉结合，考虑患者气血双亏，心肾阴虚，伴胃热。治宜补气血，滋心肾阴分，调和胃肠。

当归10g，丹参10g，黄连6g，熟地黄15g，夜交藤10g，白芍10g，元参15g，北沙参15g，焦神曲15g，牡蛎20g，山药15g，丹皮10g，茯苓10g，郁金10g，党参15g，桑叶10g，炒谷芽15g，枳实6g，木香7g，厚朴8g，半枝莲15g。

服用2周后，多数症状均缓解，继续给予中药调理。

当归10g，黄连6g，熟地黄15g，远志10g，白芍10g，元参15g，北沙参15g，焦神曲15g，牡蛎20g，山药15g，丹皮10g，炒谷芽15g，枳壳10g，木香7g，厚朴8g，半枝莲15g，山慈菇6g。

病案 6

患者，男，57岁。

主诉：乏力不适半个月。

现病史：患者于2003年5月无明显诱因出现血便，就诊于外院行结肠镜提示直肠占位，后于2003年6月行直肠癌前切除术，术后病理为：腺癌。术后行化疗3次，具体药物及剂量不详，其后于2008年5月出现骶尾部疼痛不适，查MRI提示骨转移，后行局部放疗，具体剂量不详，其后接受FOLFOX4方案化疗共10个周期，后于2012年6月出现乏力不适，于2012年6月以及2012年7月入我科接受生物治疗，后出院休养。其后于2012年10月17日再入院，予博宁抑制骨破坏，患者PSA升高，MRI未见明显异常，BUS提示前列腺增生结节，患者家属商议后出院休养。患者出院后一般情况尚可，近半个月来出现乏力不适，2013年3月6日门诊查盆CT提示：直肠癌术后改变，左侧精囊腺饱满，胸CT未见异常，彩超提示肝内钙化灶，前列腺增生，CEA 166.01ng/mL，现为进一步诊治收入我院，入院时一般情况可，大小便如常，体重无显著变化。

诊断：①直肠癌术后骨转移；②粒细胞减少；③直肠黏膜炎；④前列腺增生结节。

直肠癌复发放化疗后，骨转移放疗后（L5-S1），大便次数多，量少，余正常，左下肢疼痛、麻木。舌：舌质红、苔薄白、滑。脉：左寸脉微弦，关脉浮而弦，尺脉偏浮而弦，右寸偏略细、略浮，关脉浮、微弦，尺脉数偏浮而弦。阴虚而肝郁，给予处方：

玄参10g，麦冬10g，白芍10g，女贞子10g，炒蒺藜10g，郁金10g，白花蛇舌草30g，菊花10g，茯苓10g，白术10g，怀牛膝10g，天麻10g，山药10g，泽泻10g。

至2013年9月复查时发现CEA上升，行ECT检查发现第三腰椎核素浓聚，遂继续行局部放疗。

放疗后，患者出现夜间盗汗，左腿疼痛伴麻木，左下肢足踝水肿。患者面色暗偏黄。舌体不大，色偏暗红，舌尖及边缘偏鲜红，苔薄见淡黄。脉象左寸部偏浮，力弱；关部浮，鼓手有力；尺部偏浮，大而有力。右寸部偏浮，略鼓手；关部浮，略鼓手，偏数；尺部偏浮，大而无力。色脉结合，考虑患者肺肾双亏，肝郁上亢，伴胃热。治宜滋补肺肾，疏肝理气，调和胃肠。

当归10g，枸杞15g，熟地黄15g，夜交藤10g，白芍10g，元参15g，麦冬15g，焦神曲15g，牡蛎20g，山药15g，丹皮10g，炒蒺藜10g，木香6g，桑叶10g，炒谷芽15g，百合10g，何首乌10g，防风10g，五味子6g，黄芪15g，柴胡6g，连翘10g，防风10g，青蒿15g，菟丝子15g。

病案 7

患者，男，70岁。

主诉：结肠癌术后1年肺转移化疗后半个月复查入院。

现病史：患者于2012年3月因结肠癌于外院行"右半结肠切除术"，术后病理不详，后于我院门诊接受口服希罗达化疗一次，后行FOLFOX方案化疗5次；其后于2013年3月4日复查结肠镜示结肠多发息肉，直肠黏膜下肿物（类癌）；胸片及胸部CT示肺转移。其后于2013年3月27日、2013年4月27日及2013年11月8日入我科予FOLFIRI方案化疗共4个周期，复查胸部CT显示肺转移灶明显缩小。本拟进一步化疗，患者家属拒绝。遂给予中药继续治疗。清肠消肿汤为主加减，功能为理气化瘀，消肿解毒。

八月札15g，广木香9g，红藤15g，白花蛇舌草30g，野葡萄藤30g，苦参15g，生苡仁30g，紫丹参15g，地鳖虫9g，乌梅9g，瓜蒌仁30g，白毛藤30g，凤凰草15g，贯仲炭30g，半枝莲30g。

患者5个月后门诊复查CEA较化疗后上升，胸CT显示肺内结节较化疗后也增大。遂收入院拟继续化疗。患者目前一般状况可，现为进一步治疗入院，患者目前精神可，饮食睡眠可，小便正常，体重无明显减轻。诊断：①结肠癌术后肺转移；②直肠类癌；③结肠多发息肉。

结肠癌肺转移化疗中。患者出现胃胀满、恶心、呕吐，乏力。舌：舌暗红，舌苔薄白、微黄，苔较湿。脉象浮而滑，脾肾双虚伴湿热，给予处方如下：

党参10g，白术10g，茯苓10g，炙甘草7g，黄连6g，黄芩10g，陈皮6g，厚朴6g，木香10g，清半夏10g，枳实6g，熟地黄10g，当归10g，白芍10g，山药10g，菟丝子15g。

病案 8

患者，男，54岁。

主诉：左侧胸背部疼痛不适半个月。

现病史：患者2009年2月无明显诱因出现间断血便，于2009年6月手术前放疗44Gy/22f，后于2009年7月于外院行直肠癌麦尔术，术后病理：溃疡型中分化腺癌，侵达浆膜层，并侵及神经束，系膜可见癌结节2个，切缘（-），淋巴结（-），术后接受奥沙利铂+替加氟化疗6个周期，其后于2011年7月发现右侧腹股沟肿物，行淋巴结切除，病理考虑为淋巴结转移，后行奥沙利铂+5-Fu化疗6个周期，其后于2012年3月复查胸部CT提示：双肺多发转移，纵隔淋巴结转移，于外院行伊立替康360mg d1+亚叶酸钙800mg d1+5-Fu 5g d1-2化疗，其后于2012年4月10日、2012年4月19

日入院，予伊立替康396mg d1+亚叶酸钙200mg d1-2+5-Fu 880mg d1-2+5-Fu 1250mg d1-2化疗2个周期，化疗结束后出院。

化疗期间患者出现乏力、纳差、头晕、腹胀等不适症状，给予参芪补血汤为主加减中药治疗。功能为健脾补肾，益气生血，主治化疗引起的白细胞减少。

生黄芪15g，太子参15g，白术10g，陈皮6g，半夏10g，山药10g，当归10g，枸杞子15g，女贞子15g，何首乌15g，黄精15g，知母6g，鸡血藤15g，大枣5枚，厚朴9g，鸡内金20g，丹参10g，补骨脂15g，丹皮10g，泽泻10g。

患者于2012年4月26日发现第三胸椎骨转移，于我院门诊接受放疗并给予唑来膦酸抑制骨破坏，其后于2012年5月7日、2012年6月6日、2012年6月28日、2012年7月13日、2012年7月27日以及2012年8月10日再入院，予FOLFIRI方案化疗，并给予唑来膦酸抑制骨转移治疗后出院。其后于2012年10月8日以及2012年11月2日再次入院，行多西他赛160mg d1+顺铂50mg d1-3方案化疗，化疗后出院休养。其后于2013年1月7日、2013年1月21日、2013年2月21日以及2013年3月11日再入院，给予雷替曲塞5.5mg d1方案化疗后出院。后于2013年4月1日、2013年5月27日、2013年5月31日、2013年7月74日、2013年8月2日、2013年8月28日、2013年9月23日、2013年10月16日以及2013年11月18日再次入院，给予吉西他滨+紫杉醇方案化疗后出院休养。后于2014年1月16日以及2014年2月7日再次入院，予异环磷酰胺2g d1-5+长春新碱2mg d1方案化疗2次后出院。后于2014年3月7日因脑转移再入院，行脑转移部位放疗后出院。患者出院后一般情况尚可，近半个月以来出现左侧胸背部疼痛不适，现为进一步复查入院，患者目前进食差，大小便正常，体重无明显变化。

查体：右侧腹股沟可触及1cm×1.5cm肿物。

诊断：①直肠恶性肿瘤；②骨继发恶性肿瘤；③脑继发恶性肿瘤；④肺继发恶性肿瘤；⑤糖尿病；⑥肝功能不全；⑦冠状动脉粥样硬化性心脏病。

患者入院后背部及下肢多处疼痛，经快速滴定后使用吗啡缓释剂可较好控制患者疼痛症状。但是患者厌食明显，虽经服用甲地孕酮仍无改善，且进食后呕吐。观察患者呈卧床体位，面部轻度水肿，面色苍白，舌呈酱红色，津少干涩，脉小弱无力。结合色脉，考虑患者肺肾两亏，脾虚夹湿，兼有肝郁胃阴不足。遂给予以下中药调理：

当归10g，醋龟板10g，熟地黄15g，北沙参15g，白芍10g，元参15g，麦冬15g，焦神曲15g，牡蛎20g，山药15g，丹皮10g，炒蒺藜10g，木香6g，鸡内金20g，炒谷芽15g，益母草10g，生地黄10g，石斛10g，五味子6g，黄芪20g，党参20g，苦杏仁20g，焦山楂20g，郁金10g，菟丝子15g，没药10g，元胡6g，白芷10g，炙甘草9g，清半夏12g，厚朴9g。

服用以上中药后，诸多症状均有所缓解，进食增加，疼痛也明显缓解，乏力改善可坐起，搀扶行走。

病案 9

患者，女，77岁。

主诉：乏力半年，左下肢肿胀3个月入院。

现病史：患者于2008年无诱因出现便血，于外院以"痔疮"治疗，效果欠佳，后于2010年10月就诊于我院肛肠科，考虑直肠癌术后复发，淋巴结转移，直肠末端与阴道后壁分界不清，考虑恶性，后行淋巴结转移部位放疗，具体剂量不详。于入院前半年出现乏力不适，入院前3个月出现左下肢肿胀，现为进一步检查治疗入院。患者目前精神睡眠欠佳，饮食少，大小便失禁，体重较前下降5kg左右。

查体：腹软，可见手术瘢痕，左下肢轻度水肿，右下肢不肿。

诊断：①直肠癌术后复发淋巴结转移；②贫血；③泌尿系感染；④心律不齐。

患者系直肠癌放疗后3年复发。检查见舌：苔白黄，厚腻，边缘见瘀斑。脉：右寸脉偏浮、数、力度不一，力不足，尺脉偏沉、细，左脉偏浮、细、力不一样，尺脉偏沉、细，关脉略弦。给予处方一：

丹参10g，当归10g，麦冬10g，玄参10g，北沙参10g，木香10g，陈皮6g，生地黄10g，熟地黄10g，山药20g，制何首乌10g，夜交藤10g，远志10g，黄连6g，黄柏10g，茯苓10g，炙甘草6g，厚朴6g，郁金10g，炒蒺藜10g，丹皮10g，白花蛇舌草15g。

后患者出现厌食、恶心、进食后有呕吐，左下腹痛，大便频、带血，睡眠差。脾胃不调，脾虚多热。舌：舌质淡，苔厚、发干微黄，脉：右寸脉及关脉偏细、偏弦、微沉数，尺脉沉、细、略弦、数，左寸脉及关脉浮、偏大、微细、弦，尺脉沉、细、略弦、数。胃肠湿热，兼有气滞血瘀，给予行气化瘀，清湿去热。给予处方二：

仙鹤草20g，菟丝子10g，山药10g，熟地黄10g，夜交藤10g，清半夏10g，党参10g，白术15g，茯苓10g，木香10g，厚朴6g，炒麦芽10g，黄柏10g，黄连6g，薏苡仁15g，大腹皮10g，陈皮6g，香附10g，知柏10g，白芍10g，女贞子10g，白头翁15g，郁金10g，当归10g。

病案 10

患者，男，46岁。

主诉：大便习惯改变，便频、黏液血便半年，自认肠炎服用消炎药、胃药、助消化药及止泻药物，症状时好时坏，近2个月腹泻及黏液血便趋明显，同时伴有腹痛及体重下降，排便有困难及变细。至当地医院直肠指诊，于指端似触及肠壁增厚，结肠镜检查于直、乙肠交界处发现肿物，几近累犯肠管全周，管腔明显狭窄，肠镜无法通过，取活检后病理回报腺癌。遂诊断为乙状结肠癌与2013年12月行开腹探查术，术中见肿物位于直、乙肠交界处，且有外侵与周围组织粘连累犯，无法切除，遂行单纯造瘘术。

术后造瘘口尚通畅，但是肛门及会阴坠痛明显，且自肛门排泄分泌物每日20～30次，无法睡眠，患者身体状态恶化明显。遂至门诊拟进一步治疗。

患者面色暗偏黄。进食少，进食后腹胀，偶有腹痛，乏力明显，自肛门排泄分泌物每日20～30次，无法睡眠。舌体大，色淡红，舌尖及边缘偏鲜红，苔薄见淡黄。脉象左寸部沉细，力弱；关部浮大而无力；尺部沉细微弦。右寸部偏细浮，关尺部浮大，偏数，大而无力。色脉结合，考虑患者气血双亏，胃肠湿热有积。治宜滋补气血，疏肝理气，胃肠清热解毒。

当归20g，墨旱莲15g，熟地黄15g，鸡血藤15g，白芍20g，元参15g，麦冬15g，焦神曲15g，牡蛎20g，山药15g，党参10g，白术10g，炒蒺藜10g，木香12g，元胡10g，炒谷芽15g，黄芪10g，白头翁15g，仙鹤草20g，杜仲20g，柴胡6g，黄连6g，半枝莲20g，升麻9g，香附9g，甘草6g。

患者服用中药1周后，乏力、腹胀明显改善，可进食，排便由20～30次/日减少为3～4次/日。复查上腹部及胸部CT未见转移病灶，全身骨扫描未见骨转移迹象，遂拟行同步放化疗，放疗采用三维适形技术，2Gy/d；化疗给予卡培他滨，850mg/m^2，2次/日。放疗1周后，患者肛门下坠明显，腹泻次数明显增多，无法入睡，进食明显减少，乏力疲乏又趋明显。放疗暂停无法继续，遂继续给予中药调理。

患者畏寒明显，但是喜凉食，面色苍白，唇色偏淡。检查发现舌体大，色淡红，苔薄微黄。脉象左寸部沉细，力弱；关部沉细微弦；尺部沉细微弦。右寸部浮滑，偏数；关尺部浮而细弦，偏数。色脉结合，考虑患者气血双亏，脾肾双虚，胃肠湿热蕴生、水停湿满。治宜滋补气血，健脾益肾，胃肠清热解毒。

当归20g，墨旱莲15g，熟地黄15g，鸡血藤15g，白芍20g，元参15g，北沙参15g，焦神曲15g，牡蛎20g，山药15g，党参10g，白术20g，清半夏9g，木香12g，厚朴9g，炒谷芽15g，黄芪10g，白头翁15g，仙鹤草30g，杜仲20g，柴胡6g，黄连6g，苍耳子10g，升麻9g，香附9g，甘草6g，干姜6g。

服用后，患者症状明显改善，肛门排便次数恢复至3～4次/日。放疗后较顺利完成，1个月后复查病变有所缩小，后续继续化疗。

病案 11

患者，男，54岁。

主诉：腹部不适1周。

现病史：患者于2007年11月因便血就诊于外院，行肠镜检查发现直肠肿物，行直肠肿物切除术、造瘘术，术后病理不详，予化疗6个周期（方案不详）。2012年2月出现骶尾部疼痛，经检查考虑肿瘤转移并侵犯骶骨，外院先行手术治疗，并放射治疗。2012年12月发现耻骨转移、双肺转移，再次于外院行手术治疗，术后联合化疗1个周期。1个多月前出现腹部不适，伴食欲减退，为进一步治疗就诊于我院并收入科。入科后完善检查，给予患者伊立替康300mg（d1）+5-Fu 1000mg（d1-2）IV+5-Fu 750mg（d1-2）莫非试管输注2个周期，患者接受化疗后出现白细胞减少，给予患者升白细胞治疗，目前病情稳定，出院。2013年8月20日再次入院，入院后完善检查，给予患者伊立替康300mg（d1）+5-Fu 1000mg（d1-2）IV+5-Fu 750mg（d1-2）莫非试管输注4个周期，患者接受治疗后病情稳定，出院。患者出院后病情稳定，间断腹部不适，CEA升高明显，考虑局部复发，无恶心呕吐，无腹泻黑便，无憋气、咳嗽等不适，精神可，睡眠饮食尚可，体重无减轻。

阳性体征：双肺呼吸音粗。腹部可见造瘘口，全腹无压痛、反跳痛及肌紧张。

辅助检查：暂缺位，双肺多发结节，腹部彩超提示：右肝低回声区，腹膜后低回声区。

患者仍在化疗中，述腹部胀满，进食后明显，乏力且懒于活动。舌质暗红有瘀斑，苔偏厚微黄。脉象右寸部细；关部浮而鼓手，偏数；尺部尺部细而沉。左寸部脉细；关部浮而鼓手，尺部细弱，位沉。色脉结合，考虑患者肝素郁滞，胃肠湿热。治宜补肾，补血益气，疏肝理气，清湿去热。

当归10g，女贞子15g，菟丝子15g，熟地黄15g，炙甘草6g，白芍15g，陈皮6g，清半夏9g，茯苓10g，白术10g，山药10g，丹皮10g，薏苡仁15g，香附9g，黄柏10g，黄连6g，木香6g。

2013年11月27日直肠癌肺转移化疗中，复查病情进展，偶有无意中小便失禁。面色苍白，眼角充血见红色血丝，大便干燥。舌质暗红，苔偏厚。脉象右寸部偏浮细；关部浮，鼓手有力；尺部尺部细而沉。左寸部浮取脉细，沉取偏实；关部浮而鼓手，尺部细弱，位沉。色脉结合，考虑患者化疗后出现肺肾阳虚寒，伴肝郁气滞。治宜滋补肺肾，补血益气，疏肝理气，平安胃气。

当归10g，肉桂6g，枸杞15g，熟地黄15g，夜交藤10g，白芍15g，五味子10g，杜仲15g，焦神曲15g，牡蛎20g，山药15g，丹皮10g，炒蒺藜10g，木香6g，柴胡6g，厚朴10g，陈皮6g，枳实6g，厚朴9g，焦山楂10g，炒麦芽15g。

第三章 食道癌

第一节 食道癌国际治疗规范

1. 临床特点

- 占GI肿瘤5%。
- 危险因素：饮酒、吸烟、EtOH、nitrosamines、Tylosis、GERD、Plumber-Vinson综合征、Barrett食管。
- 鳞癌多见，50%于食道中段，50%食道远端；腺癌发病率增加，75%于食道远端，25%位于中上段。

2. 分期

原发肿瘤	Tis:	原位癌
	T1:	黏膜及黏膜下层
	T1a:	黏膜固有层或黏膜肌层
	T1b:	黏膜下层
	T2:	侵及肌层
	T3:	侵出浆膜
	T4:	侵及周围结构
	T4a:	侵及胸膜、心包、横膈
	T4b:	侵及其他邻近结构：主动脉、椎体或气管
区域淋巴结	N0:	未发现转移
	N1:	1～2个局部淋巴结转移
	N2:	3～6个局部淋巴结转移
	N3:	7个或以上局部淋巴结转移
远处转移	M0:	未发现转移
	M1:	远处转移
下段食道癌	M1a:	颈部淋巴结转移
	M1b:	其他远处转移
胸中段食道癌	M1a:	无
	M1b:	非局部淋巴结转移及其他远处转移

续表

胸上段食道癌	M1a: 颈部淋巴结转移 M1b: 其他远处转移
AJCC 分期	0: TisNOMO ⅠA: T1NOMO ⅠB: T2NOMO ⅡA: T3NOMO ⅡB: T1N1MO, T2N1MO ⅢA: T3N1MO, T4aNOMO, T1-2N2MO ⅢB: T3N2MO ⅢC: T4aN1-2MO, T4b 任意 NMO, 任意 TN3MO Ⅳ: 任意 T, 任意 N, M1
3 年 OS 生存率	Ⅰ: 70% ～ 100% Ⅱ: 65% ～ 100% Ⅲ: 60% ～ 90% Ⅳ: 50% ～ 70%

3. 治疗原则

病期	治疗原则
Ⅰ–Ⅲ期, 可切除, 无手术禁忌	S(切缘近或阳性)→ RT 或术前放化同步(5-Fu+DDP,50Gy)→ S 或根治性放化同步(5-Fu+DDP,50Gy), 尤 　其适于颈部食道癌
Ⅰ–Ⅲ期, 不可切除	根治性放化同步(5-Fu+DDP,50Gy)
Ⅳ期, 姑息治疗	放化同步(5-Fu+DDP,50Gy) 姑息 RT: 2.5Gy14fx, 或化疗、支持治疗 进食梗阻: RT、激光、支架、化疗或扩张 疼痛: 药物 RT 出血: 内镜、手术或 RT

第二节　食道癌的中医治疗

一、辨证

1. 痰气凝阻证

症见咽下不畅，吞咽受阻，时有嗳气，胸膈痞闷，可伴有疼痛，声哑，口干，舌淡质红，苔薄白，脉弦细。

2. 血瘀痰滞证

症见吞咽困难，胸背疼痛，甚则流质难下，时吐黏液，食后即吐，大便干燥，小便短赤，形体消瘦，肌肤甲错，舌质暗红少津，或有瘀斑瘀点，苔黄白，脉细涩或细滑。

3. 阴虚内热证

症见进食哽噎不下，甚则流质难下，咽喉干痛，干咳，潮热盗汗，五心烦热，大便秘结，舌干红少苔，或有裂纹，脉细数。

4. 阴阳双亏证

症见食水难下，泛吐清水、泡沫或黏液，肤干皮涩，形体消瘦，乏力气短，面色苍白，形寒肢冷，面足浮肿，舌质淡，脉虚细无力。

二、分证论治

1. 痰气凝阻证

[治　法] 开郁降气，化痰解毒。

[主　方] 旋覆代赭汤合四逆散加减。

[常用药] 柴胡、枳实、枳壳、白芍、旋覆花、代赭石、木香、法半夏、郁金、陈皮、山豆根、草河车等。

2. 血瘀痰滞证

[治　法] 活血散瘀，化痰解毒。

[主　方] 血府逐瘀汤加减。

[常用药] 当归、生地、桃仁、红花、枳实、赤芍、川芎、没药、乳香、桔梗、柴胡、急性子、前胡、苦杏仁、橘红、半夏、全瓜蒌等。

3. 阴虚内热证

[治　法] 滋阴润燥，清热生津。

[主　方] 一贯煎合人参养胃汤加减。

[常用药] 沙参、麦冬、生地、石斛、玉竹、当归、元参、牡蛎、山药、西洋参、女贞子、川楝子、地骨皮、知母、贝母、鳖甲等。

4. 阴阳双亏证

[治　法] 益气养血，温阳开结。

[主　方] 当归补血汤合桂枝人参汤加减。

[常用药] 黄芪、当归、甘草、麦冬、沙参、干姜、党参、白术、熟地、生地、白芍、桂枝、菟丝子、急性子、半夏等。

第三节　食道癌常用中药经验方剂

1. 硇金消积方

[功能主治] 活血祛瘀，软坚散结。主治食管癌、贲门癌。

[处方组成] 紫硇砂500g，醋500g，紫金锭适量。将紫硇砂与醋制成灰黄色结晶粉，再与等量紫金锭混匀，每日3次，每次1g。

2. 八角金盘汤

[功能主治] 清热解毒，活血消肿。主治食管癌、贲门癌。

[处方组成] 八角金盘10g、八月札30g、急性子15g、半枝莲15g、丹参12g、青木香10g、生山楂12g，水煎服。

3. 软坚降气汤

[功能主治] 化痰软坚，理气降逆。主治食管癌。

[处方组成] 夏枯草15g、煅牡蛎30g、海带15g、急性子30g、蜣螂虫9g、川楝子12g、姜半夏12g、姜竹茹12g、旋覆花9g、代赭石30g、广木香9g、公丁香6g、川朴9g、南沙参30g、北沙参30g、当归9g、石斛15g，水煎服。

4. 斑蝥消积方

[功能主治] 破癥散结。主治食管癌。

[处方组成] 斑蝥1只，鸡蛋1只。将斑蝥去头足、翅膀、绒毛，然后将鸡蛋壳打1小洞，把斑蝥塞进鸡蛋内，蒸煮半小时，取出鸡蛋中斑蝥，日服1只。

5. 冬凌草方

[功能主治] 清热解毒。主治食管癌。

[处方组成] 冬凌草，水煎去渣浓缩，制成糖浆，每日服90mL。

6. 壁虎奶黄方

[功能主治] 活血通利，解毒消肿。主治食管癌。

[处方组成] 守宫1份、薏苡仁3份、奶母子3份、黄药子3份，入白酒浸泡2周饮服。

7. 二生蛇黄汤

[功能主治] 解毒消肿，化痰软坚。主治食管癌。

[处方组成] 生半夏30g、生南星30g、蛇六谷30g、党参15g、蜣螂虫12g、黄附块15g、枸橘叶30g、黄药子12g，水煎服。

8. 补肾六味汤

[功能主治] 滋阴补肾。主治食管上皮增生。

[处方组成] 熟地240g、山萸肉120g、淮山药120g、泽泻90g、丹皮90g、茯苓90g，上药研细末，炼蜜成丸，每丸9g，每日晨起1～2丸，连服1年。

9. 理气化结汤

[功能主治] 理气化痰，消肿散结。主治食管癌。

[处方组成] 八月札12g、枸橘30g、急性子30g、干蟾皮12g、白花蛇舌草30g、丹参30g、生马钱子4.5g、公丁香9g、光木香9g、生南星9g、蜣螂虫9g、夏枯草15g、紫草根30g、苦参30g、瓦楞子30g、天龙9g，水煎服。

10. 半龙汤

[功能主治] 益气扶正，和胃降逆，清热解毒。主治食管癌。

[处方组成] 半夏12g、党参12g、丁香3g、赭石24g、苏梗15g、旋覆花15g、竹茹15g、龙葵30g、白英15g、蛇莓15g、半枝莲15g、金刚刺15g，水煎服。

11. 莲蒲汤

[功能主治] 清热解毒，化痰宽胸。主治食管癌。

[处方组成] 半枝莲60g、蒲公英30g、黄药子30g、法半夏9g、全瓜蒌15g、黄连6g，水煎服。

12. 降香通膈汤
[功能主治] 化痰软坚，理气降逆。主治食管癌。
[处方组成] 降香24g、佩兰12g、粉防己12g、半夏12g、乌梅15g、陈皮9g、炮山甲4.5g，水煎服。

13. 龙虎白蛇汤
[功能主治] 清热解毒，理气活血。主治食管癌。
[处方组成] 龙葵30g、万毒虎30g、白英30g、白花蛇舌草30g、半枝莲15g、山绿豆30g、黄药子15g、乌梅9g、田三七3g、无根藤15g，水煎服。

第四节 食道癌治疗病案

病案 1

患者，男，59岁。

主因进食困难进行性加重半年，临床怀疑食道癌收住我院。患者自2010年6月始无明显诱因出现进食米饭时发噎感，尚可通过，无胸疼，无反酸，患者未在意，未行进一步检查。至2010年8月发展为进食面条时也有发噎感，至当地医院行胸片及腹部B超检查未见异常，行食道钡餐检查发现食道中段5cm黏膜紊乱，局部呈龛影，伴管腔狭窄，影像学不除外食道恶性肿瘤。当时建议行食道镜检查，因患者有顾虑未行进一步诊治。至2010年9月下旬患者进食流质食物也出现发噎症状，同时伴有进食疼痛及胸背疼痛，声音嘶哑。患者同意行食道镜检查，见食道中段肿物，管腔狭窄较明显，长度为7cm。镜检病理回报：鳞状细胞癌，中度分化。胸CT检查显示中段食道管腔狭窄，管壁明显增厚并有外侵，5、6区淋巴结明显增大。其他相关检查未见转移征象，临床诊断为局部晚期食道癌（T3N1M0）。

自2010年10月初即采用同步放化疗，放疗采用三维适形技术，靶区包括食道病变+上下5cm边界，同时包括食道旁、4～6区淋巴引流区，给予DT 60Gy/30f/6w。同步化疗给予每周TP方案（多西他赛25mg/m²，顺铂30mg/

m², 1/w×6）。放化疗期间患者出现明显治疗反应，主要为骨髓抑制，给予生血汤。

生黄芪30g，太子参30g，鸡血藤30g，白术10g，茯苓10g，枸杞子15g，女贞子10g，菟丝子15g，熟地黄15g，山药10g，当归10g，陈皮6g，鸡内金20g，香附15g。

放化疗后期患者出现干咳、进食疼痛加重等放射性食道、气管炎性反应，也给予相应中药调理，以养阴清热、活血化瘀为主。

生地15g，玄参15g，麦冬15g，南沙参15g，石膏20g，连翘10g，桃仁10g，丹皮10g，甘草10g，银花20g，天花粉15g，白芍15g，当归10g，乳香6g，没药6g，郁金10g。

放疗后定期复查胸部CT、上消化道造影、腹部B超及常规化验，未见复发转移征象。放疗后一直服用中药，以活血化瘀、软结化结、培本固正为主。

牡蛎20g，丹参10g，白芍10g，鸡内金10g，鸡血藤15g，熟地黄20g，生地黄10g，山药10g，焦六神曲15g，女贞子15g，元参15g，枳壳10g，鳖甲10g，野菊花10g，炒蒺藜10g，重楼10g，生甘草7g，合欢皮10g，白花蛇舌草20g，炒谷芽15g，枸杞10g。

2014年5月患者出现进食发噎感，行上消化道造影发现原食道癌部位食道管腔僵硬、狭窄，黏膜尚光滑。食道镜检查发现黏膜光滑，未见溃疡及肿物。胸CT检查食道局部黏膜增厚。结合以上考虑患者为放疗后食道管壁纤维化伴炎性水肿，遂给予中药调理。

牡蛎20g，丹参20g，白芍20g，鸡内金20g，鸡血藤15g，熟地黄10g，生地黄10g，山药10g，焦六神曲15g，女贞子15g，元参15g，枳壳10g，鳖甲10g，桂枝6g，元胡10g，木香10g，炙甘草9g，合欢皮10g，香附10g，炒谷芽15g，枸杞10g。

服用2周后，患者自觉进食症状改善。

第四章　鼻咽癌

第一节　鼻咽癌国际治疗规范

1. 临床特点
- 亚洲较为常见，我国两广、福建等南方地区多见。
- 与EBV密切相关，70%患者EBV阳性。
- 高发年龄呈双峰，分别为15～25岁、50～60岁。
- 危险因素：饮酒和吸烟与WHO Ⅰ 型相关（角化型鳞癌）。
- 小于10%患者会出现颅内侵犯。
- 70%患者有临床检查可发现的淋巴结转移，90%有亚临床性淋巴结转移，40%～50%有双侧淋巴结转移。
- 90%为鳞癌，分为WHO Ⅰ（角化型）、WHO Ⅱ（非角化型）和WHO Ⅲ（未分化癌）。淋巴上皮样癌为鳞癌中有淋巴组织样成分。
- 远地转移与N分期密切相关：N0-1 10%～20%，N2 30%～40%，N3 40%～70%
- 在IMRT时代之前，局部复发较常见；IMRT时代，远地转移较为常见。

2. 分期

原发肿瘤	T0:	未发现原发肿瘤
	Tis:	原位癌
	T1:	肿瘤局限于鼻咽
	T2:	肿瘤侵犯至软组织
	T2a:	肿瘤侵犯口咽和（或）鼻腔
	T2b:	肿瘤累犯咽旁组织
	T3:	肿瘤累犯骨性结构和（或）鼻旁窦
	T4:	肿瘤侵犯颅内，和（或）颅神经、颞下窝、下咽、眼眶等
区域淋巴结	NX:	无法确定淋巴结转移
	N0:	未发现转移
	N1:	同侧颈部淋巴结转移，小于6cm，锁骨区以上
	N2:	双侧颈部淋巴结转移，小于6cm，锁骨区以上
	N3:	颈部淋巴结转移大于6cm，或锁骨上淋巴结转移
	N3a:	颈部淋巴结转移，大于6cm
	N3b:	锁骨上淋巴结转移

续表

远处转移	MX: M0: M1:	无法确定转移 未发现转移 远处转移
AJCC 分期	0: I: II A: II B: III: IV A: IV B: IV C:	TisN0M0 T1N0M0 T2aN0M0 T2bN0M0, T1-2N1M0 T3N0M0, T3N1M0, T1-3N2M0 T4N0-2M0 任意 TN3M0 任意 T, 任意 N, M1
3 年 OS 生存率	I: II: III: IV:	70% ～ 100% 65% ～ 100% 60% ～ 90% 50% ～ 70%

3．治疗原则

病期	治疗原则
I - II A	根治性放疗（2/70Gy）
II B- IV B	同步放化疗 + 辅助化疗 2/70Gy+DDP 75 ～ 100mg/m² d1, 21, 42 → DF 方案化疗 3 个周期 颈部淋巴结反复复发可考虑行颈清术
IV C	同步放化疗 + 辅助化疗
局部复发	二次放疗，采用 IMRT、SRS 或后装或手术

第二节　鼻咽癌的中医治疗

一、辨证

1. 邪热灼肺证

　　症见鼻塞鼻堵，回涕带血，微咳，涕黄，口苦咽干，时有头痛，胃纳如常，尿黄便结，舌质淡红或红，舌苔薄白或薄黄，脉浮而数。

2. 肝郁痰结证

症见胁肋胀满，口苦咽干，烦躁易怒，头晕目眩，鼻堵鼻塞，时有涕血，发热痰黄，舌质淡红舌边红，舌苔薄白、白腻或黄腻，脉弦或滑。

3. 气滞血瘀证

症见头晕头痛，痛有定处，视物模糊或复视，面麻舌歪，心烦不寐，舌质暗红、青紫或见瘀点瘀斑，舌苔薄白、薄黄或棕黑，脉细涩或细缓。

4. 阴阳双亏证

症见口咽干燥，咽喉不适，间有涕血，耳鸣耳聋，气短乏力，口渴喜饮，舌质红或红绛，苔少或无苔或有裂纹，脉细或细数。

二、分证论治

1. 邪热灼肺证

[治　法] 清热解毒，化痰宣肺，滋阴益肺。

[主　方] 清气化痰丸加减。

[常用药] 胆南星、瓜蒌仁、黄芩、生地、知母、牡蛎、元参、鱼腥草、枳实、辛夷、茯苓、陈皮、法半夏、杏仁、石上柏等。

2. 肝郁痰结证

[治　法] 疏肝理气，化痰散结。

[主　方] 消瘰丸加减。

[常用药] 煅牡蛎、生黄芪、海带、三棱、莪术、木香、鸡内金、郁金、知母、夏枯草、浙贝母、玄参、龙胆草、血竭、乳香、没药等。

3. 气滞血瘀证

[治　法] 活血化瘀，通络却痛。

[主　方] 通窍活血汤加减。

[常用药] 赤芍、桃仁、红花、鸡血藤、木香、陈皮、桂枝、八月札、苍耳子、川芎、当归、郁金、蜂房、地龙、乳香、没药、柴胡、白芷等。

4. 阴阳双亏证

[治　法] 益气养阴，软坚化结。

[主　方] 生脉散合增液汤加减。

[常用药] 太子参（或西洋参）、玄参、麦冬、生地、女贞子、玉竹、石斛、天花粉、猫爪草、夏枯草、白花蛇舌草、半枝莲、知母、熟地黄、山药、甘草等。

三、常用组方

1. 桃红活血汤

[功能主治] 益气补血，活血化瘀。主治鼻咽癌。

[处方组成] 黄芪15g、赤芍10g、当归10g、川芎10g、桃仁10g、红花10g、鸡内金12g、葛根10g、陈皮9g、丹参15g，水煎服。

2. 二草双花汤

[功能主治] 清热解毒。主治鼻咽癌。

[处方组成] 人参3g、金银花30g、白花蛇舌草30g、夏枯草20g，水煎服。

3. 白山桃花汤

[功能主治] 活血化瘀，解毒消肿。主治鼻咽癌。

[处方组成] 赤芍5g、川芎5g、桃仁5g、当归5g、莪术5g、白芷5g、蚤休10g、山豆根10g、生姜3片、大枣5枚，水煎服。

4. 三参二冬汤

[功能主治] 益气养阴，清热解毒。主治鼻咽癌。

[处方组成] 麦冬12g、天冬12g、沙参10g、元参9g、生地10g、白茅根12g、玉竹9g、银花9g、白花蛇舌草30g、白毛藤30g、党参12g、茯苓10g、白术10g、甘草3g、丹参12g，水煎服。

5. 鼻咽灵方

[功能主治] 养阴清热，解毒消肿。主治鼻咽癌。

[处方组成] 将山豆根、麦冬、半枝莲、石上柏、白花蛇舌草、天花粉制成片剂。每日4次，每次4片，15天为1个疗程。

6. 苍天山海汤

[功能主治] 清热解毒，化痰软坚。主治鼻咽癌。

[处方组成] 苍耳子15g、山豆根12g、石上柏30g、半枝莲30g、夏枯草12g、天葵子30g、昆布15g、海带15g，水煎服。另醋制硇砂15～20g，加入蒸馏水至200mL，制成溶液，滴鼻。

7. 鼻咽消肿汤

[功能主治] 方一能养阴清热，生津利咽；方二能健脾益气，化痰和胃；方三能益气养阴。主治鼻咽癌。

[处方组成] 方一：知母9g、丹皮9g、茅根30g、银花12g、天花粉30g、野

百合12g、天冬12g、生地15g、石斛15g、沙参15g、枸杞子15g、女贞子15g、丹参15g、生南星15g、生半夏15g、石上柏30g，水煎服。

　　方二：党参12g、白术9g、茯苓12g、山药12g、制南星12g、制半夏12g、陈皮9g、米仁30g、苍术9g、川朴9g、扁豆15g、砂仁（打）3g、猪苓15g，水煎服。

　　方三：党参12g、黄芪15g、白术9g、甘草6g、沙参15g、麦冬12g、元参15g、黄精15g、山药12g、五味子6g、女贞子15g、菟丝子15g、墨旱莲15g，水煎服。

8. 二参三子方

[功能主治] 滋阴清热，益气利咽。主治鼻咽癌。

[处方组成] 元参30g、北沙参30g、麦冬15g、知母12g、石斛25g、黄芪25g、白术25g、女贞子15g、紫草25g、卷柏15g、苍耳子15g、山豆根10g、辛夷15g、白芷10g、淮山药10g、石菖蒲10g、菟丝子15g，水煎服。

9. 葵树白花汤

[功能主治] 化痰软坚，解毒消肿。主治鼻咽癌。

[处方组成] 牡蛎30g、葵树子30g、白花蛇舌草30g、佛手10g、生南星10g、生半夏10g、七叶一枝花15g、穿石破30g，水煎服。

10. 双龙消瘤方

[功能主治] 清泻肝火，化痰消肿。主治鼻侧未分化癌。

[处方组成] 柴胡4.5g、龙胆草6g、炙鳖甲24g、地骨皮18g、地龙6g、土贝母12g、海藻12g、昆布12g、凤尾草12g、败酱草12g，水煎服。消瘤丸（全蝎、蜂房、龙衣各等分，研末水泛为丸）9g，吞服。

第三节　鼻咽癌治疗病案

病案 1

　　患者，男，72岁。

　　患者于2011年2月无明显诱因发现双侧颈部肿物，右侧肿物约8cm×7cm

大小，左侧肿物约7cm×6cm大小，质硬，无压痛，活动尚可，于外院行纤维喉镜示：鼻咽腔赘生物，鼻中隔偏曲；行左侧肿物部分切除活检，病理示：淋巴结转移性低分化癌，考虑来自鼻咽的非角化性癌。后于2011年3月入院行局部放疗并同步TP方案化疗，患者出现放射性咽炎及放射性皮炎，给予抗感染及局部换药，放疗结束DT 70Gy/35f后出院休养。其后于2012年5月4日再次入院给予抗感染、减轻水肿及止痛治疗后好转出院。患者出院后一般状况，为继续接受化疗，近半个月来自觉鼻塞，自觉颈部僵硬，活动受限，张口及伸舌困难而就诊。偶有呼吸困难，无明显咳嗽，有少量痰无发热，现为进一步治疗入院，患者目前一般状况可，精神睡眠尚可，饮食正常，大小便尚可，体重较前减轻。全身皮肤及黏膜无黄染及皮疹、出血点，双颈部皮肤瘢痕挛缩，可及肿大淋巴结，右侧肿物约1cm×0.8cm大小，左侧肿物约1.2cm×1cm大小，质较硬，无压痛，活动度差，余全身淋巴结未及肿大。头颅无畸形，右面部肿胀，皮肤略红；2013年10月21日门诊CT示：①鼻咽癌放疗后表现，鼻咽顶后壁增厚，部分鼻咽腔闭塞，且局部突入后鼻孔区；②全组鼻旁窦炎；③双侧中耳乳突炎。

经入院强化CT检查后排除肿瘤复发及转移，给予抗感染治疗，并给予中药治疗。

患者面部轻肿，鼻塞明显，进食需用水送，颈部及锁骨上明显纤维化，颈部右偏15°，左偏20°，张口0.8cm，伸舌舌尖位置于切齿前缘。舌象：舌质红，舌尖明显，干素无苔少唾津。脉象：左寸沉缓而有力，关部略弦见浮；右寸偏浮细，关部浮而有力，右尺部细而力不足。考虑患者经燥邪入侵，伤及肺阴；脉缓而沉为肾阳不足，积寒在里，伴有肝郁。治宜滋阴补阳，解郁行气。

肉桂6g，五味子10g，桃仁10g，白芍10g，木香10g，郁金10g，柏子仁10g，玄参10g，沙参15g，麦冬10g，白术10g，甘草6g，玉竹10g，熟地黄15g，山药15g，枸杞子15g，地骨皮10g，龙眼肉15g，丹皮10g，制何首乌10g，炒麦芽15g，远志10g。

服用半个月后颈部活动有所好转，鼻塞减轻，近日出现咳痰，白色中有黑点。脉象右浮缓而有力；左寸偏沉细，关部浮而略弦，左尺部缓。考虑患者阴虚不足，伴有肺热。治宜滋阴去火，解郁行气。

丹参15g，五味子10g，地龙10g，白芍10g，木香10g，郁金10g，柏子仁10g，玄参10g，沙参15g，麦冬10g，菊花10g，栀子10g，玉竹10g，熟地黄15g，山药15g，陈皮6g，当归10g，桔梗10g，甘草6g，制何首乌10g，炒麦芽15g，远志10g，生地10g。

服用1周后咳痰好转，自觉睡眠稍差，仍有口干、听力下降，面部水肿较前已减轻。舌质红，舌尖明显，干素无苔少唾津。脉象左寸略沉而细，关部浮大，按下无力；右寸偏沉而缓，关部浮而大鼓手，右尺部微弦。考虑患者仍有心肾阴虚，伴肝郁胆热及肝胃不调。治疗仍采用滋阴清热，疏肝行气，和脾调胃。

丹参15g，五味子10g，地龙10g，白芍10g，木香10g，郁金10g，柏子仁10g，玄参10g，沙参15g，麦冬10g，菊花10g，桑叶10g，炒蒺藜10g，熟地黄15g，山药15g，当归10g，甘草6g，制何首乌10g，炒麦芽15g，玉竹10g，夜交藤10g，砂仁10g，茯苓10g。

经1周中药调理，患者咳嗽、咳痰、鼻塞、颜面水肿、乏力及纳差均明显缓解，但是颈部僵硬、张口困难及伸舌困难没有明显缓解。因而，调整中药方剂主要来缓解以上症状。

丹参15g，当归10g，地龙10g，白芍10g，木香10g，郁金10g，柏子仁10g，白芥子6g，沙参15g，麦冬10g，陈皮6g，清半夏10g，炒蒺藜10g，熟地黄15g，山药15g，甘草6g，制何首乌10g，炒麦芽15g，玉竹10g，夜交藤10g，砂仁10g，茯苓10g。

患者服用2周后颈部僵硬、张口困难及伸舌困难明显缓解。左右侧偏头可达50°，抬头在水平位上30°，张口可达1.5cm，伸舌达切牙前缘前2.5cm。患者的进食也明显缓解。以后继续用以上方剂维持。

病案 2

患者，女，54岁。

主诉：颈部水肿、鼻塞半个月。

现病史：患者2年前无明显诱因出现反复鼻塞及颈部肿物，就诊于外院，查体发现颈部淋巴结肿大，左侧约鸡蛋样大小，右侧多个淋巴结融合成块，约7cm×6cm×6cm大小，鼻内镜下行鼻咽肿物取活检术，病理回报：（双侧咽隐窝）非角化性癌。2011年3月8日在我院行放疗（DT 68Gy/34f/7w），2011年6月于我院行化疗4个周期（多西他赛120mg d1+卡铂35mg d1）。近半个月来出现颈部水肿伴有鼻塞，无血涕，现为进一步治疗于2014年2月入我院。患者自发病以来精神好，睡眠好，食欲好，饮食大小便正常。面肿，无力，口干，口渴，心慌，手臂明显水肿，畏寒。

[舌　象] 舌体大，质偏红，舌齿明显，苔少，白，地图样，舌体有裂纹，口干。

[脉　象] 右：寸沉、细、无力；关浮而有力、弦；尺脉无力。
　　　　　左：寸关尺沉、细弱。

[证　型] 心肝阴虚肾阳虚寒。治宜滋阴补血，填阳补肾。方剂如下：

柏子仁15g，玄参10g，北沙参10g，当归10g，白芍10g，桃仁10g，丹参10g，熟地黄10g，山药15g，白术15g，党参10g，炙甘草6g，茯苓20g，陈皮8g，木通10g，厚朴6g，清半夏9g，肉苁蓉10g，肉桂6g，赤芍10g。

2014年2年18日复查头面颈部、双上肢均有水肿，服用1周中药后有所好转。舌象：舌体胖大，质淡红，舌尖偏鲜红，舌苔白腻微黄。脉象：寸部较细，右关偏浮弱，双尺部细微脉涩。考虑患者脾肾阳虚，兼有心阴不足及气滞血瘀。治宜补阳醒脾，解郁行气，活血化瘀。

肉桂6g，党参15g，桃仁10g，白芍10g，木香6g，香草10g，白术15g，玄参10g，茯苓15g，陈皮6g，炙甘草6g，杜仲20g，熟地黄15g，柏子仁15g，枸杞子15g，丹皮10g，制白附子3g，制何首乌10g，炒麦芽15g，焦神曲15g，丹参10g，炒苍耳子10g，薏苡仁15g，泽泻10g，木通10g。

患者服用中药后，头面部及上肢水肿明显消退，余症状也减轻。

病案 3

患者，女，53岁。

主诉：乏力1周。

现病史：患者于2013年5月无明显诱因出现右耳闷堵感伴听力下降，无鼻塞及回涕血，无头晕、头痛，无感觉异常等。2013年7月就诊于外院门诊，行喉镜检查：右侧耳咽管圆枕肿胀，黏膜表面欠光滑，左侧耳咽管圆枕肥厚，鼻咽顶后壁黏膜稍隆起，表面尚光滑。行头颅MR报：右侧鼻咽侧壁肿物，必要时做动态MR。2013年7月23日于外院行鼻咽癌活检术，术中发现：右侧耳咽管圆枕可见表面不光滑，质脆，易出血，左侧咽隐窝灰白侧同质肿物。术后病理示：非角化性未分化型癌，免疫组化：CK(+)，CD3，CD20散在阳性，CD21显示少量萎缩FDC网，Ki-67阳性细胞数30%左右。后为行进一步治疗就诊于我院门诊，行鼻咽癌调强放疗DT22.8Gy/12f，耳闷感消失，放疗过程中出现食欲减低，口干，咽痛，口腔黏膜破损，恶心呕吐。患者入院后完善检查，给予患者局部放疗25次，患者接受放疗期间出现口腔感染，对症支持治疗，积极治疗冠心病，患者目前病情稳定，出院。2013年10月再入院，患者入院后行完善检查，给予患者多西他赛130mg(d1)+5-Fu500mg(d1-5)+DDP30mg(d1-5)化疗1个周期，患者接受化疗后出现肠营养障碍，给予补液支持之后好转，患者目前病情稳定，出院。患者出院后一般情况尚可，1周前出现乏力，现为进一步行化疗入院，患者目前精神睡眠尚可，饮食正常，大小便正常，体重无显著变化。

阳性体检：肠鸣音活跃，约4次/分，卡氏评分90分。

辅助检查：暂缺。

诊断：鼻咽癌，冠状动脉硬化性心脏病。

2014年1月放疗中，患者出现白细胞降低。

当归10g，白芍10g，枸杞15g，熟地黄15g，夜交藤10g，陈皮6g，元参15g，北沙参15g，焦神曲15g，党参10g，山药15g，砂仁10g，厚朴6g，木香6g，麸炒枳壳6g，丹参10g，炒谷芽15g，远志6g，何首乌10g，牡蛎15g。

放疗中，口腔内充血水肿，进食疼痛，乏力。给予如下处方：

当归10g，白芍10g，枸杞15g，熟地黄15g，夜交藤10g，陈皮6g，元参15g，北沙参15g，焦神曲15g，党参10g，山药15g，砂仁10g，厚朴6g，木香6g，丹参10g，炒谷芽15g，远志6g，牡蛎15g，金银花10g，菊花10g，炒酸枣仁10g，益智仁10g，阿胶（烊化）6g，黄精15g，白术10g。

放疗后，自觉疲乏，给予如下处方：

当归10g，白芍10g，山药15g，熟地黄15g，夜交藤10g，焦神曲15g，党参10g，山药15g，茯苓10g，丹参10g，炒谷芽15g，牡蛎15g，白花蛇舌草15g，百合10g，炒酸枣仁10g，益智仁10g，香附10g，菟丝子15g。

放疗后3个月复查肿瘤完全消失。自觉略畏寒，舌体不大，色偏暗红，舌尖及边缘偏鲜红，苔薄见淡黄。脉象：左寸部偏浮，力弱；关部浮，鼓手有力；尺部偏浮，大而有力。右寸部偏浮，略鼓手；关部浮，略鼓手，偏数；尺部偏浮，大而无力。色脉结合，考虑患者肺肾双亏，肝郁上亢，伴胃热。治宜滋补肺肾，疏肝理气，调和胃肠。处方如下：

当归10g，白芍10g，山药15g，熟地黄15g，牡丹皮10g，陈皮6g，赤芍10g，桃仁10g，红花10g，丹参10g，五味子6g，龙眼肉10g，白术10g，肉桂6g，炒谷芽15g，牡蛎15g，制何首乌10g，木香6g，炒酸枣仁10g，益智仁10g。

病案 4

患者，女，62岁。

患者主因乏力1周入院。

患者2005年5月因鼻塞、头痛、听力下降伴回涕带血3个月，按鼻炎治疗无效后行CT检查发现鼻咽占位及颈部淋巴结肿大，鼻咽镜活检病理回报：低分化鳞癌。临床诊断为鼻咽癌T2N1M0，于外院常规放疗，靶区包括鼻咽、颅底及颈部淋巴结引流区，放疗剂量DT 70Gy/35f/7w，放疗过程顺利，放疗后复查CT显示肿瘤消失，疗效评价CR。此后每年常规复查。于2009年10月复查鼻咽镜发现鼻咽顶部突起，黏膜不光滑，局部咬检病理回报：低分化鳞癌，临床诊断为鼻咽癌放疗后复发。经全面检查未发现远地及局部淋巴结转移，遂以鼻咽局部为靶区，行三维适形放疗，给予剂量DT 70Gy/35f/7w，放疗过程顺利，放疗后复查CT显示肿瘤消失，疗效评价CR。放疗期间患者出现口干、鼻腔干燥伴分泌物、咽痛及乏力、纳差症状。门诊予以三参二冬汤为主加减中药治疗，功能为益气养阴、清热解毒。

麦冬15g，天冬15g，沙参10g，元参10g，生地黄10g，白茅根10g，玉竹10g，银花10g，白花蛇舌草30g，淡竹叶10g，党参12g，茯苓10g，白术10g，甘草6g，丹参10g，合欢皮10g，首乌藤10g，牡蛎20g。

后每年复查，病情稳定。后于2013年2月患者发现右上颈肿物，门诊检查发现右颈深上淋巴结肿大，质硬固定。行强化CT检查显示右颈深上边缘强化肿大淋巴结，3cm大小。因患者拒绝未进行放化疗，后右上颈淋巴结逐渐增大，至5月末已达4.5cm，遂于2013年6月入我院，完善相关检查，给予患者多西他赛110mg（d1）+顺铂40mg（d1-3）+5-Fu800mg（d1-5）化疗2个周期，对症抗炎支持治疗，患者接受化疗后淋巴结缩小后出院。2013年12月2日再次入院，完善相关检查，给予患者多西他赛110mg（d1）+顺铂40mg（d1-3）+5-Fu800mg（d1-5）化疗3个周期及对症抗感染支持治疗，患者接受治疗后复查强化CT显示淋巴结明显缩小，为1.5cm。化疗期间同时配合中药治疗，以鼻咽消肿汤为主加减，功能健脾益气，化痰和胃。处方：

党参15g，白术10g，茯苓10g，山药15g，制南星12g，制半夏10g，陈皮9g，米仁30g，苍术9g，川朴9g，扁豆15g，砂仁（打）6g，猪苓10g，香附10g，桃仁10g，甘草6g，生姜6g。

患者自2014年1月开始行右上颈淋巴结区局部放疗，给予DT 54Gy/18f/4w。放疗后1个月复查CT显示肿瘤消失，疗效评价为CR。但是患者颈部纤维化明显，且伴有舌尖麻木，低头时头晕。检查患者张口上下切齿间距0.8cm，伸舌最前方为牙齿前缘，颈部左右偏头仅20°。遂给予活血化瘀、软坚化结中药调理。方剂如下：

当归10g，白芍10g，丹参10g，熟地黄15g，木香6g，焦神曲15g，党参10g，山药15g，元胡10g，桂枝6g，炒谷芽15g，牡蛎20g，白花蛇舌草15g，元参10g，鸡血藤10g，益智仁10g，香附10g，菟丝子15g，炙甘草6g，陈皮6g。

服用2周后，症状明显改善，检查患者张口上下切齿间距2.2cm，伸舌最前方为牙齿前缘前2cm，颈部左右偏头60°。后继续服用中药至今。

第五章 喉 癌

第一节 喉癌国际治疗规范

1. 临床特点

- 头颈部恶性肿瘤最常见的类型。
- 危险因素：饮酒、吸烟、微量元素及相关维生素缺乏。
- 分为声门型、声门上型和声门下型。
- 淋巴结转移在声门上型和声门下型中常见，早期声门型少见（小于3%）。
- 95%为鳞癌。

2. 分期

原发肿瘤 （声门型）	Tis:	原位癌
	T1:	肿瘤局限于真声带
	T1a:	局限于一侧声带
	T1b:	肿瘤累犯双侧声带
	T2:	肿瘤侵犯至声门上区或下区，可出现声带活动受限
	T3:	肿瘤局限于喉室，但是声带固定。或累犯声带周围间隙、甲状软骨轻微侵犯
	T4a:	肿瘤侵透甲状软骨或累犯颈部组织或器官
	T4b:	肿瘤侵犯椎体前组织、包绕颈部动脉或纵隔内结构
原发肿瘤 （声门上型）	Tis:	原位癌
	T1:	肿瘤局限于喉部一个部位，声带活动正常
	T2:	肿瘤侵犯喉部一个结构以上，但是声带未固定
	T3:	肿瘤局限于喉室，但是声带固定。或累犯环后区、侵犯喉室周围结构、甲状软骨轻微侵犯
	T4a:	肿瘤侵透甲状软骨或累犯颈部组织或器官
	T4b:	肿瘤侵犯椎体前组织、包绕颈部动脉或纵隔内结构
原发肿瘤 （声门下型）	Tis:	原位癌
	T1:	肿瘤局限于声门下区
	T2:	肿瘤侵犯至声门区，声带活动正常
	T3:	肿瘤局限于喉室，但是声带固定。
	T4a:	肿瘤累犯环后区、侵透甲状软骨或累犯喉外组织或器官
	T4b:	肿瘤侵犯椎体前组织、包绕颈部动脉或纵隔内结构

续表

区域淋巴结	NX: 无法确定淋巴结转移 N0: 未发现转移 N1: 同侧颈部单个淋巴结转移，< 3cm N2a: 同侧颈部单个淋巴结转移，> 3cm，≤ 6cm N2b: 同侧颈部多个淋巴结转移，≤ 6cm N2c: 双侧颈部或对侧多个淋巴结转移，≤ 6cm N3: 颈部淋巴结，> 6cm		
远处转移	MX: 无法确定转移 M0: 未发现转移 M1: 远处转移		
AJCC 分期	0: TisN0M0 I: T1N0M0 II: T2N0M0 III: T3N0M0, T1-3N1M0 IV A: T4aN0-1M0, T1-4N2M0 IV B: T4b 任意 NM0, 任意 TN3M0 IV C: 任意 T, 任意 N, M1		
2/5 年 OS 生存率（%）	I: 90/70 III: 70/50	II: 80/60 IV: 60/35	

3．治疗原则

病期	治疗原则
TisN0M0	镜下切除或根治性放疗
T1-2N0M0，声门型	根治性放疗或声带切除术，或半喉切除术 ± 选择性颈淋巴结清扫术，如切缘阳性加同步放化疗，如切缘近加术后放疗
T1-2N0M0，声门上型	根治性放疗或声门上部分喉切除术 ± 选择性颈淋巴结清扫术，如切缘阳性加同步放化疗，如切缘近加术后放疗
T1-2N+，T3N0/+，可切除，但需行全喉切除	根治性放化同步（按照 RTOG91-11），如完全缓解，手术及颈清术作为挽救性治疗。如有残留或初始 N2-3，可考虑放疗后颈清术或考虑全喉切除术及同侧（N0-1）或双侧（N2-3）颈清术。如切缘阳性加同步放化疗，如切缘近、淋巴结转移较多、声门下累犯≥ 1cm、T3-4 及甲状软骨侵犯加术后放疗
T4N0/+，可切除	考虑全喉切除术及同侧（N0-1）或双侧（N2-3）颈清术。如切缘阳性加同步放化疗，如切缘近、淋巴结转移较多、声门下累犯≥ 1cm、T3-4 及甲状软骨侵犯加术后放疗 根治性放化同步（按照 RTOG91-11），如完全缓解，手术及颈清术作为挽救性治疗。如有残留或初始 N2-3，可考虑放疗后颈清术
T3-4 或 N+，无法切除	放化同步 单纯放疗，如考虑无法耐受化疗

第二节　喉癌的中医治疗

一、辨证

1. 肝郁气滞证

症见颈部肿瘤，逐渐增大，质硬，胀痛压痛，吞咽稍动或固定不移，颈部憋胀不适，或妨碍呼吸和吞咽，伴胸闷，声哑咳嗽，或胸胁窜痛，病情随情志因素波动，舌质淡或鲜红，苔薄白或微黄，弦脉。

2. 痰湿凝结证

症见颈部肿瘤，逐渐增大，质硬，胀痛压痛，吞咽稍动或固定不移，颈部憋胀不适，或妨碍呼吸和吞咽，咳泡沫样痰，声哑、胸闷气憋，食少纳呆，口淡乏味，恶心泛吐，肢体困重，舌淡，舌苔白腻，脉弦滑。

3. 痰瘀互结证

症见颈部肿瘤、增大，质较硬或有结节，局部刺痛，胸闷纳差，或伴颈前、两侧瘰疬丛生，舌质绛紫，有瘀点或瘀斑，舌苔薄白或白腻，脉弦或涩。

4. 阴虚内热证

症见心悸心慌，气短乏力，心烦少寐，多汗，眼目干涩，口鼻干燥，五心烦热，头晕目眩，形体消瘦，舌质红或红紫，苔少，脉细数。

二、分证论治

1. 肝郁气滞证

[治　法] 疏肝理气，消瘿散结。
[主　方] 四逆散加减。
[常用药] 柴胡、芍药、郁金、木香、枳实、炙甘草、蒲公英、夏枯草、天葵子、黄药子、猪苓、茯苓、生苡仁、灵芝、焦山楂、鸡内金等。

2. 痰湿凝结证

[治　法] 健脾祛湿，理气散结。

[主　方] 四海疏郁丸加减。

[常用药] 海藻、海带、海螵蛸、海蛤壳、木香、陈皮、苦杏仁、瓜蒌、鱼腥草、陈皮、昆布、苍术、党参、茯苓、生苡仁、法半夏等。

3. 痰瘀互结证

[治　法] 理气化痰，散瘀破结。

[主　方] 海藻玉壶汤加减。

[常用药] 海藻、昆布、海带、木香、陈皮、贝母、半夏、连翘、当归、川芎、郁金、柴胡、枳壳等。

4. 阴虚内热证

[治　法] 滋阴清热，软坚化结。

[主　方] 知柏地黄丸加减。

[常用药] 黄柏、知母、熟地黄、山药、生地黄、麦冬、山茱萸、茯苓、泽泻、丹皮、黄药子、炙鳖甲等。

第三节　喉癌常用中药经验方剂

1. 白英清喉汤

[功能主治] 清热解毒。主治喉癌。

[处方组减] 白英30g、龙葵30g、蛇莓24g、半枝莲24g、猕猴桃根30g，水煎服。

2. 吹喉消肿方

[功能主治] 散风泻火，攻坚破积。主治喉癌。

[处方组减] 四月石4.5g、玉丹0.15g、黄柏0.06g、明腰黄0.6g、蒲黄0.06g、白芷0.03g、大梅片0.6g、甘草0.3g、薄荷0.1g，研细末吹喉。

3. 喉癌散结汤

[功能主治] 清热化痰，软坚散结。主治喉癌。

[处方组减] 半枝莲31g、蛇莓15g、山豆根15g、丹参21g、急性子15g、僵蚕10g、蜈蚣1条、射干10g、夏枯草15g、昆布15g、威灵仙12g、浙贝母21g，水煎服。

4. 天龙舒喉汤

[功能主治] 软坚散结。主治晚期喉癌。

[处方组减] 壁虎25条、蛤粉50g、粳米60g、三药同炒至米焦黄，僵蚕15g、全蝎15g、蜈蚣10条、硼砂15g、露蜂房（烧存性）30g，共研为细末，装入胶囊，每服4粒，每日3次，温开水送服。

第四节　喉癌治疗病案

病案 1

患者，男，50岁。

主因喉部及左耳疼痛半年，喑哑1个月，至某院行支气管镜检查发现左侧室带占位，累及声带，临床考虑喉癌。活检回报中分化鳞状细胞癌。遂于外院行左侧半喉切除术+左颈部淋巴结清扫术，术后1个月进行术后放疗50Gy/25f/5w，放疗后未行化疗，随诊复查。放疗后半年患者自觉口咽疼痛，逐渐加重，近2个月出现伸舌困难，近期进食困难、出血、明显疼痛而至我院门诊，检查发现左侧口咽溃疡性肿物累犯口底及舌，左上颈及左侧喉部隆起。CT及MRI检查发现左侧喉部占位累犯口咽、舌及口底，口腔受挤压明显狭窄。临床诊断喉癌术后放疗后复发。因进食困难请介入科下胃营养管，以营养支持。

身体状态有所恢复后给予化疗，方案为TDF（多西他赛+顺铂+氟尿嘧啶），化疗2个周期后病变有所退缩。

化疗期间患者有乏力、呕吐等不适症状。脉象左寸部浮数滑；关部浮数，按下无力；尺部浮数，脉散。右寸部浮数无力；关部偏细浮数，微弦；尺部偏浮，细弦。临床考虑患者心下湿痞有热，兼有肺肾双亏。给予补血益气，滋肾祛湿治疗。处方：

焦山楂15g，香附10g，麸炒枳壳10g，清半夏10g，山萸肉10g，黄芪10g，山药10g，生地黄10g，熟地黄10g，当归10g，白芍10g，菟丝子

10g，当归10g，木香6g，厚朴10g，炒麦芽10g，焦六神曲10g，党参10g，甘草10g，陈皮10g，柴胡12g，地骨皮10g，大枣3枚，茯苓10g。

化疗4个周期后复查肿瘤又有所增大，考虑病变进展，出现耐药。故调整化疗方案为GP方案（吉西他滨+卡铂）。化疗期间继续服用中药。

当归10g，白芍15g，五味子10g，熟地黄15g，生地黄10g，地榆炭10g，水牛角10g，党参15g，白及10g，焦山楂10g，鸡内金15g，木香6g，陈皮6g，阿胶6g，炒谷芽15g，甘草6g，夏枯草15g，焦六神曲10g，黄芩10g，枳实10g，厚朴10g，黄芪15g。

病案 2

患者，男，59岁。

主诉：舌癌术后复发进食困难伴乏力2周入院。

现病史：患者9个月前自觉吞咽不适就诊于某医院，考虑为慢性咽炎，给予消炎对症处理，效果不佳，吞咽困难和局部疼痛症状加重，就诊于另一医院，体检发现左舌肿物，予以咬检，术后病理为舌鳞状细胞癌，遂就诊于某专科医院，于2013年4月9日行TDF+博安霉素化疗1个周期后，于2013年5月13日行左舌癌联合根治术+右股前外侧皮瓣修复+左侧淋巴结清扫术，术后病理：舌高-中分化鳞状细胞癌，侵舌体全层，并检见淋巴结转移癌。术后行TDF化疗方案一周期，效果不佳，遂换用卡铂+5-Fu化疗1个周期（具体剂量不详）。2013年9月17日于外院行颈部彩超检查提示患者左侧下颌角下方至左颈上端不规则低回声肿块伴肿块局部小液化灶。患者目前咽痛，口腔痛，为求进一步治疗入院。患者入院时咽痛、口腔疼痛，左颌下疼痛，NRS评分：4分，口干，无咳嗽咳痰，无恶心呕吐，食欲欠佳，睡眠可，大小便如常。卡氏评分70分。颈部及面部皮温增高。双颈部可见纵行手术瘢痕，愈合良好，左颌下可见质硬肿物，活动度差。头颅五官无畸形，双眼眼睑不肿，巩膜无黄染，角膜透明无瘢痕，耳鼻无异常分泌物，副鼻窦无压痛。口腔符合舌癌根治术后表现。入我院后行平扫及强化MRI检查，显示于右侧口咽部肿物累犯口底及舌根，伴上颈部淋巴结转移。诊断为舌癌术后复发并感染伴颈部淋巴结转移。

就诊时患者有发热，咳嗽、咳痰及憋气，痰为白色泡沫样，且伴有左侧偏头痛。舌体正常，舌质红，苔少色白，有裂。脉象左寸部浮而无力，关尺部沉而无力；右手脉象浮，微弦。脉沉而无力，考虑患者进食差，为血亏阴不足表现；舌质红且伴裂为热象，故右手见脉浮。故治疗以生血益气、滋阴润肺、清热祛痰为主。

当归10g，连翘10g，柏子仁15g，黄芩10g，蝉蜕10g，元参10g，白芍10g，沙参15g，川芎10g，麦冬15g，知母10g，厚朴9g，山药

15g，陈皮6g，白术15g，桔梗10g，百合10g，熟地黄10g，茯苓10g，炙甘草10g。

　　同时给予消炎及营养支持治疗，患者状态好转，体重也有所增加。遂给予放疗，靶区针对瘤床加同侧淋巴转移区，CTV为GTV外放1.5～2cm，PTV为CTV外放0.3cm。

　　放疗期间患者仍有咳嗽、咳痰，痰呈淡黄色，体温仍高，为37.7℃左右，汗多，咽部疼痛，口腔内咸味。自术后伸舌困难，舌质红，光素无苔。脉象左寸部浮而偏细数，关部浮而鼓手微弦，尺部沉而细微；右手脉象浮细数，偏无力。结合患者发热及舌质红、脉浮数，患者为阳证热象，结合脉细微，显为血亏肾虚之象，兼有肝郁。因而治疗应以生血益气、滋阴补肾、清热祛痰为主。

　　当归10g，连翘10g，柏子仁15g，黄芩10g，蝉蜕10g，元参10g，白芍10g，沙参15g，川芎10g，清半夏9g，知母10g，鱼腥草10g，山药15g，陈皮6g，白术15g，桔梗10g，牡蛎20g，熟地黄10g，茯苓10g，甘草6g，竹茹10g，枸杞子10g。

　　放疗1个月后复查肿瘤缩小，疗效评价为PR，因患者前期化疗疗效不佳，且体质较弱，未再给予化疗，而采用中药继续治疗。

　　当归10g，山慈菇6g，柏子仁15g，黄芩10g，菊花10g，桑叶10g，白芍10g，知母10g，浙贝母10g，清半夏9g，鱼腥草10g，山药15g，陈皮6g，白术15g，桔梗10g，牡蛎20g，熟地黄10g，茯苓10g，甘草6g，枸杞子10g。

病案 3

　　患者，男，53岁。

　　主诉：咽痛1年，加重，1个月后入院。

　　现病史：患者于2012年5月无明显诱因出现咽痛不适，无明显咳嗽咳痰，无发热，无痰中带血，就诊于当地医院行扁桃体肿物活检为鳞癌，后行PET-CT提示：左侧扁桃体增大，放射性浓集，左颈部血管间隙多发结节，考虑淋巴结转移，行扁桃体活检病理回报：鳞状细胞癌。后于外院行放射治疗，16Gy/8f/2w，因放疗局部反应较大未能完成全程放疗，其后于专科医院化疗4次，化疗方案为TP（多西他赛+顺铂），化疗后评价肿瘤增大，为PD，遂其后继续补加放疗56Gy/28f/6w，后于外院再次行化疗两次，后病情稳定，近1个月来再次出现咽痛不适，现为进一步检查治疗入院。患者自病发以来，精神好，睡眠好，食欲好，饮食大小便正常。阳性体征：咽部慢性充血，咽喉壁及双侧扁桃体未看到，颈部皮肤放疗后改变，活动正常；双肺呼吸音粗，未及干湿啰音。辅助检查：活检为鳞癌，后行PET-CT提示：左侧扁桃体增大，放射性浓集，左颈部血管间隙多发结节，考虑淋巴结转移。

口腔癌放化疗后，咽干明显，口干，咽部紧感，有憋气感觉，睡觉有时憋醒，口渴明显，大便正常，有乏力，胸闷，面色黄黑，声音嘶哑。舌象：舌色淡，干裂无苔，舌体大。脉象：左寸脉及关脉偏浮、略鼓手、压下即无，尺脉沉、细、微弦；右脉浮、偏细、微弦，关脉偏细，尺脉偏沉、力软。肺肾阴虚，略伤阳，有内热。给予处方一：

麦冬10g，玄参10g，北沙参10g，女贞子10g，玉竹10g，熟地黄10g，生地黄10g，山药10g，蒲公英10g，牡丹皮10g，桑叶10g，白花蛇舌草20g，知母10g，蝉蜕10g，茯苓10g，甘草3g，制何首乌10g。

患者因本次复发继续给予化疗，方案为TDF（紫杉醇+顺铂+氟尿嘧啶），2个周期后肿瘤明显缩小，后继续给予4个周期，疗效评价为PR，后密切观察。

患者于化疗后半年复查局部肿瘤又有所增大，显示病变进展。遂调整化疗方案为伊立替康+奥沙利铂继续化疗。

化疗后，患者口干加重，乏力，纳差，胃胀感。舌象：舌体大，无苔，偏干，舌质色偏红。脉象：右脉偏沉、细、力度中等，数；左脉偏沉、细，略有弦、数。阴虚伤津有内热。给予处方二：

麦冬10g，玄参10g，北沙参10g，女贞子10g，玉竹10g，石斛10g，生地黄10g，山药10g，蒲公英10g，牡丹皮10g，夏枯草15g，白花蛇舌草20g，当归10g，白芍10g，赤芍10g，甘草3g，制何首乌10g，党参10g。

患者调整化疗方案后病灶缩小，目前继续化疗中。

病案 4

患者，男，47岁。

主诉：食欲不振半个月。

现病史：患者于2013年11月无明显诱因出现咽部疼痛，就诊于我院耳鼻喉科，行舌根肿物活检术，回报：鳞状细胞癌，伴糜烂坏死，后回家休养。2013年12月底，入院后完善检查，给予同步化疗顺铂45mg（d1-3）化疗3个周期，并行口腔局部肿物放疗，靶区包括口腔、口咽及颈部淋巴引流区，放疗剂量DT 70Gy/35f/7w。患者接受化疗后出现白细胞减少，给予患者升白细胞治疗，口腔感染存在，对症消炎治疗，病情稳定，出院。

患者系舌根癌淋巴结转移放疗中。症状：舌根疼痛，患侧耳根痛，伸舌受限，放疗后口腔发干，口腔内有黏稠分泌物，难咳出，睡眠差，便秘，食欲差。

[舌　象] 舌质红，苔偏厚色白。

[脉　象]　右寸脉涩、滑、偏沉；关偏沉、细、滑；尺浮、力欠不足。

　　　　　　左寸浮、滑脉、偏细；关偏沉、偏细；尺力不足。

[证　型]　气滞血瘀，兼有肾虚。

　　木香6g，陈皮6g，桃仁10g，丹参10g，郁金10g，黄芪15g，当归10g，熟地黄10g，枳实6g，山药12g，牡蛎20g，黄芩10g，醋鳖甲10g，白花蛇舌草30g，薏苡仁15g，茯苓10g。

　　患者放化疗后期反应加重。症状：放疗后反应，口腔溃疡，疼痛，便秘，腰酸，无力，小便黄。

[脉　象]　右：寸脉偏迟、偏沉；关弦、浮；尺偏浮、微弦。

　　　　　　左：寸浮、偏细、脉鼓手；关偏沉、偏细；尺沉、力欠。

[证　型]　心肝血阴不足，肾阴不足，上焦有热邪。

　　大黄6g，炒蒺藜15g，炒酸枣仁10g，金银花10g，麦冬10g，狗脊10g，牡丹皮10g，白芍10g，柏子仁10g，当归10g，火麻仁10g，甘草3g，白术10g，厚朴6g，陈皮6g，木香6g，党参10g，何首乌10g，枸杞子10g，山药10g，熟地黄10g，生地黄10g。

　　患者自上次出院后一般状态尚可，无明显咳嗽咳痰，自半个月前出现食欲不振，乏力，无明显头痛、头晕及呕吐，为进一步治疗再入院。

　　查体：全身皮肤黏膜无黄染及皮疹、出血点，咽部慢性充血，表面未见脓性分泌物，舌根右侧糜烂，表面附着伪膜样物，口唇不绀，扁桃体不大，双肺呼吸音粗，双肺未闻及干湿啰音。诊断：舌癌，口腔感染，冠状动脉硬化性心脏病。

　　舌癌放化疗后，复查见肿瘤明显缩小，强化MRI显示局部舌根可见一小溃疡，溃疡边缘有强化。化疗后白细胞减少。目前进食差，咽下疼痛，伸舌受限，乏力，睡眠欠佳。舌偏鲜红，舌体小，干涩少津，苔黄有裂。脉象左寸部沉细，微弦；关部偏细，略鼓手；尺部沉细，偏弱。右手脉象寸部细，沉取时鼓手有力；关部浮而鼓手；尺部沉细，微弦。结合患者舌质红、脉沉，患者为里热征象，结合脉细，显为血亏肾虚之象，兼有胃热。因而治疗应以生血益气、滋阴补肾、清热生津为主。

　　当归10g，厚朴10g，元参15g，北沙参15g，柏子仁10g，麦冬10g，白芍10g，沙参15g，狗脊10g，女贞子15g，生石膏10g，地黄10g，山药15g，陈皮6g，炒谷芽15g，焦山楂15g，牡蛎20g，熟地黄10g，茯苓10g，甘草6g，竹茹10g，枸杞子10g，枳实10g。

　　患者经中医调理后症状均有所改善，遂给予辅助化疗2个周期，方案为TDF。目前患者病情稳定，定期复查中。

第六章　胃　癌

第一节　胃癌国际治疗规范

1．临床特点

- 平均发病年龄65岁。
- 肿瘤发病部位：食管与胃结合区和胃底区35%，胃体部25%，胃窦部40%。
- 病理：90%腺癌，其余有肉瘤、类癌、小细胞、未分化、MALT淋巴瘤和平滑肌肉瘤等。

2．分期

原发肿瘤	Tis：原位癌 T1：黏膜及黏膜下层 T2：侵及肌层 T3：侵及浆膜下层 T4：肿瘤穿透浆膜层或者侵及周围结构 T4a：肿瘤穿透浆膜层 T4b：肿瘤侵及周围结构
区域淋巴结	N0：未发现转移 N1：1～2个区域局部淋巴结转移 N2：3～6个区域局部淋巴结转移 N3：7个及以上区域局部淋巴结转移 N3a：7～15个区域局部淋巴结转移 N3b：16个及以上区域局部淋巴结转移
远处转移	M0：未发现转移 M1：远处转移

续表

AJCC 分期	0: TisN0M0 ⅠA: T1N0M0 ⅠB: T1N1M0, T2N0M0 ⅡA: T1N2M0, T2N1M0, T3N0M0 ⅡB: T3N1M0, T2N2M0, T3N1M0, T4aN0M0 ⅢA: T2N3M0, T3N2M0, T4aN1M0 ⅢB: T3N3M0, T4aN2M0, T4bN0-1M0 ⅢC: T4aN3M0, T4bN2-3M0 Ⅳ: 任意 T，任意 N，M
3 年 OS 生存率	Ⅰ: 70% ～ 100% Ⅱ: 65% ～ 100% Ⅲ: 60% ～ 90% Ⅳ: 50% ～ 70%

3．手术

（1）一般原则

- 胃体和胃窦区→次全切除
- 贲门和胃底区→全切或近端胃切除
- 尽量避免脾切除
- 近远端5cm切缘
- 淋巴结至少切除15个

（2）D1清扫术：临近胃周围淋巴结清扫

（3）D2清扫术：包括肝门和（或）脾门淋巴结区

4. 治疗原则

分期	治疗方式
ⅠA ⅠB(T2N0) 未达肌层外	手术
ⅠB(T1N1 或 T2N0 侵至肌层外)- Ⅳ，M0 可手术切除	手术→化疗 1 个周期→同步放化疗（45Gy）→化疗 2 个周期。化疗：5-Fu/CF
Ⅰ- Ⅳ，M0 不能切除或不宜手术	● 同步放化疗（5-Fu+RT45Gy） ● 单纯化疗：不能行 RT 者 ● KPS 差，支持治疗 ● 单纯 RT：姑息作用
M1	● 姑息性化疗 RT（5-Fu+45Gy）：50% ～ 70% 患者可改善梗阻、疼痛、出血或黄疸症状，姑息时间 4 ～ 18 个月 ● 或姑息性手术

第二节 胃癌的中医治疗

一、辨证

1. 肝气犯胃证

症见胃脘胀满，时时隐痛，胁肋胀痛，头晕头痛，呃逆嗳气，吐酸嘈杂，舌淡红或暗红、苔薄白或薄黄，脉沉或弦。

2. 胃热灼阴证

症见胃内灼热，口干欲饮，胃脘嘈杂，反酸欲呕，食后脘痛，五心烦热，干咳咽燥，大便干燥，食欲不振，舌红少苔或苔黄少津，脉弦浮数。

3. 气滞血瘀证

症见胃脘刺痛，心下痞满，脘腹胀痛，饥不欲食，食后呕吐或呕吐宿食或呕吐物呈咖啡色，便血或黑便，肌肤甲错，舌紫黯，可有瘀点及瘀斑，脉沉细涩。

4. 痰湿凝结证

症见胸膈满闷，面黄虚胖，呕吐痰涎，进食少，多则欲吐，腹胀便溏，痰核瘰疬，舌淡红，苔滑腻，脉滑。

5. 脾胃虚寒证

症见胃脘疼痛，喜温喜按，喜热饮，宿谷不化或泛吐清水，面色苍白，肢冷神疲，畏寒，便溏浮肿，苔白滑或白腐，脉沉无力。

6. 气血双亏证

症见全身乏力，心悸气短，头晕目眩，面色无华，脘腹肿块或硬块，形体消瘦，虚烦不寐，自汗盗汗，舌淡苔白，脉细弱或虚大无力。

二、分证论治

1. 肝气灼胃证
[治　法] 疏肝理气，和胃降逆。
[主　方] 柴胡疏肝散加减。
[常用药] 柴胡、枳实、郁金、半夏、川芎、丹参、白芍、甘草、当归、白英、藤梨根、桔梗、杏仁、鸡内金等。

2. 胃热伤阴证
[治　法] 清热养阴，和胃降逆。
[主　方] 玉女煎加减。
[常用药] 麦冬、沙参、天花粉、玉竹、生地、竹茹、半夏、陈皮、淡竹叶、生石膏、石斛、知母、合欢皮、藤梨根、白花蛇舌草等。

3. 气滞血瘀证
[治　法] 活血化瘀，理气止痛。
[主　方] 失笑散或膈下逐瘀汤加减。
[常用药] 桃仁、红花、甘草、赤芍、鸡血藤、郁金、木香、陈皮、枳壳、丹参、生地、川芎、柴胡、枳实、川牛膝、五灵脂、蒲黄、干蟾皮、石见穿、藤梨根、山楂、乌药等。

4. 痰湿凝结证
[治　法] 健脾燥湿，化痰散结。
[主　方] 二陈汤加减。
[常用药] 法半夏、陈皮、党参、茯苓、炒苍耳子、苍术、白术、枳实、郁金、浙贝母、全瓜蒌、炒苡仁、山慈菇、重楼、白英、白豆蔻等。

5. 脾胃虚寒证
[治　法] 温中散寒，健脾和胃。
[主　方] 附子理中汤加减。
[常用药] 附子、党参、白术、干姜、炙甘草、干姜、吴茱萸、山萸肉、肉桂、木香、荜茇、半夏、陈皮、龙葵、白英、茯苓、炒苡仁、焦山楂、焦神曲、丁香、厚朴等。

6. 气血双亏证
[治　法] 补气养血，化瘀散结。
[主　方] 十全大补汤加减。

[常用药] 熟地、白芍、当归、川芎、人参、黄芪、白术、茯苓、炙甘草、莪术、丹参、炒杏仁、陈皮、枸杞子、菟丝子、熟地黄、山药、何首乌等。

第三节 胃癌常用中药经验方剂

1. 健脾补肾汤
[功能主治] 健脾补肾。主治胃癌。
[处方组成] 党参15g、枸杞子15g、女贞子15g、白术9g、菟丝子9g、补骨脂9g，水煎服。

2. 和胃化结汤
[功能主治] 益气和胃，养血消肿。主治胃癌。
[处方组成] 党参15g、白术12g、茯苓12g、甘草3g、黄芪15g、熟地12g、黄精12g、大枣6枚、沙参10g、羊肚枣10g、杞子9g、芡实15g、建莲肉15g、田三七1.5g（研冲）、白毛藤30g、白花蛇舌草30g，水煎服。

3. 消积导滞汤
[功能主治] 消积导滞，兼有理气活血，软坚散结。主治胃癌。
[处方组成] 炒山楂9g、六神曲9g、炒麦芽15g、鸡内金9g、煅瓦楞30g、陈皮9g、木香9g、枳壳9g、川楝子9g、延胡15g、丹参15g、桃仁6g、赤芍9g、海藻12g、牡蛎30g、夏枯草15g、党参12g、黄芪9g、甘草6g、蒲黄9g、白芍12g、仙鹤草30g、白及4.5g，水煎服。

4. 参芪白石汤
[功能主治] 健脾利湿，清热解毒。主治胃癌。
[处方组成] 党参15g、生黄芪15g、生白术10g、白英30g、白花蛇舌草30g、仙鹤草30g、生苡仁30g、七叶一枝花18g、石见穿18g，水煎服。

5. 白蛇六味汤
[功能主治] 清热消肿，活血化瘀。主治胃癌。
[处方组成] 白英30g、蛇莓30g、龙葵30g、丹参15g、当归9g、郁金9g，水煎服。

6. 双海汤

[功能主治] 健脾补肾。主治胃癌。

[处方组成] 海藻15g、海带12g、夏枯草12g、生牡蛎30g，水煎服。

7. 八月野藤汤

[功能主治] 理气活血，解毒消积。主治胃癌。

[处方组成] 八月札15g、藤梨根30g、石打穿30g、白花蛇舌草30g、菝葜30g、野葡萄藤30g、红藤15g、白毛藤30g，水煎服。

8. 藤梨根汤

[功能主治] 解毒活血，清热利湿。主治胃癌。

[处方组成] 藤梨根90g、龙葵60g、石打穿30g、鸟不宿30g、鬼箭羽30g、无花果30g、九香虫9g，水煎服。

9. 健脾散结汤

[功能主治] 益气健脾，祛痰消积。主治胃癌。

[处方组成] 党参15～20g、黄芪15～20g、白术15g、生米仁30g、菝葜30g、生半夏15g、狼毒3g、陈皮6g、甘草3g，水煎服。

10. 人参香茶

[功能主治] 益气消肿。主治胃癌。

[处方组成] 红参、香茶菜、枳壳，制成片剂。

11. 乌石藤汤

[功能主治] 解毒软坚，化痰散结。主治胃癌。

[处方组成] 乌骨藤30g、石见穿30g、藤梨根30g、蚤休15g、白花蛇舌草30g、半枝莲30g、枳实9g、半夏9g、薏苡仁30g，水煎服。

12. 硇蛭赭石汤

[功能主治] 理气化痰，攻击逐瘀。主治胃癌。

[处方组成] 水蛭2g、硇砂0.5g、夏枯草15g、党参15g、水香3g、白矾3g、月石3g、紫贝齿30g、槟榔10g、元参10g、代赭石30g、川军5g、丹参30g、陈皮6g，水煎服。

13. 温中化积汤

[功能主治] 温肾健脾，祛瘀化痰。主治晚期胃癌。

[处方组成] 橘络3g、炮姜3g、生半夏9g、生南星9g、仙灵脾12g、炒白术

9g、茯苓12g、生牡蛎30g、炒鱼鳔9g、人参6g、补骨脂12g、地鳖虫6g、水蛭3g、全蝎3g、蚕茧3g，水煎服。

14. 和胃降逆汤
[功能主治] 理气和胃降逆。主治晚期胃癌。
[处方组成] 旋覆花15g、威灵仙15g、姜半夏9g、刀豆子9g、急性子9g、姜竹茹9g、代赭石30g、冰球子9g、五灵脂9g、菝葜15g，水煎服。

15. 黄芪蚤藤
[功能主治] 益气健脾，清热消肿。主治胃癌。
[处方组成] 黄芪15g、党参12g、白术9g、茯苓12g、生苡仁30g、赤芍15g、白芍12g、神曲9g、山楂12g、炒枳壳9g、蚤休15g、藤梨根30g，水煎服。

16. 理气养荣汤
[功能主治] 理气养血，理气散结。主治胃癌。
[处方组成] 炒党参12g、黄芪10g、炒当归10g、郁金10g、玄胡10g、炒白术10g、茯苓12g、炒白芍12g、莪术10g、绿萼梅6g、生甘草3g、谷芽10g、麦芽10g，水煎服。

17. 半打威灵汤
[功能主治] 益气养血，清热解毒。主治胃癌。
[处方组成] 党参15g、白术9g、当归9g、白芍9g、陈皮6g、半夏9g、炙甘草3g、石打穿30g、威灵仙15g、半枝莲30g、天花粉12g、急性子9g，水煎服。同时服用东风片（马钱子、甘草、糯米组成，每片含马钱子25mg），每次服1片，每日2次。

18. 蟾皮莪术汤
[功能主治] 解毒消肿，理气活血，软坚散结。主治胃癌。
[处方组成] 干蟾皮9g、莪术9g、生马钱子3g、八月札12g、枸桔30g、瓜蒌30g、白花蛇舌草30g、白毛藤30g、煅瓦楞30g、生苡仁30g、槟榔15g、赤芍15g、夏枯草15g、广木香9g，水煎服。

19. 藤虎汤
[功能主治] 清热解毒，活血化瘀，理气止痛。主治胃癌。
[处方组成] 藤梨根60g、虎杖30g、白花蛇舌草30g、半枝莲30g、石打穿30g、丹参15g、瞿麦15g、玄胡9g、香附9g、姜黄9g、陈皮9g、茯苓9g、甘草6g，水煎服。

20. 山楂三根汤

[功能主治] 清热解毒，消食和中。主治胃癌。

[处方组成] 藤梨根90g、水杨梅根90g、虎杖根60g、焦山楂6g、鸡内金6g，水煎服。

21. 密根莲枣汤

[功能主治] 清热解毒，益气和中。主治胃癌。

[处方组成] 棉花根60g、藤梨根60g、白茅根15g、半枝莲60g、连钱草15g、大枣3个，水煎服。

第四节　胃癌治疗病案

病案 1

患者，女，62岁。

主诉：右侧髋部皮肤麻木伴疼痛6天。

现病史：2011年4月29日患者因无明显诱因出现上腹部不适，偶有隐痛就诊于外院，行胃镜检查示：胃溃疡性质待查，2011年5月2日活检病理报告示：胃窦处腺癌。2011年5月5日以上腹部不适半月余，间断黑便4天就诊于我院，行CT示：①肝右叶富血供病灶，肝左叶多发小囊肿，请及时复查；②胃窦区胃壁稍增厚，请结合胃镜检查；③右肾多发小囊肿；④子宫切除术后表现。遂于2011年5月9日行胃镜根治术、肝转移癌射频消融术、粘连松解术、胃息肉切除术，术程顺利，术后病理：溃疡型腺癌，侵及黏膜下层，两切断及游离切环均未见癌累犯，胃大弯侧淋巴结9枚未见转移癌，胃小弯侧淋巴结10枚未见转移。术后在我院门诊行化疗（方案为奥沙利铂220mg d1+氟尿嘧啶800mg d1-4，Q21）6个周期，同时口服我院中药治疗，2012年8月17日至2012年9月19日在我院行生物治疗1个周期好转后出院，近5日出现右侧髋部皮肤麻木伴疼痛6天，为进一步治疗入院。

诊断：①胃癌术后；②肝转移癌术后；③子宫肌瘤全子宫切除术后；④胃息肉术后；⑤高血压病。

门诊期间，因患者为胃癌术后患者，化疗引起的胃肠道毒副反应较明显，采用姜茹半夏汤为主加减，功能为健脾理气，和胃降逆。

党参20g，姜半夏12g，枳实10g，陈皮10g，茯苓20g，竹茹20g，生姜10g，甘草10g，厚朴10g，丹参10g，当归15g，山萸肉10g，熟地黄15g，山药15g，合欢皮10g，水煎服。

入院后，行ECT检查发现右髂骨显像浓聚，MRI检查局部骨破坏，临床考虑为骨转移。遂给予局部放疗45Gy/15f/3w，放疗后疼痛明显减轻。随后调整化疗方案为TP（多西他赛75mg/m^2 d1，DDP75mg/m^2 d1），给予辅助化疗4个周期。

入院后，患者疼痛较明显，配合吗啡类止痛药物的基础上，也给予中药止痛方剂，以缓解患者症状，以桃红四物汤为主加减，主要功效为活血化瘀、消积止痛。

当归15g，赤芍10g，川芎10g，丹参20g，延胡索12g，三七10g，乳香10g，没药10g，鸡血藤20g，香附20g，干姜6g，桂枝6g。

化疗后病情稳定，给予软结化瘀汤为主加减继续中医治疗。方剂如下：

夏枯草30g，海藻20g，昆布10g，桃仁9g，白芷9g，石见穿20g，赤芍15g，南星15g，野菊花20g，生牡蛎30g，全蝎4g，蜈蚣4g，香附9g，砂仁10g，合欢皮10g，熟地黄15g，菟丝子15g，炙甘草9g。

第七章　胰腺癌

第一节　胰腺癌国际治疗规范

1. 临床特点
- 流行病学因素：吸烟、高脂饮食、辐射、化疗、汽油等有机物。
- 淋巴引流：胃周围，胰腺上、胰十二指肠、肝门、腹腔动脉干、pyloric 及其下和后方、晚期病变可有腹主动脉旁LN转移。
- 绝大多数为导管起源。囊腺癌、胰管内癌、实性或囊性乳头状肿瘤进展缓慢，腺泡型和巨细胞肿瘤进展快、预后差。5%患者为胰岛细胞来源，病史较长。
- 70%～100%有k-ras癌基因，近50%P53突变。

2. 分期

原发肿瘤	Tis: T1: T2: T3: T4:	原位癌 局限于胰腺，≤2cm 局限于胰腺，>2cm 侵出胰腺，但未累及腹腔动脉干、肠系膜上动脉 累及腹腔动脉干、肠系膜上动脉，不能手术
区域淋巴结	N0: N1:	未发现转移 局部淋巴结转移
远处转移	M0: M1:	未发现转移 远处转移
AJCC 分期	0: ⅠA: ⅠB: ⅡA: ⅡB: Ⅲ: Ⅳ:	TisN0M0 T1N0M0 T2N0M0 T3N0M0 T1-3N1M0 T4 任意 NM0 任意 T，任意 N，M1

续表

预后	● I－Ⅲ 单纯手术：11 个月 术后放化同步治疗：21 个月 ● Ⅳ 分流术：4～6 个月 放化同步治疗：10 个月

3．治疗原则

（1）可手术的患者（5%～30%）

● 胰十二指肠切除术：术中死亡率＜5%。

● 术后辅助治疗：绝大多数推荐术后放化同步治疗，化疗药物（5-Fu或吉西他滨）。

● 研究方向：

  ▪ IORT及组织间照射。

  ▪ 术前同步放化疗。

  ▪ 同步放化疗前或后的化疗药物和方案选择。

  ▪ 全肝预防性放疗。

  ▪ 放射增敏剂和放射防护剂。

（2）不能切除的病变

● 推荐进入临床试验。

● 或同步放化疗（5-Fu或健择）辅助化疗，方案同上。

● 或考虑单纯化疗：健择或以健择为主的方案。

● 姑息性的支架植入或手术引流。

● 术前同步放化疗，争取手术切除，为ECOG和RTOG临床试验。

（3）转移性病变

● 姑息性的支架植入或手术引流，或RT，或化疗，支持治疗。

● 健择或以健择为主的方案较以5-Fu为主的方案为佳。

● 腹腔神经丛阻断可缓解疼痛。

（4）内分泌性肿瘤

● 手术治疗为主。

● 不能切除或转移性病变可考虑化疗，RT的作用不明。

第二节　胰腺癌的中医治疗

一、辨证

1. 肝胆湿热证

症见上腹胀满，胁肋隐痛，腰背疼痛，恶心呕吐，口干苦而不欲多饮，身目黄染，或有发热，大便溏薄不爽，小便色深如浓茶，舌红，苔黄腻，脉弦滑数或濡数。

2. 瘀血内阻证

症见上腹部疼痛剧烈，或包块拒按，痛处不移，恶心呕吐，形体消瘦，身目黄染，色泽晦暗如烟熏，或呕血、便血，舌质紫暗或有瘀斑，脉弦涩。

3. 寒湿凝结证

症见上腹部疼痛，偏左或偏右，向腰背部放射，喜温恶寒，恶心呕吐，食欲不振，神疲乏力，身目俱黄，大便溏薄，小便色黄，舌质淡，苔白腻，脉濡缓。

4. 气血双亏证

症见上腹胀痛，或触及包块，身目俱黄，恶心呕吐，倦怠乏力，纳呆便溏，形体消瘦，腹水肢肿，自汗或盗汗，五心烦热，舌质淡，苔腻，脉细数无力。

二、分证论治

1. 肝胆湿热证

[治　法] 清热利湿。

[主　方] 茵陈蒿汤合黄连解毒汤加减。

[常用药] 茵陈、栀子、大黄、黄连、黄柏、黄芩、柴胡、薏苡仁、茯苓、陈皮、败酱草、夏枯草、龙胆草、地龙、木香、香附等。

2. 瘀血内阻证

[治　法] 化瘀消积。

[主　方] 膈下逐瘀汤。

[常用药] 丹参、当归、郁金、丹皮、桃仁、红花、莪术、三棱、枳壳、枳实、八月札、卷柏、木香、穿山甲、白花蛇舌草等。

3. 寒湿凝结证

[治　法] 温燥化湿。

[主　方] 茵陈术附汤加减。

[常用药] 茵陈、白术、制附子、干姜、炙甘草、肉桂等。

4. 气血双亏证

[治　法] 益气扶正，化瘀消积。

[主　方] 圣愈汤加减。

[常用药] 生地、熟地、川芎、元参、人参、牡蛎、鸡血藤、白术、女贞子、枸杞子、当归、黄芪等。

第三节　胰腺癌常用中药经验方剂

1. 铁树牡蛎汤

[功能主治] 活血化瘀，软坚消症。主治晚期胰腺癌。

[处方组成] 煅牡蛎30g、夏枯草15g、海藻15g、海带12g、漏芦12g、白花蛇舌草30g、铁树叶30g、当归12g、赤芍12g、丹参18g、党参15g、白术12g、茯苓15g、川楝子9g、郁金9g，水煎服。

2. 柴胡龙胆汤

[功能主治] 清热解毒，活血化瘀。主治胰腺癌。

[处方组成] 龙胆草6g、山栀9g、黄芩9g、黄连3g、茵陈15g、生地12g、柴胡12g、丹参12g、大黄9g、蒲公英15g、白花蛇舌草30g、土茯苓30g、薏苡仁30g、茯苓12g、郁金12g，水煎服。

3. 山甲龙葵汤

[功能主治] 理气化瘀，消肿散结。主治胰腺癌。

[处方组成] 穿山甲15g、川楝子10g、香附12g、郁金10g、石见穿30g、丹参15g、青皮12g、陈皮12g、夏枯草24g、红花30g、龙葵30g、广木香10g、枸桔30g、八月札12g，水煎服。

4. 肿黄方

[功能主治] 清热解毒，消肿散结。主治胰腺癌。

[处方组成] 将肿节风提取物黄酮制成片剂。

5. 青黄金菊汤

[功能主治] 清热解毒。主治胰腺癌。

[处方组成] 青黛12g、人工牛黄12g、紫金锁6g、野菊花60g，研末，每服3g。每日3次。

6. 佛荠汤

[功能主治] 清热和脾，消肿解毒。主治胰腺癌。

[处方组成] 佛甲草120g、荠菜180g（均鲜品，干品量减半），水煎服。

7. 美人蕉汤

[功能主治] 清热利湿，活血化瘀，通腑泄毒。主治胰腺头癌。

[处方组成] 茵陈30g、车前子（包）30g、半枝莲30g、代赭石（包）30g、白花蛇舌草40g、美人蕉30g、六一散20g、丹参15g、虎杖15g、龙葵15g、玄胡15g、生大黄（后下）12g、芒硝（冲）10g、柴胡10g、黄芩10g、三棱10g、莪术10g，水煎服。

8. 牡蛎首乌汤

[功能主治] 化痰软坚，消症抗癌。主治胰腺癌。

[处方组成] 牡蛎20g、夏枯草20g、贝母12g、玄参15g、青皮15g、党参30g、炒白芥子30g、首乌30g、白术10g、当归10g、赤芍10g、胆星10g、半夏10g、木通7g、白芷7g、台乌药7g，水煎服。

9. 祛瘀散结汤

[功能主治] 清热解毒，祛瘀散结，理气止痛。主治胰腺癌。

[处方组成] 八月札12g、炮山甲12g、干蟾皮12g、丹参15g、郁金9g、川楝子9g、香附12g、红藤30g、枸杞30g、龙葵30g、平地木30g、夏枯草30g、蒲公英30g、石见穿30g、广木香9g，水煎服。

第四节　胰腺癌治疗病案

病案 1

患者，女，50岁。

患者主因腹部不适1周入院，患者于2014年2月无明显诱因出现上腹部不适，呈持续性钝痛，休息后无明显缓解，伴腰背紧缩痛，于当地医院行B超示：胰腺占位性病变。查肿瘤标志物示：CEA8.6ng/mL，CA19-9 107.7U/mL、CA125 2967U/mL，上腹部增强CT示：①胰腺癌；②腹膜后淋巴结肿大融合；③脾脏多发低密度影，考虑转移瘤；④左侧胸腔少量积液。诊断为胰腺癌伴脾转移。因患者局部疼痛明显，故2014年3月于外院先行腹部三维适形放疗52Gy/26f/5.5w，休息3周后给予吉西他滨+洛铂化疗1个周期，症状有所改善。2014年5月入院，入院后完善检查，入院诊断：①胰腺恶性肿瘤；②脾脏继发恶性肿瘤；③高血压2级；④冠状动脉粥样硬化性心脏病。

入院后患者上腹胀满，后背隐痛，进食少，进食后胀痛明显，有恶心，偶有呕吐，失眠不佳，下肢肿胀感，心慌。

[舌　象] 患者面部偏晦暗，舌质暗红，舌尖偏红，舌苔厚腻微黄。

[脉　象] 左：寸脉沉细、微弦；关脉浮大，鼓手。

右：寸脉微沉、无力、偏数，关脉浮大偏弦，尺脉偏浮，鼓手。

[证　型] 心阴不足，肝郁气滞，胃肠湿热之证。给予处方：

炒谷芽15g，焦山楂15g，焦六神曲15g，当归10g，鸡血藤10g，厚朴6g，墨旱莲10g，清半夏9g，黄芩12g，陈皮9g，郁金10g，茯苓10g，熟地黄15g，山药10g，木香6g，柴胡12g，菟丝子10g，白芍20g，牛膝10g，赤芍10g，牡丹皮10g，青蒿20g，合欢皮10g。

服用1周后症状明显减轻，进食好转。遂给予患者吉西他滨1000mg/m²（d1，8）+奥沙利铂75mg（d1，8）化疗1个周期，患者接受化疗后出现白细胞减少，给予患者升白细胞治疗，继续给予中药调理。

苦杏仁20g，桂枝6g，当归10g，甘草6g，清半夏9g，厚朴8g，百合15g，柴胡6g，枳实9g，茯苓10g，陈皮6g，焦山楂15g，焦六神曲15g，熟地黄15g，山药10g，牡蛎10g，川芎10g，白芍12g。

患者完成4个周期化疗后，复查强化CT显示肿瘤稳定，遂暂停化疗。继续给予中药调理。患者自觉胃胀、心口下胀满，左膝部发凉感。

[舌　象] 观察舌质略淡，边缘鲜红，舌苔偏厚淡黄。

[脉　象] 左寸部浮，略细小，偏滑；关部浮滑而鼓手；尺部沉细，偏数。右寸部浮细，微弦；关部浮取细小微弦，沉取湿滑偏数；尺部沉，微弦。

[证　型] 肺肾皆虚，气滞血瘀夹湿热。

继续给予活血化瘀、疏肝理气及调理脾肾处理。处方如下：

盐杜仲10g，菟丝子15g，肉桂6g，熟地黄15g，黄芪10g，五味子10g，厚朴6g，陈皮6g，当归10g，丹参20g，木香6g，清半夏9g，鸡内金20g，焦山楂15g，焦六神曲15g，茯苓10g，薏苡仁15g，苦杏仁10g，豆蔻10g，枳壳10g，香附10g，合欢皮10g，车前子10g，柴胡12g，干姜3g，炒谷芽15g。

患者服用中药半个月，腹胀及左膝不适明显缓解，但是仍有心慌、憋气症状。结合症状及脉象，考虑气滞血瘀仍较明显，遂调整中药如下，继续服用后缓解。

薏苡仁15g，焦六神曲15g，车前子15g，盐杜仲12g，木香10g，苦杏仁10g，茯苓15g，炒谷芽15g，熟地黄15g，菟丝子15g，丹参20g，豆蔻10g，枳壳10g，香附15g，黄芪10g，肉桂6g，鸡内金20g，焦山楂15g，柴胡12g，合欢皮10g，五味子10g，厚朴6g，陈皮6g，葶苈子10g，大枣3枚，乳香6g，没药6g，鸡血藤15g。

病案 2

患者，男，58岁。

患者于2012年12月无明显诱因出现咳嗽、咳白痰，无发热以及呼吸困难，给予抗感染对症治疗后好转，胸部CT提示：双肺多发结节，考虑占位病变，纵隔及右肺门淋巴结肿大。后查肿瘤标志物示：CA19-9 59.01U/mL，CA125 39.32U/mL，NSE18.26ng/mL。查PET-CT示：①胰腺体、尾部占位，代谢增高，考虑恶性可能性大；②双肺多发类圆形高代谢结节及肿块，不除外肺转移，双锁骨上窝、双肺门、纵隔多发淋巴结代谢程度增高，不除外淋巴结转移。经超声内镜引导下行胰腺肿瘤穿刺，回报：腺癌。遂诊断为胰腺癌伴双肺广泛转移。其后于2013年2月16日、2013年3月11日、2013年4月24日、2013年6月4日、2013年7月4日以及2013年7月25日分别入院给予奥沙利铂120mg d1，2+吉西他滨1.6g d1，8方案化疗8个周期，化疗后行胸部CT及腹部强化CT检查肿瘤完全消失，疗效评价CR，其后于2013年8月19日再次入院补充化疗1个疗程，方案仍为吉西他滨1.6g d1，8。

最终诊断：①胰腺癌肺、淋巴结转移；②冠心病；③高血压；④肝功能不全。

化疗期间患者出现白细胞下降、纳差、乏力症状。

[舌　象] 舌质淡红，苔厚微黄。

[脉　象] 左：寸脉关部沉细、无力；关部浮，微弦。

　　　　　　右：寸脉沉、力弱、偏数，关脉微沉、细，尺脉沉细。

[证　型] 脾肾气血阴阳双亏，肝郁，气滞血瘀。用以下方剂：

党参10g，白术10g，茯苓10g，当归15g，黄芪10g，女贞子10g，黄芩10g，黄柏10g，茵陈10g，白芍10g，地骨皮10g，甘草10g。

经中药调理后肝郁明显缓解，但是气血不足在化疗期间仍存在，继续按照以下方剂继续调理：

党参15g，白术10g，茯苓10g，甘草5g，熟地黄15g，山药10g，丹参10g，陈皮10g，鸡内金15g，炒麦芽10g，阿胶10g，女贞子15g。

化疗结束后患者经中药调理逐渐恢复，后改为以下方剂继续服用至今。近期患者全身复查，未见肿瘤复发迹象。方剂如下：

柴胡10g，蝉蜕10g，郁金10g，炒蒺藜10g，牡丹皮10g，茵陈10g，山药10g，熟地黄10g，玄参10g，牡蛎20g，白芍20g，赤芍10g，生鳖甲10g，麸炒枳壳10g，鸡内金20g，粗三棱10g，夏枯草10g，合欢皮10g，甘草6g。

第八章　肝癌及胆系肿瘤

第一节　肝癌国际治疗规范

一、肝癌

1．临床特点

- 乙肝患者发病率增加100～250倍，男性3～4倍。
- 预防：乙肝疫苗。
- AFP（10%～15%假阴性），α-运铁蛋白上升。

2．分期

原发肿瘤	Tis： T1： T2： T3a： T3b： T4：	原位癌 孤立肿瘤，无血管侵犯 孤立肿瘤，有血管侵犯；多发肿瘤，最大＜5cm 多发肿瘤，最大＞5cm； 或肿瘤累及门静脉或肝静脉的一个主要分支 累犯周围器官组织（不包括胆囊），或侵出被膜
区域淋巴结	N0： N1：	未发现转移 局部淋巴结转移
远处转移	M0： M1：	未发现转移 远处转移
AJCC 分期	I： II： IIIA： IIIB： IIIC： IVA： IVB：	T1N0M0 T2N0M0 T3aN0M0 T3bN0M0 T4N0M0 任意 TN1M0 任意 T，任意 N，M1
预后	5 年生存率 I 期： II 期： III 期： IV 期：	 50%～60% 30%～40% 10%～20% ＜10%

3. 治疗原则

患者状况	治疗原则
可手术切除者	● 部分肝切除 ● 肝移植
不可 / 不能手术者	● 肝动脉栓塞 ● 3D-CRT ● 肿瘤射频消融、冷冻、酒精注射 ● 放化同步治疗 ● 单纯化疗 ● 支持治疗

4. 手术

● 部分肝切除手术：适于可达切缘阴性且肝储备足够的患者。
　　■ 5年存活率35%～40%。
● 全肝切除+肝移植：适于肝硬化明显且肿瘤<5cm、无血管侵犯。
　　■ 在选择性患者中可高达70%。
● 局部失败常见。
● 诱导性和辅助性治疗疗效不确切。

5. 肿瘤射频消融、冷冻、酒精注射、肝动脉栓塞

● 射频适于深在、<3cm的肿瘤。
● 冷冻方法可治疗6cm的肿瘤，但需开腹。
● 酒精注射往往需多次才能有效。
● 肝动脉化疗、栓塞的反应率有40%～50%，但可能不提高生存率。
● 全身化疗有效率<20%，有一定价值。
● 乙肝患者用抗病毒的治疗。

6. 放疗

● 根治性EBRT
　　■ 不能手术的患者。
　　■ 提高剂量可能提高生存率，使用三维适形调强的方法。
　　■ 可考虑采用同步放化疗的方法（FUDR）。
● 姑息性EBRT
　　■ 全肝照射。
　　■ 针对多发小病灶、有肝脏相关症状，无其他有效手段。
● ^{131}I脂质体
　　■ 肝动脉介入的办法。
　　■ 可减少复发、延长生存时间。

二、胆囊癌

1．临床特点

● 慢性胆囊炎为发病原因。

● 一般预后较差，发现时较晚。

● 胆囊切除前诊断困难。

2．分期

原发肿瘤	Tis： T1： T1a： T1b： T2： T3： T4：	原位癌 黏膜及黏膜下层及肌层 黏膜及黏膜下层 肌层 侵出肌层，在浆膜层内 侵出浆膜，或累犯肝脏，或胃、小肠、结肠、胰腺、肝外胆管 侵及门静脉主干、肝动脉，或肝外多处器官
区域淋巴结	N0： N1：	未发现转移 有区域淋巴结转移
远处转移	M0： M1：	未发现转移 远处转移
AJCC 分期	0： I： II： III A： III B： IV A： IV B：	TisN0M0 T1N0M0 T2N0M0 T3N0M0 T1-3N1M0 T4 任意 NM0 任意 T，任意 N，M1

3．治疗原则

病期	治疗原则
胆囊术后发现，T1a	● 胆囊切除，不需辅助治疗
胆囊术后发现，T1b 或更晚	● 二次手术，扩大切除范围＋淋巴清扫 ● 或采取术后辅助同步放化疗的方法（5-Fu 为主的方案）
影像学肿块或黄疸，可手术切除	● 手术＋淋巴清扫 ● 术后辅助同步放化疗的方法（5-Fu 为主的方案）
影像学肿块或黄疸，不能手术切除	● 缓解黄疸 ● 同步放化疗的方法（5-Fu 为主的方案） ● 健择或 5-Fu 为主的化疗 ● 支持治疗

4. 手术

- 30%手术率。
- 淋巴结阴性、累犯周围肌肉韧带者可行根治性胆囊切除+部分肝切除术。
- 姑息性引流术。

5. 辅助治疗

- EBRT和同步放化疗的作用尚不十分确切，但推荐在术后有残留时使用。

三、胆道系统

1. 临床特点

- 分为肝内、肝外胆管癌。
- 肝门部胆管癌发生于左右肝管汇聚区，归类于肝外。
- 诊断时55%患者淋巴结转移。

2. 分期

- 肝外胆管肿瘤

原发肿瘤	Tis:	原位癌
	T1:	组织学下局限于胆管
	T2:	侵出胆管
	T3:	侵出浆膜并累犯肝脏、胆囊、胰腺、单侧门静脉或肝动脉分支
	T4:	侵及以下任一结构：门静脉主干、肝动脉，肝外多处器官如胃、小肠、结肠等
区域淋巴结	N0:	未发现转移
	N1:	区域淋巴结转移
远处转移	M0:	未发现转移
	M1:	远处转移
AJCC分期	0:	TisN0M0
	I:	T1N0M0
	II:	T2N0M0
	III A:	T3N0M0
	III B:	T1-3N1M0
	IV A:	T4任意NM0
	IV B:	任意T，任意N，M1

- 肝内胆管肿瘤见肝癌。

3. 治疗原则

- 肝内胆管癌

临床分期	治疗方案
可手术切除，无残留	● 观察
可手术切除，有残留	● 再次手术 ● 术后同步放化疗（5-Fu 为主的化疗方案） ● 健择为主的化疗方案
不能手术切除	● 同步放化疗的方法（5-Fu 为主的方案） ● 健择或 5-Fu 为主的化疗 ● 支持治疗

- 肝外胆管癌

临床分期	治疗方案
可手术切除，无残留	● 观察
可手术切除，有残留	● 术后同步放化疗（5-Fu 为主的化疗方案）
不能手术切除	● 同步放化疗的方法（5-Fu 为主的方案） ● 健择或 5-Fu 为主的化疗 ● 支持治疗

4. 手术

- 根治性手术切除是最有效的治疗措施。
- 手术选择取决于肿瘤部位和侵犯程度。
  - 肝内肿瘤：部分肝切除或肝叶切除。
  - 肝门区肿瘤：Roux-en-y肝十二指肠切除术。
  - 远端肿瘤：胰十二指肠术。
  - 肝移植。

5. 辅助治疗

- 无随机性研究。
- 辅助性放化疗可能提高生存率。

第二节　肝胆肿瘤的中医治疗

一、辨证

1. 肝气郁结证

症见胁肋胀痛，痛无定处，脘腹胀满，胸闷，纳差，急躁易怒，舌质淡红或鲜红，可皮目黄染，苔薄白或淡黄、脉弦。

2. 气滞血瘀证

症见上腹部肿块，质硬，有结节感，疼痛固定拒按，或胸胁疼痛，入夜尤甚，或见肝掌、蜘蛛痣和腹壁青筋暴露，·甚则肌肤甲错，舌边瘀暗或暗红，舌苔薄白或薄黄，脉弦细或细涩无力。兼有郁热者多伴有烦热口苦，大便干结，小便黄或短赤。

3. 肝郁脾虚证

症见胸腹胀满，食后尤甚，肿块触痛，倦怠消瘦，短气乏力，纳少失眠，口干不欲饮，大便溏数，甚则腹水黄疸，下肢浮肿，舌质胖大，苔白，脉濡。

4. 肝肾阴亏证

症见腹胀肢肿，腹大，青筋暴露，四肢消瘦，短气喘促，颧红口干，纳呆厌食，潮热或手足心热，烦躁不眠，便秘，甚则神昏谵语，齿衄鼻衄，或二便下血，舌红少苔，脉细数无力。

5. 湿热毒蕴证

症见右胁胀满，疼痛拒按，发热，口苦或口臭，身黄目黄，小便黄，黄如橘色或烟灰，腹水或胸水，恶心呕吐，大便秘结或黏腻不爽，舌质红，苔黄腻，脉滑数。

二、分证论治

1. 肝气郁结证
[治　法] 疏肝解郁，理气和胃。
[主　方] 柴胡疏肝散加减。
[常用药] 柴胡、陈皮、白芍、枳壳、香附、川芎、枳实、赤芍、郁金、八月札、石见穿、土茯苓、鸡内金、甘草。

2. 气滞血瘀证
[治　法] 活血化瘀，软坚化结。
[主　方] 血府逐瘀汤合鳖甲煎丸加减。
[常用药] 当归、生地、桃仁、红花、赤芍、枳壳、柴胡、川芎、牛膝、半枝莲、七叶一枝花、白花蛇舌草、蜈蚣、醋鳖甲、元参、牡蛎、干蟾皮、延胡索、参三七、穿山甲等。

3. 肝郁脾虚证
[治　法] 疏肝健脾，理气消胃。
[主　方] 逍遥散加减。
[常用药] 柴胡、当归、白芍、党参、白术、茯苓、薏苡仁、半枝莲、七叶一枝花、干蟾皮、蜈蚣、厚朴、甘草等。

4. 肝肾阴亏证
[治　法] 滋养肝肾，化瘀清热。
[主　方] 一贯煎加减。
[常用药] 生地黄、麦冬、沙参、枸杞子、五味子、当归、佛手、女贞子、山茱萸、西洋参、八月札、七叶一枝花、半枝莲、龟板、鳖甲、穿山甲、甘草等。

5. 湿热毒蕴证
[治　法] 清热利湿，解毒消积。
[主　方] 茵陈蒿汤合五苓散加减。
[常用药] 茵陈、大黄、栀子、猪苓、茯苓、白术、泽泻、虎杖、白花蛇舌草、八月札、半枝莲、赤芍、人工牛黄、穿山甲等。

第三节　肝胆肿瘤常用中药经验方剂

1. 健脾活血汤
[功能主治] 健脾理气，破血抗癌。主治原发性肝癌。

[处方组成] 黄芪15g、党参15g、白术9g、云苓9g、柴胡9g、穿山甲9g、桃仁9g、丹参9g、苏木9g、蚤休30g、牡蛎30g、鼠妇12g，水煎服。

2. 肝益煎汤
[功能主治] 清热祛瘀，软坚化痰。主治原发性肝癌。

[处方组成] 夏枯草15g、海藻15g、海带15g、铁树叶15g、白花蛇舌草30g、漏芦12g、赤芍9g、桃仁9g、八月札15g、郁金12g、川楝子9g、生香附9g、木香9g、白芍9g、党参15g、白术12g、苡仁30g、茵陈15g、车前子15g、丹参15g、当归12g、炙山甲12g、炙鳖甲12g、甘草6g、三棱12g、莪术12g、王不留行9g，水煎服。

3. 柴胡蚤休汤
[功能主治] 疏肝理气，活血化瘀，清热解毒。主治原发性肝癌。

[处方组成] 炒当归10g、郁金10g、白芍10g、茜草10g、制香附10g、甘草10g、蚤休15g、黄芩15g、莪术15g、全瓜蒌20g、生鳖甲20g、虎杖20个，水煎服。

4. 理气消癥汤
[功能主治] 理气化瘀，清热解毒，主治原发性肝癌。

[处方组成] 八月札15g、金铃子9g、丹参12g、漏芦15g、白花蛇舌草30g、红藤15g、生牡蛎30g、半枝莲30g，水煎服。

5. 川楝郁金汤
[功能主治] 疏肝理气。主治原发性肝癌。

[处方组成] 八月札15g、川楝子9g、大腹皮15g、橘皮12g、橘叶12g、枳壳9g、木香9g、佛手片6g、郁金12g、莱菔子12g，水煎服。

6. 健脾理气汤

[功能主治] 健脾理气。主治原发性肝癌。

[处方组成] 党参10g、白术9g、茯苓15g、甘草3g、香附9g、木香9g、陈皮9g、半夏9g、当归9g、黄芪12g、升麻6g、柴胡9g，水煎服。

7. 化瘀解毒汤

[功能主治] 活血化瘀，清热解毒。主治原发性肝癌。

[处方组成] 三棱15g、莪术15g、赤芍5g、鳖甲12g、当归12g、川芎9g、玄胡15g、丹参12g、紫草根15g、白花蛇舌草30g、半枝莲30g、蒲公英30g、猪苓15g、大黄9g，水煎服。

8. 抗癌益肝汤

[功能主治] 理气活血，软坚抗癌。主治原发性肝癌。

[处方组成] 三棱10g、莪术10g、水红花子10g、丹参15g、石见穿15g、生牡蛎30g、广郁金10g、八月札10g，水煎服。

9. 白术马兰汤

[功能主治] 健脾理气，清热解毒，软坚化痰。主治原发性肝癌。

[处方组成] 太子参12g、珠儿参12g、炒白术12g、茯苓30g、丹皮12g、银花30g、岩柏30g、马兰根30g、牡蛎30g、夏枯草12g、炙山甲12g、炙鳖甲12g、玫瑰花9g、绿萼梅9g、天龙3条、地龙12g、八月札15g、生南星15g，水煎服。

10. 红桃郁金汤

[功能主治] 疏肝理气，活血化瘀。主治原发性肝癌。

[处方组成] 当归9g、生地9g、桃仁9g、赤芍9g、牛膝9g、川芎9g、红花9g、枳壳9g、柴胡9g、桔梗3g、甘草3g、郁金15g、丹参15g，水煎服。

11. 消极软坚汤

[功能主治] 健脾益气，消症软坚，清热解毒。主治原发性肝癌。

[处方组成] 半枝莲15g、白花蛇舌草15g、铁树叶15g、三棱9g、地鳖虫9g、炙鳖甲9g、党参15g、当归9g、白芍9g、白术12g、枳实6g、薏苡仁30g，水煎服。

12. 鳖甲柴胡汤

[功能主治] 疏肝理气，祛瘀软坚。主治原发性肝癌。

[处方组成] 柴胡12g、鳖甲30g、赤芍18g、白芍18g、二丑12g、佛手10g、

丹参30g、广木香10g、玉金12g、红花12g、桃仁10g、玄明粉12g、大黄10g，水煎服。

13. 消癥益肝汤

[功能主治] 活血化瘀，消癥抗癌。主治原发性肝癌。

[处方组成] 将蟑螂提取物制成片剂服用。

14. 莲花汤

[功能主治] 清热解毒，活血祛瘀。主治原发性肝癌。

[处方组成] 将半枝莲、七叶一枝花、山慈菇、蜈蚣、莪术、田七、牛黄制成片剂。

15. 甜瓜蒂方

[功能主治] 清热利尿。主治原发性肝癌。

[处方组成] 甜瓜蒂（苦丁香）提取物制成片剂，每片0.1mg，每次服0.3～0.6mg，每日3次。

16. 参耳三七方

[功能主治] 行气活血，健脾生津，清热抗癌。主治原发性肝癌。

[处方组成] 麝香3g、人参15g、三七15g、银耳15g、生苡仁100g、土茯苓50g、牛黄3g、熊胆3g、乳香15g、没药15g，研末，每服1.5g，每日3次。

17. 胡蔓藤方

[功能主治] 消肿止痛，攻毒抗癌。主治原发性肝癌。

[处方组成] 葫蔓藤干粉每次50mg，每日3次。3天后无反应增加至每次100～150mg，连续长期服用。

18. 桃仁丹参汤

[功能主治] 活血化瘀。主治原发性肝癌。

[处方组成] 当归9g、赤芍6g、紫丹参30g、桃仁泥12g、杜红花9g、白芍6g、地鳖虫9g、广木香5g，水煎服。

19. 慎伐汤

[功能主治] 疏肝理气，活血解毒。主治原发性肝癌。

[处方组成] 柴胡10g、生白芍10g、炒白术10g、茯苓10g、当归10g、姜半夏10g、陈皮10g、鸡内金10g、丹参24g、仙鹤草30g、白英30g、半枝莲30g、清炙草6g，水煎服。

20. 天性草根汤

[功能主治]　清热解毒，利水除湿。主治原发性肝癌。

[处方组成]　天性草根90g、野荠菜根90g，分别水煎，上午服天性草根，下午服野荠菜根。

21. 白术赭石汤

[功能主治]　化瘀降逆，健脾利湿。主治原发性肝癌。

[处方组成]　代赭石15g、太子参15g、麦冬15g、淮山药12g、八月札10g、丹参15g、杭白芍10g、猪苓30g、龙葵30g、蒲公英15g、白茅根30g、白术10g、生鳖甲15g、仙灵脾10g，水煎服。三七粉3g吞服。

22. 凌霄郁金汤

[功能主治]　益气化瘀。主治原发性肝癌。

[处方组成]　太子参9g（或朝鲜白参1.8g）、黄芪9g、丹参9g、郁金9g、凌霄花9g、桃仁9g、八月札9g、制香附9g、炙鳖甲12g，水煎服。另加全虫液剂4mL口服或全虫散6g吞服，每日1次。

23. 芪棱汤

[功能主治]　益气健脾，活血化瘀。主治原发性肝癌。

[处方组成]　黄芪30g、三棱30g、党参10g、白术10g、炙草10g、生蒲黄（包）10g、五灵脂10g、茯苓15g、莪术30g、鳖甲30g、大枣30g，水煎服。

24. 莪术汤

[功能主治]　疏肝健脾，活血祛瘀。主治原发性肝癌。

[处方组成]　莪术70g、柴胡10g、陈皮10g、三棱10g、苍术10g、红花10g、白术12g、茯苓15g、丹参20g、郁金20g、甘草3g，水煎服。

25. 慈菇软坚汤

[功能主治]　解瘀行滞。主治原发性肝癌。

[处方组成]　白术20g、当归30g、山慈菇30g、昆布12g、海藻12g、半边莲30g、白花蛇舌草25g、山棱10g、太子参30g（人参效果更佳），水煎服。另以向日葵杆内之蕊，适量切片，泡茶频饮。

26. 黄天二莲汤

[功能主治]　清热解毒。主治原发性肝癌。

[处方组成]　半枝莲30g、半边莲30g、黄毛耳草30g、天胡荽60g、薏苡仁30g，水煎服。

27. 二甲消癥汤

[功能主治]　益气养血，活血化瘀，软坚消癥。主治肝癌。

[处方组成]　党参12g、当归9g、黄芪12g、白芍9g、三棱9g、莪术9g、醋柴胡9g、桃仁9g、炙甲片9g、木香9g、生鳖甲12g、青皮9g、陈皮9g、炙甘草9g、水红花子30g、川楝子9g、香附9g、枳壳9g、水蛭6g、半枝莲30g、蜀羊泉30g、石打穿30g，水煎服。

第四节　肝胆恶性肿瘤治疗病案

病案 1

患者，男，48岁。

主诉：上腹痛4月余。

现病史：患者于2013年7月无明显诱因出现上腹痛，体重下降，未予重视，自服"胃药"（具体药物不详），效果差。患者于2013年10月23日因黄染就诊于某专科医院，行上腹部强化CT示：考虑肝总管癌，肝脏及胰头转移。行"胆管引流术"及其他对症支持治疗，目前为行进一步治疗入我院。患者入院时体质弱，精神尚可，先恶心呕吐，食欲差，大小便尚可。诊断：①胆总管癌；②肝脏转移癌；③胰腺转移癌。

患者入院后不能饮食水，伴呕吐，卧床，无排便排气，全身黄染。无法按预期给予化疗，遂先给予中医调理并配合支持对症处理。给予处方一：

木香6g，厚朴6g，枳实6g，清半夏9g，当归10g，红花5g，地龙10g，丹参10g，茯苓10g，甘草3g，白术10g，柴胡12g，党参10g，白芍10g，赤芍10g，茵陈30g。

患者服用2服后即可进食，排尿及排便趋于正常。左肝区胀感，厌油腻食物，大便每日2次。

[症　状]　双眼巩膜黄染。

[舌　象]　舌质淡，苔厚腻，微黄，有水渍。

[脉　象]　左：寸脉及尺脉沉、数、细，关脉浮、鼓手。
　　　　　　右：寸脉及尺脉偏沉，关脉浮、鼓手。

[证　型]　心肾阴虚伴胆经湿热，兼气滞血瘀。给予处方二：

玄参10g，北沙参10g，丹参10g，当归10g，白芍10g，白术10g，茯苓10g，甘草6g，木香10g，厚朴9g，枳实9g，黄连6g，清半夏10g，陈皮6g，茵陈20g，炒麦芽15g，焦六神曲15g。

患者服用1周症状明显缓解，自觉畏寒，调整药物给予处方三：

玄参10g，北沙参10g，女贞子10g，白芍10g，黄连6g，黄柏10g，茵陈20g，陈皮6g，何首乌10g，熟地黄10g，炒莱菔子6g，炒麦芽15g，山药10g，首乌藤10g，肉桂3g，焦六神曲15g。

患者经中药调理后症状缓解，进食改善，一般状态恢复。遂开始给予化疗GP方案（吉西他滨1.0g/m² d1，8；顺铂40mg/m² d1，8）。化疗期间继续给予中药治疗。

[舌　象] 偏红见淡，苔厚腻金黄。

[脉　象] 左：寸脉浮、偏细、数、按下无力，关脉浮、鼓手、上滑，尺脉沉、细、弦。

　　　　　右：寸脉微沉、细、微弦，关脉细弦，尺脉沉、细、弦。

[证　型] 气血双虚，兼脾有湿。给予处方四：

白术10g，甘草6g，当归10g，白芍10g，鸡血藤10g，墨旱莲10g，茵陈15g，龙胆10g，蝉蜕6g，半枝莲15g，茯苓10g，熟地黄10g，山药10g，牡蛎20g。

化疗后患者自觉右侧季肋疼痛，饮食差大便正常，腹部隐痛，眼睑及面部轻度黄染，睡眠差，头疼，乏力有所改善。

[舌　象] 淡，舌尖红，苔白偏厚，多裂，略干。

[脉　象] 右：寸脉及尺脉沉、细、偏无力，关脉沉、无力偏细。

　　　　　左：寸脉及尺脉沉、细、偏无力，关脉偏浮、略鼓手。

[证　型] 胆经湿热，气血双亏。给予处方五：

玄参10g，北沙参10g，女贞子10g，丹参10g，当归10g，白芍10g，黄连6g，黄柏10g，茵陈20g，清半夏9g，肉桂3g，茯苓10g，甘草6g，白术10g，陈皮10g，木香10g，厚朴10g，制何首乌10g，熟地黄10g，山药10g，菟丝子15g，炒麦芽10g，焦六神曲15g，远交藤10g。

患者后继续化疗共6个周期，复查CT肿瘤近完全消失。直至目前随诊复查中未见复发迹象。继续服用化瘀解毒汤为主加减，功能活血化瘀、清热解毒。处方如下：

三棱15g，莪术15g，赤芍10g，鳖甲12g，当归12g，川芎9g，柴胡12g，丹参12g，紫草根15g，白花蛇舌草30g，半枝莲30g，蒲公英30g，猪苓15g，大黄9g，白芍15g，鸡内金10g，山慈菇15g，合欢皮10g。

病案 2

患者，男，60岁。

主诉：乏力半月余。

现病史：患者因发热于2011年8月于当地医院行CT检查时发现胆总管占位，9月在外地某肿瘤医院诊治，完善各项检查后，于2011年9月22日在全麻下行胰十二指肠切除术。术后病理示：胆总管中分化腺癌。术后2年期间于当地医院化疗9次，具体化疗药物及剂量不详。于入院前半个月，患者出现周身乏力、无畏寒发热、恶心呕吐、腹痛腹泻、胸闷心悸等不适，遂于当地医院多次查CA199提示明显升高。查血常规示：WBC 6.28×10⁹/L，N% 71.1%，HB 108g/L，PLT 180×10⁹/L。为进一步治疗遂入我院，入院时食欲可，无胃部不适、恶心呕吐、发热，睡眠可，大小便如常，体重较前无明显变化。

阳性体征：双下肢水肿。卡氏评分80分。

辅助检查：2013年8月外地某院查CA199提示明显升高，查血常规示WBC 6.28×10⁹/L，N% 71.1%，HB 108g/L，PLT 180×10⁹/L。

患者入院后完善检查，继续化疗，方案调整为FOLFORI。化疗期间配合中药治疗。

[症　状] 巩膜黄染，纳差，发热39℃，恶心，呕吐，无力。

[舌　象] 舌质红，色淡，苔白厚腻。

[脉　象] 左：寸脉偏浮、无力，微数；关尺脉浮、数。

　　　　　右：寸脉沉，微有力；关脉沉、细、无力；关脉沉、细、微弦。

[证　型] 气血双亏，兼有肝气郁结。

方剂为红桃郁金汤为主加减，功能疏肝理气、活血化瘀。具体如下：

当归10g，生地10g，桃仁9g，赤芍9g，牛膝10g，川芎10g，红花10g，枳壳8g，柴胡9g，桔梗10g，甘草3g，郁金15g，丹参15g，白芍10g，醋三棱10g，黄芪10g，五味子10g。

在后续的化疗中，患者出现乏力，食欲差，上腹部胀痛，黄疸明显，小便黄，3～4天一次大便，反酸、嗳气。

[舌　象] 舌色淡，厚腻苔，色白

[脉　象] 左：寸脉偏浮、数脉；关脉偏沉、细、弦；尺偏沉、鼓手。

　　　　　右：寸脉偏沉；关脉偏沉、细、玄；尺脉偏沉、偏细。

[证　型] 湿热，气虚血亏（化疗后引起）。方剂如下：

黄连6g，龙胆草15g，茵陈30g，白术10g，茯苓10g，夏枯草20g，木香9g，厚朴6g，清半夏9g，白芍12g，郁金12g，炒谷芽15g，当归12g，鸡血藤15g，远志10g，山药10g，熟地黄10g，首乌藤10g，半枝莲15g。

化疗2个周期后，患者返回当地按原方案继续化疗。

病案 3

患者，男，58岁。

主诉：肝癌术后半年腰痛4个月。

现病史：2013年初患者无明显诱因出现消瘦，后查CT显示肝内占位，化验AFP明显升高，经CT-PET检查未发现全身转移，临床考虑为原发性肝癌。于2013年7月在外院行肝癌手术治疗，术后未接受放化疗，入院前2个月出现腰痛，MRI显示胸腰椎多处骨破坏，ECT也考虑骨转移癌，后于当地医院接受博宁治疗。后于2013年11月入我院予静脉输血小板及巨和粒、特比澳升血小板，给予保肝以及免疫支持治疗，患者血小板水平低，并给予博宁抑制骨破坏，后病情平稳出院休养。患者于外院曾给予中药调理，方剂如下：

柴胡12g，枳壳9g，郁金12g，三七3g，猫爪草15g，白花蛇舌草15g，虎杖9g，青蒿10g，炒白术10g，玄参10g，莲子肉12g，山芋肉6g，丹参10g，熟地10g，黄芪30g，阿胶9g，甘草6g。

在院期间患者厌食、纳差、乏力明显，腰背疼痛及胁肋疼痛。

[舌　象] 侧缘偏红，舌色发淡，薄白苔，舌缘瘀斑明显。

[脉　象] 左：寸脉偏沉、细、有力、数；关尺脉微沉、脉力不一、数。

　　　　　右：寸脉微细、驰而弦；关脉偏沉、细、无力；尺脉沉、细。

[证　型] 气血不足，气滞血瘀，心经热。遂给予以下中药方剂：

黄连6g，黄芩10g，黄芪20g，木香9g，陈皮6g，党参20g，郁金12g，炒蒺藜10g，茵陈15g，三七3g，丹参10g，当归12g，白芍12g，玄参15g，茯苓10g，川芎10g，甘草6g，白术10g，熟地黄10g，山药10g，北沙参15g，菟丝子15g，柏子仁15g，何首乌10g，墨旱莲15g。

服药1周后改用以下方剂继续服药：

黄芪10g，木香9g，陈皮6g，党参20g，郁金12g，茵陈15g，丹参10g，当归12g，白芍12g，玄参15g，茯苓10g，川芎10g，甘草6g，白术10g，熟地黄10g，山药10g，北沙参15g，菟丝子15g，柏子仁15g，何首乌10g，墨旱莲15g，肉苁蓉6g，肉桂6g，炒白附子3g，炙甘草6g，焦神曲15g，地骨皮10g。

患者出院后一般情况尚可，间断腰背疼痛，后拟继续治疗入院，精神睡眠可，饮食欠佳，大小便正常，体重较前下降5kg。

查体：腹部彭隆，上腹部可见手术瘢痕。诊断：①肝癌术后骨、肝内转移；②肝硬化；③脾功能亢进；④血小板减少症；⑤肝功能不全；⑥浅表性胃炎。

患者乏力、纳差，面色苍白，懒于活动。化验血小板明显减少，主因肝癌伴肝硬化，肝肿瘤切除后身体状态逐渐恶化，消瘦明显。给予以下方剂调理：

花生衣15g，水牛角丝30g，赤芍15g，鸡内金10g，砂仁9g，仙鹤草30g，羌独活10g，狗肾10g，柴胡10g，当归15g，白花蛇舌草15g，生黄芪30g，半枝莲15g，半边莲15g，蒲公英15g，女贞子15g，旱莲草10g，焦三仙10g，太子参15g，茯苓15g，炒白术12g，肉桂6g，远志9g，熟地黄10g，炒枣仁15g，生甘草7g，龙眼肉9g，山药15g，木香9g，川芎10g。

患者服用中药后，症状改善，血项有所恢复，因患者腰背部疼痛明显，遂给予局部放疗DT　30Gy/10f/10w，放疗后疼痛明显减轻。患者继续服用中药方剂如下：

菟丝子15g，党参15g，白芍15g，鸡内金10g，茵陈10g，龙胆草10g，当归30g，狗肾10g，水牛角丝20g，鸡血藤15g，熟地黄15g，生黄芪30g，山药15g，炒谷芽15g，焦六神曲15g，女贞子15g，旱莲草10g，山萸肉10g，远志10g，茯苓15g，炒白术20g，骨碎补10g，青蒿20g，厚朴10g，炒枣仁15g，生甘草7g，龙眼肉9g，麻仁10g，川芎10g。

患者出院后症状稳定，至门诊继续给予中药治疗，方剂如下：

菟丝子15g，党参15g，白芍15g，鸡内金10g，茵陈10g，龙胆草10g，当归15g，狗肾10g，水牛角丝20g，鸡血藤15g，熟地黄20g，生黄芪30g，山药15g，炒谷芽15g，焦六神曲15g，女贞子15g，旱莲草10g，山萸肉10g，远志10g，茯苓15g，炒白术20g，骨碎补10g，青蒿20g，炒枣仁15g，生甘草7g，薏苡仁15g，合欢皮10g，香附10g，焦山楂15g，黄连6g，花生衣15g，党参20g，柴胡9g。

病案 4

患者，女，62岁。

主诉：发热3天余。

现病史：患者2013年7月初在外院诊断为胆囊癌，后转入专科医院行胆管切除术。术后病理：中分化腺癌，侵入外膜，侵及周围软组织，累及神经。术后行局部辅助放疗50Gy/25f/5w，接受放疗后在本次入院前3天出现发热，体温波动在38℃左右。在我院门诊化验WBC　13.51×10^9/L，NEUT 89.6%，HCB 126g/L，PLT 216×10^9/L。现为进一步治疗入我院，患者入院体温37.6℃，无咳嗽、咳痰，无胸痛，食欲睡眠可，二便可。卡氏评分80分。查体：腹部可见一术后瘢痕。诊断：胆囊癌，肠道感染，冠状动脉硬化性心脏病。

入院后给予消炎、支持对症治疗。同时配合中药治疗。

胆管癌术后患者伴胆道感染，夜间38℃，咳嗽无痰，左肝区手术区隐痛，厌食厌油，吃饭后呕吐，为胃内容物，大便2～3天1次。面色苍白。

[舌　象] 舌质淡红发，苔厚白微黄。

[脉　象] 左：寸脉浮、细、偏数、偏无力，关脉鼓手、数，尺脉细、数、力不足。

　　　　　右：寸脉浮、细，关脉沉、数、无力，尺脉细、数、沉、无力。

[证　型] 阴阳肝胆经有湿热，伴气血双亏。给予处方一：

女贞子10g，党参10g，白术10g，茯苓10g，清半夏10g，陈皮6g，木香10g，黄连6g，黄芩10g，肉桂6g，杜仲10g，玄参10g，北沙参10g，当归10g，白芍10g，鸡血藤10g，黄芪10g，炒麦芽10g，焦六神曲15g，厚朴6g，炙甘草6g，菟丝子15g，熟地黄10g，山药10g，枳实6g。

服用6服中药后，大便每日1次，吃饭差，恶心，咽部干涩症状明显，痰少，仍有发热。

[舌　象] 绛红，苔厚黄腻，水湿明显，面部水肿。

[脉　象] 左：寸脉浮、略细，关脉及尺脉偏浮、细、弛而清。

　　　　　右：寸脉浮、脉弛不清，关脉及尺脉弱、沉、弛而清。

[证　型] 气血不足，中焦湿热，气滞血瘀。给予处方二：

黄芪10g，大腹皮10g，桑白皮10g，陈皮10g，党参20g，女贞子15g，茯苓10g，清半夏10g，木香10g，厚朴9g，黄连6g，黄芩10g，菟丝子15g，熟地黄10g，山药10g，北沙参10g，当归10g，鸡血藤12g，炒麦芽15g，焦六神曲12g，肉桂6g，枳实9g，柏子仁15g。

经相应处理后，患者症状好转。

病案 5

患者，男，56岁。

主因肝区不适3个月，肝炎病史多年，临床怀疑肝脏占位行B超检查发现肝脏两处占位病变，大者为3cm，小者为1.5cm，其中较大者位于肝右叶8段，较小者位于5段近肝门区。遂行平扫与强化CT检查结果相近，AFP 152ng/mL，遂临床诊断为原发性肝癌。于2009年5月行肝右叶肿物切除术及肝门去肿物射频消融术，术后病理回报为肝脏腺癌。术后注射干扰素半年，剂量为100万U/d，隔日一次。

患者于2011年4月复查强化CT显示原肝右叶肿物切除边缘发现一2.5cm肿物，动脉期强化明显，同时AFP 43.6ng/mL，临床考虑复发。患者拒绝行手术切除，遂给予局部病灶三维适形放疗，60Gy/15f/3w，放疗结束后2个月复查强化CT显示病灶消失。

患者自2013年11月出现肝区疼痛，AFP持续上升，由4.2ng/mL上升为51.9ng/mL。经B超、强化CT、强化MRI及CT-PET均未发现阳性病灶。遂至门诊要求中医调理。

[舌　象] 舌边浮白，舌尖红，苔偏厚，微黄。

[脉　象] 左：寸脉偏细，关脉浮、大微弦，尺脉偏浮微弦。

　　　　　右：关脉浮、偏大、鼓手，尺脉偏浮、微弦。

[证　型] 肝胃阳虚，肝火旺盛。给予处方一：

　　玄参15g，北沙参10g，菟丝子10g，山药10g，熟地黄10g，茵陈20g，丹皮10g，炒蒺藜10g，郁金10g，蝉蜕10g，龙胆草10g，半枝莲10g，炒麦芽10g，焦六神曲10g，木香10g，茯苓10g。

　　患者服用12服后AFP由51ng/mL下降为38.11ng/mL，左寸脉偏浮细，考虑为肝阴虚风动证。给予处方二：

　　龙胆10g，蝉蜕10g，郁金10g，炒蒺藜10g，牡丹皮10g，茵陈10g，山药10g，熟地黄10g，菟丝子10g，北沙参10g，玄参10g，牡蛎20g，白芍20g，赤芍10g，生鳖甲10g，麸炒枳壳10g，鸡内金20g，粗三棱10g，夏枯草10g，合欢皮10g。

　　患者服用1个月后复查AFP稳定，复查腹部强化、胸部CT未见异常，继续服用中药2个月。于2014年2月复查AFP又上升至46.8ng/mL。

[舌　象] 舌体较大，绛红有瘀斑，苔较厚腻淡黄。

[脉　象] 右：寸脉浮而鼓手；关脉浮而有力，偏数；尺脉浮而鼓手。

　　　　　左：寸脉偏沉而鼓手微弦；关部浮而有力，偏数；尺脉浮大，按下力欠。

[证　型] 色脉结合，考虑患者肝阳上亢夹湿热。治宜疏肝理气，清热解毒调和胃肠，滋补肾阴。处方如下：

　　夏枯草30g，山慈菇15g，柴胡12g，熟地黄15g，夜交藤10g，白芍10g，元参15g，黄柏15g，焦神曲15g，牡蛎20g，山药15g，丹皮10g，炒蒺藜10g，木香6g，蜈蚣2条，郁金10g，炒谷芽15g，枳实6g，蝉蜕6g，龙胆草10g，半枝莲15g，甘草6g。

　　患者改用此方后复查至今尚未见阳性病灶，AFP稳定。

第九章　妇科恶性肿瘤

第一节　阴道癌国际治疗规范

1. 临床特点

- 罕见，占妇产科肿瘤1%～2%。
- 大多数发生于阴道的上后1/3。
- 阴道上2/3淋巴转移至盆腔淋巴结，下1/3转移至腹股沟淋巴结。
- VAIN（阴道上皮内肿瘤）与人乳头状瘤病毒密切相关，常为多中心，且进展为浸润癌。
- 病理：80%～90%为鳞癌，恶性黑色素瘤占5%且常在下1/3，腺癌占5%～15%，Verrucous癌易复发且很少转移，其他少见肿瘤包括乳头状浆液腺癌、小细胞癌、胚胎型横纹肌肉瘤、淋巴瘤和透明细胞癌。
- 危险因素：原位癌、HPV感染、阴道糜烂、早期子宫切除术等。

2. 分期

FIGO/AJCC TNM 分期	
TX:	不能检查发现的肿瘤
T0:	无原发肿瘤的证据
Tis:	原位癌
I /T1:	肿瘤局限于阴道
II /T2:	肿瘤侵犯阴道周围组织，但是未达盆壁
III /T3:	肿瘤侵达盆壁（肌肉、韧带、神经血管组织、骨性结构）
IV A/T4:	肿瘤侵犯膀胱、直肠、和（或）超出真骨盆
NX:	淋巴结状况无法评价
N0:	无淋巴结转移
N1:	有淋巴结转移
M0:	无远处转移
IV B/M1:	远处转移

续表

AJCC 分期	0:　TisN0M0 I:　T1N0M0 II:　T2N0M0 III:　T3N0M0，T1~3N1M0 IV A:　T4 任意 NM0 IV B:　任意 T，任意 N，M1
5 年总体生存率	0:　约 90% I:　70% ~ 80% II:　40% ~ 60% III:　30% IV:　< 10%

3. 治疗原则

分期	治疗原则
CIS	● CO_2 激光或外用5-Fu或局部广切术。因多中心性需密切随访观察 ● 难治性病变→全阴道腔内后装60~70Gy
I（< 0.5cm 厚、大小< 2cm，高分化）	● 手术→局部广切术或全阴道切除并阴道重建术保留卵巢功能 ● 术后RT→切缘近或阳性 ● 后装治疗 ± 组织间插植RT
I AG3，I BG2-3	● 如无血管淋巴管累犯且年龄<60→手术→观察 ● 如有血管淋巴管累犯或年龄<60→如为根治术明确的分期→后装治疗 ● 如有血管淋巴管累犯或年龄<60→非根治性手术分期→盆腔放疗
I CG1	● 如无血管淋巴管累犯且年龄<60→手术→后装或观察 ● 如有血管淋巴管累犯或年龄<60→如为根治术明确的分期→后装治疗 ● 如有血管淋巴管累犯或年龄<60→非根治性手术分期→盆腔放疗
I CG2	● 手术→如为根治术明确的分期→后装治疗 ● 手术→非根治性手术分期→盆腔放疗
I CG3	● 如无血管淋巴管累犯且年龄>60→手术→后装+盆腔放疗，如为根治手术也可考虑单纯后装。 ● 如有血管淋巴管累犯或年龄<60→手术→后装治疗+盆腔放疗，也可考虑单纯外照射，但是阴道残端需加量
II A	● 如G1-2且肌层累犯<1/2→手术→盆腔放疗或后装 ● 如G3且肌层累犯<1/2→手术→盆腔放疗 ± 后装 ● 如肌层累犯>1/2→手术→盆腔放疗 ± 后装，G3时盆腔放疗+后装

续表

分期	治疗原则
ⅡB	● 手术→盆腔放疗＋后装 ● 或术前放疗 45Gy →手术→后装（6Gy3）
ⅢA （仅为腹水细胞学阳性）	● 如ⅠAG1-2+细胞学阳性→手术→观察 ● 如＞ⅠA或＞G1-2+细胞学阳性→手术→盆腔放疗+ 后装
ⅢA	● 手术→盆腔放疗＋后装，如腹膜后 LN 转移→ EFRT
ⅢB	● 通常不采用手术，因广切+RT后损伤很大 ● 盆腔放疗+后装，如腹膜后LN转移→EFRT，常需组 织间插植
ⅢC	● 手术→盆腔放疗+后装（低位盆腔LN+），如高位盆 腔LN或腹膜后LN转移→EFRT
ⅣA	● EFRT+ 组织间插植；或化疗（DDP+ADM3w7）
UPSC	● 如Ⅰ-Ⅱ期→盆腔放疗+后装，如高恶可先化疗（卡 铂+紫杉醇3～6周期）+盆腔放疗+后装 ● 如Ⅲ-Ⅳ期→化疗（卡铂+紫杉醇3～6周期）+全腹 腔RT
无法手术切除的晚期病变	● 盆腔放疗50.4Gy（20Gy后中间铅挡）+后装至 阴道表面剂量60～80Gy，盆腔内热点部位剂量 54～60Gy
复发	● 术后复发患者→外照射+后装或组织间至 60 ～ 70Gy
肉瘤	● 手术→对 G2-3 建议术后 RT，以减少 LC

第二节 宫颈癌国际治疗规范

1. 临床特点

● 普查人乳头状瘤病毒可减少70%发病率，对有性生活或18岁以上的女性建
议连续3年检查，阴性者可减少检查次数。
● 流行病学检查：早婚早育、多性伴侣、多孕多育、吸烟、免疫抑制。
● 人乳头状瘤病毒（HPV）16、18为高危因素，6、11与良性warts相关。
● 约90%浸润性宫颈癌为鳞癌，10%为腺癌，1%为透明细胞癌。

2. 分期

原发肿瘤	TX:	不能检查发现的肿瘤
	T0:	无原发肿瘤的证据
	Tis:	原位癌
	I/T1:	肿瘤局限于宫颈
	I A/T1a:	仅于镜下诊断，浸润深度≤5mm、大小≤7mm，血管间隙、静脉或淋巴管是否受累不影响分期
	I A1/T1a1:	浸润深度≤3mm、大小≤7mm
	I A2/T1a2:	3mm＞浸润深度≤5mm、大小≤7mm
	I B/T1b:	局限于宫颈，临床可见；或镜下病变，超出 I A/T1a 范围
	I B1/T1b1:	临床可见病变≤4cm
	I B2/T1b2:	临床可见病变＞4cm
	II/T2:	肿瘤侵犯超出宫颈范围，但是未达盆壁或阴道下 1/3
	II A/T2a:	肿瘤无宫旁侵犯
	II B/T2b:	肿瘤有宫旁侵犯
	III A/T3a:	肿瘤侵犯阴道下 1/3，但未达盆壁
	III B/T3b:	肿瘤侵及盆壁和（或）引起肾积水或肾功能丧失
	IV A/T4:	肿瘤侵犯膀胱、直肠和（或）超出真骨盆
	NX:	淋巴结状况无法评价
	N0:	无淋巴结转移
	N1:	有淋巴结转移
	M0:	无远处转移
	IV B/M1:	远处转移
AJCC 分期	0:	TisN0M0
	I:	T1N0M0
	I A:	T1aN0M0
	I A1:	T1a1N0M0
	I A2:	T1a2N0M0
	I B:	T1bN0M0
	I B1:	T1b1N0M0
	I B2:	T1b2N0M0
	II:	T2N0M0
	II A:	T2aN0M0
	II B:	T2bN0M0
	III:	T3N0M0
	III A:	T3aN0M0
	III B:	T3bN0-1M0，T1-3aN1M0
	IV A:	T4N0-1M0
	IV B:	任意 T，任意 N，M1
局部控制率	I A:	95%～100%
	I B1:	90%～95%
	I B2:	60%～80%
	II A:	80%～85%
	II B:	60%～80%
	III A:	60%
	III B:	50%～60%
	IV A:	30%

续表

5年总体生存率	ⅠA： ⅠB1： ⅠB2： ⅡA： ⅡB： ⅢA： ⅢB： ⅣA： ⅣB：	95%～100% 90%～95% 60%～70% 75% 60%～65% 25%～50% 25%～50% 15%～30% ＜10%

3. 治疗

● 外科手段

- Ⅰ类：经腹全宫颈切除术（筋膜外）。切除宫颈、阴道（少部分），在pubocervicalfascia外切除。
- Ⅱ类：仿根治宫颈切除术（扩大术）。清除宫旁和阴道旁组织（cardinal、宫后骶前组织），上至宫体一半，下至阴道下1～2cm。
- Ⅲ类：根治性经腹宫颈切除术（Wertheim-Miegs）。固定宫体、膀胱和直肠，以清除宫旁组织至盆壁、清扫盆腔淋巴结和切除阴道上1/3～1/2。
- Ⅳ类：根治性扩大切除术。子宫上动脉、部分宫体和膀胱切除，更多的阴道切除。

● 术后RT/同步放化疗的指征和宫颈癌治疗原则

- 术后RT：LVSI、＞1/3stromal侵犯或＞4cm。
- 术后同步放化疗：切缘阳性、LN+、宫旁累犯或更广泛的侵犯。

分期	治疗原则
未浸润性病变	● 锥形切除、环周电切、激光、冷冻或简易宫颈切除
ⅠA	● 经腹全宫颈切除术或锥形切除（切断阴性且密切随访，针对有生育欲望） ● IA2：倾向于根治性宫颈切除术 ● 或单一后装治疗（LDR65～75Gy或HDR7Gy×5～6fx），如病理特征不良，治疗同ⅠB
ⅠB1	● 根治性宫颈切除术+LN清扫术 ● 或根治性放疗：EBRT盆腔野（WP野）45Gy&后装治疗（HDR6Gy×5fx或LDR15～20Gy×2fx）
ⅠB2-ⅡA	● 同步放化疗（DDP）：EBRT盆腔野45Gy&后装治疗（HDR6Gy×5fx或LDR15～20Gy×2fx）
ⅡB	● 同步放化疗（DDP）：EBRT盆腔野45～50，4Gy&后装治疗（HDR6Gy×5fx或LDR15～20Gy×2fx）

续表

分期	治疗原则
ⅢA	● 同步放化疗（DDP）：EBRT盆腔野+阴道+双侧腹股沟区LN45～50，4Gy&后装治疗（HDR6Gy×5fx或LDR15～20Gy×2fx）
ⅢB-ⅣA	● 同步放化疗（DDP）：EBRT盆腔野50～54Gy&后装治疗（HDR6Gy×5fx或LDR20Gy×2fx）。如LN+，加腹主动脉旁LN野IMRT45～60Gy
ⅣB	● 联合化疗的方案

第三节　宫颈癌、阴道癌的中医治疗

一、辨证

1. 肝郁气滞，冲任失调证

症见白带量多，偶带血，小腹胀痛，月经失调，情志郁闷，心烦易怒，胁肋胀满，舌苔薄白，脉弦。

2. 肝经湿热，毒蕴下焦证

症见白带量多，色浊黄，气味秽臭，下腹、骶髂胀痛，口干口苦，大便秘结，小便黄赤，舌质红，苔黄或腻，脉滑数。

3. 肝肾阴虚，瘀毒内蕴证

症见白带量多，色黄或杂色，有腥臭味，阴道不规则出血，头晕耳鸣，手足心热，颧红盗汗，腰背酸痛，下肢酸软，大便秘结，小便涩痛，舌质红绛，苔少，脉细数。

4. 脾肾阳虚，瘀毒下注证

症见白带量多，有腥臭味，崩中漏下，精神疲惫，面色苍白，颜目浮肿，腰酸背痛，四肢不温，纳少乏味，大便溏薄，小便清长，舌淡胖，苔薄白，脉沉细、无力。

二、分证论治

1. 肝郁气滞，冲任失调证

[治　法] 疏肝理气，调理冲任。

[主　方] 逍遥散合二仙汤加减。

[常用药] 柴胡、当归、白术、茯苓、香附、白芍、赤芍、仙茅、仙灵脾、淫羊藿、胆南星、莪术、仙鹤草、白茅草。

2. 肝经湿热，毒蕴下焦证

[治　法] 清热利湿，疏肝解毒。

[主　方] 龙胆泻肝汤合椿树根丸加减。

[常用药] 龙胆草、柴胡、栀子、木通、车前子、当归、泽泻、甘草、黄柏、椿根皮、白芍、土茯苓、莪术、胆南星。

3. 肝肾阴虚，瘀毒内蕴证

[治　法] 滋阴清热，化瘀解毒。

[主　方] 知柏地黄汤合固经丸加减。

[常用药] 知母、黄柏、熟地、山茱萸、山药、丹皮、泽泻、土茯苓、赤芍、白芍、半枝莲、龟板、黄芩、杜仲。

4. 脾肾阳虚，瘀毒下注证

[治　法] 健脾温肾，化湿解毒。

[主　方] 完带汤加减。

[常用药] 党参、山药、苍术、白术、猪苓、茯苓、车前子、柴胡、荆芥穗、白芍、甘草、椿根皮、黄柏、白果、五灵脂。

第四节　阴道癌和宫颈癌常用中药经验方剂

1. 慈矾汤

[功能主治] 消蚀破瘀。主治子宫颈癌。

[处方组成] 山慈菇18g、砒霜9g、枯矾18g、麝香0.99g，共研细末，加入适量江米粉，用水调匀，制成"丁"字形或圆形的栓剂。每枚药钉长1～1.5cm，

直径0.2cm，晾干备用。每次1～3枚，3～5天换药1次。连续用3～4次。

2. 蝎蜈软化汤

[功能主治] 理气化瘀，软坚解毒。主治子宫颈癌。

[处方组成] 蜈蚣3条、全蝎6g、昆布24g、海藻24g、当归24g、续断24g、半枝莲24g、白花蛇舌草24g、白芍15g、香附15g、茯苓15g、柴胡9g，水煎服。云南白药2g，吞服。

3. 蜀红汤

[功能主治] 清热解毒。主治子宫颈癌。

[处方组成] 蜀羊泉18g、大枣5枚、明党参5g、红茜草3g，水煎服。

4. 蟾雄解毒汤

[功能主治] 清热燥湿，祛腐解毒。主治子宫颈癌。

[处方组成] 方一：蟾蜍15g、雄黄3g、白及12g、制砒1.5g、五倍子1.5g、明矾60g、紫硇砂0.3g、三七3g，共研细末，加消炎粉60g拌匀。外用于菜花溃疡型。

方二：乳香18g、没药18g、儿茶9g、冰片9g、蛇床子12g、钟乳石10g、雄黄12g、硼砂9g、血竭6g、麝香6g、明矾60g，共研细末。外用于瘤灶较表浅者。

5. 黄棱方

[功能主治] 调气活血，破坚化瘀。主治子宫颈癌。

[处方组成] 黄芪45g、当归16g、三棱16g、莪术16g、知母16g、桃仁16g、鸡内金15g、山甲15g、党参15g、香附12g、水蛭30g，研细末口服。每次3～6g，每日2～4次。

在口服上方同时，用三棱35g、莪术15g、乳香15g、没药15g、铜绿5g、硇砂8g、砒石8g、阿魏10g、蟾酥0.6g、麝香0.15g、冰片0.3g，研末外敷局部。

6. 血蛊回生汤

[功能主治] 清热解毒，活血通经。主治中、晚期子宫颈癌。

[处方组成] 三棱20g、文术20g、黄独20g、黄柏15g、黄芩15g、桂枝20g、茯苓20g、丹皮15g、赤芍15g、红花15g、桃仁15g、茜草20g、白头翁20g、半枝莲20g，水煎服。10天为1个疗程。

7. 紫石英汤

[功能主治] 益气养阴，软坚消结。主治子宫颈癌。

[处方组成] 党参12g、黄芪15g、鹿角片9g、紫石英30g、赤石脂15g、炒阿胶（烊冲）6g、归身12g、白芍12g、炮姜3g，水煎服。

8. 夏豆河车汤

[功能主治] 健脾理气，软坚散结。主治菜花型、糜烂型子宫颈癌。

[处方组成] ①先服6剂：夏枯草30g、山豆根30g、草河车30g、天花粉15g、莪术9g、茜草15g、三棱9g、柴胡15g，水煎服。②续服3剂：当归15g、柴胡15g、党参30g、白术9g、白芍9g、茯苓9g、鸡内金15g、青皮9g、乌药9g、甘草9g，水煎服。③配合外敷药：乌梅18g、鸦胆子9g、马钱子6g、轻粉6g、雄黄6g、硇砂9g、蟾酥9g、红砒6g，研末。④晚期癌症疼痛剧烈用酒军9g、芒硝6g、桃仁9g、瓜蒌15g、薏苡仁9g、乳香9g、没药9g、川芎9g、怀牛膝5g、川楝子9g、小茴香15g、当归12g、泽泻6g、白芍19g、桂枝6g、柴胡15g、银花15g，水煎服。

9. 青砒拔毒方

[功能主治] 清热解毒，祛腐败毒。主治子宫颈癌。

[处方组成] 方一：鸦胆子4.5g、生马钱子4.5g、生附子4.5g、轻粉4.5g、雄黄9g、砒石6g、硇砂6g、乌梅炭15g、冰片1.5g、麝香3g、青黛9g，共研细末。

方二：黄连15g、黄芩15g、黄柏15g、紫草15g、硼砂30g、枯矾30g、冰片适量，共研细末。

先用方二0.5g放在带线的棉球上，将药物棉球填在宫颈癌变病处，24小时后抽出棉球，换用方一，用量视病变范围大小而定。

10. 三品饼方

[功能主治] 腐蚀败毒，清热解毒。主治宫颈鳞状上皮癌。

[处方组成] 白砒45g、明矾60g、雄黄7.2g、没药3.6g，制成饼、杆型，紫外线消毒，每5～7天用药1次，连续3～4周。上药时，用凡士林纱布保护阴道穹隆。

辅助药用紫草30g、紫花地丁30g、草河车30g、黄柏30g、墨旱莲30g、冰片3g，共研细末，高压消毒，外用。

11. 龙蛇消瘤方

[功能主治] 活血通络，清热解毒。主治子宫颈癌。

[处方组成] 白花蛇舌草30g、海龙12g、水蛭6g、全虫6g、盲虫6g、乳香9g、没药9g、丹皮6g、龙胆草6g、黄柏6g、蜂房12g，制成丸剂口服。

在服用本方时外用：①鸦胆子、生马钱子、生附子、轻粉、雄黄、砒石、青黛、硇砂、乌梅、冰片、麝香，研细末；②血竭、炉甘石、白芍、胆石膏、枯矾、青黛、象皮，研细末。

12. 荞苋方

[功能主治] 拔毒生肌，收敛止血。主治子宫颈癌。

[处方组成] 灰苋菜灰500g、荞麦灰500g、风化石灰500g（三味混合制成霜，取用600g）、红芽大戟900g（蒸、剥皮抽蕊）、老月石27g、硇砂18g、儿茶18g、松香27g、雄黄27g、蟾酥9g、红升9g、白降丹9g、白胡椒9g、血蝎30g、白及30g、煅石膏30g、白矾500g，研末，制成橄榄大的药丸。阴道常规冲洗后，将药丸置入病所。每次使用间隔2～7天。

13. 桂桃苓丹方

[功能主治] 活血通经，软坚散结。主治子宫颈癌。

[处方组成] 桂枝9g、茯苓15g、丹皮12g、桃仁15g、赤芍12g、乳香6g、没药6g、昆布15g、海藻15g、鳖甲15g、小锯锯藤15g，水煎服。

14. 愈黄丹方

[功能主治] 活血化瘀，消症散结。主治子宫颈癌。

[处方组成] 海龙1条、白花蛇3条、水蛭6g、人指甲6g、黄连6g、乳香6g、没药6g、全蝎9g、蜂房9g、黄柏9g、䗪虫6g、丹皮12g、龙胆草15g，共研细末，用银花煎水为丸，外以雄黄为衣。每天6～9g，分2～3次吞服。

15. 蚰蜒方

[功能主治] 逐瘀通络。主治子宫颈癌。

[处方组成] 蚰蜒捣碎，加入等量的95%乙醇，制成每支0.2mL含生药2g的注射液，注射在子宫颈癌组织局部。每日或隔日1次，每次3支。

16. 新催脱方

[功能主治] 清热解毒抗癌。主治早期子宫颈癌、宫颈鳞状上皮细胞非典型增生。

[处方组成] 山慈菇18g、炙砒9g、雄黄12g、蛇床子3g、硼砂3g、麝香0.9g、枯矾18g、冰片3g，制成钉剂外用。

17. 银硝方

[功能主治] 祛腐蚀瘀。主治子宫颈癌。

[处方组成] 水银60g、牙硝60g、青矾60g、明矾75g、食盐45g，以炼丹方法制成药钉。于肿瘤体部或基部埋入药钉，直至肿瘤组织全部脱落为止。

第五节 宫内膜癌

一、宫内膜癌国际治疗规范

1. 临床特点
- 为女性继乳腺癌、肺癌和结直肠癌之后的第4致死肿瘤。
- 流行病学：晚婚、晚育、肥胖、高水平雌激素、他莫西芬。
- 进展为浸润癌的速度：单纯性增生=罕见（＜1%），复杂性增生约3%；非典型性单纯性增生约8%，复杂性增生约29%。
- 75%为宫内膜腺癌。
- 组织分化
  - G1：5%非鳞状上皮样或实体瘤样成长模式。
  - G2：2%～50%非鳞状上皮样或实体瘤样成长模式。
  - G3：＞50%非鳞状上皮样或实体瘤样成长模式。
- 恶性度高的病理类型：UPSC（浆乳癌）、透明细胞癌和鳞状细胞癌。乳头状浆液性腺癌恶性度极高，早期即出现深部基层侵犯，最常见于卵巢和输卵管。透明细胞癌多见于老年，可见于卵巢、宫颈和阴道。
- 淋巴引流：盆腔LN（髂内和髂外、闭孔、髂总、骶前和宫旁），也可直接至腹主动脉旁淋巴结。约1/3患者盆腔LN+伴有腹主动脉旁淋巴结+。淋巴结转移与浸润深度和分化的关系，GOG33试验（Creasman，Cancer1987）

浸润深度	盆腔／腹主动脉旁 LN 转移的百分率		
	G1	G2	G3
宫内膜	0/0	3/3	0/0
肌层的内 1/3	3/1	5/4	9/4
肌层的中 1/3	0/5	9/0	4/0
肌层的外 1/3	11/6	19/14	34/23

- 其他预后不良因素：血管淋巴管侵犯、年龄＞60岁、晚期、宫体下段受累、贫血和KPS评分低。
- 60%患者CA125升高。

2. AJCCTNM/FIGO 病理分期

原发肿瘤	TX: 不能检查发现的肿瘤 T0: 无原发肿瘤的证据 Tis: 原位癌 I/T1: 肿瘤局限于宫体 IA/T1a: 肿瘤局限于宫内膜 IB/T1b: 肌层侵犯少于一半 IC/T1c: 肌层侵犯 ≥ 50% 肌层 II/T2: 肿瘤侵犯宫颈，但未超出子宫 IIA/T2a: 肿瘤限于宫颈的腺上皮 IIB/T2b: 肿瘤累及间质结缔组织 III/T3: 肿瘤有如下局部或区域的扩展 IIIA/T3a: 肿瘤直接侵犯或转移至腹膜，或腹水或腹腔冲洗液中有癌细胞 IIIB/T3b: 肿瘤侵及或转移至阴道 IVA/T4: 肿瘤侵犯膀胱、直肠浆膜（输卵管水肿非T4） NX: 淋巴结状况无法评价 N0: 无淋巴结转移 N1/IIIC: 有盆腔或（和）腹主动脉旁淋巴结转移 M0: 无远处转移 IVB/M1: 远处转移或盆腔或（和）腹主动脉旁淋巴结以外的淋巴结转移
5年总体生存率	IA: 91% IB: 88% IC: 81% IIA: 77% IIB: 67% IIIA: 60% IIIB: 41% IIIC: 32% IVA: 5% IVB: < 5%

3. 治疗原则

分期	治疗原则
I AG1-2	● 手术→观察
I BG1	● 如无血管淋巴管累犯且年龄 < 60 →手术→观察 ● 如有血管淋巴管累犯或年龄 < 60 →手术→后装治疗
I AG3, I BG2-3	● 如无血管淋巴管累犯且年龄 < 60 →手术→观察 ● 如有血管淋巴管累犯或年龄 <60→如为根治术明确的分期→后装治疗 ● 如有血管淋巴管累犯或年龄 <60→非根治性手术分期→盆腔放疗
I CG1	● 如无血管淋巴管累犯且年龄 < 60 →手术→后装或观察 ● 如有血管淋巴管累犯或年龄 <60→如为根治术明确的分期→后装治疗 ● 如有血管淋巴管累犯或年龄 < 60 →非根治性手术分期→盆腔放疗

续表

分期	治疗原则
Ⅰ CG2	● 手术→如为根治术明确的分期→后装治疗 ● 手术→非根治性手术分期→盆腔放疗
Ⅰ CG3	● 如无血管淋巴管累犯且年龄＞60→手术→后装+盆腔放疗，如为根治手术也可考虑单纯后装 ● 如有血管淋巴管累犯或年龄＜60→手术→后装治疗+盆腔放疗，也可考虑单纯外照射，但是阴道残端需加量
Ⅱ A	● 如 G1-2 且肌层累犯＜1/2→手术→盆腔放疗或后装 ● 如 G3 且肌层累犯＜1/2→手术→盆腔放疗 ± 后装 ● 如肌层累犯＞1/2→手术→盆腔放疗±后装，G3时盆腔放疗+后装
Ⅱ B	● 手术→盆腔放疗 + 后装 ● 或术前放疗 45Gy →手术→后装（6Gy3）
Ⅲ A（仅为腹水细胞学阳性）	● 如Ⅰ AG1-2+ 细胞学阳性→手术→观察 ● 如＞Ⅰ A 或＞ G1-2+ 细胞学阳性→手术→盆腔放疗 + 后装
Ⅲ A	● 手术→盆腔放疗 + 后装，如腹膜后 LN 转移→ EFRT
Ⅲ B	● 通常不采用手术，因广切 +RT 后损伤很大 ● 盆腔放疗 + 后装，如腹膜后 LN 转移→ EFRT，常需组织间插植
Ⅲ C	● 手术→盆腔放疗+后装（低位盆腔LN+），如高位盆腔LN或腹膜后LN转移→EFRT
Ⅳ A	● EFRT++ 组织间插植；或化疗（DDP+ADM3w7）
UPSC	● 如Ⅰ-Ⅱ期→盆腔放疗+后装，如高恶可先化疗（卡铂+紫杉醇3～6周期）+盆腔放疗+后装 ● 如Ⅲ-Ⅳ期→化疗（卡铂 + 紫杉醇 3 ～ 6 个周期）+ 全腹腔 RT
无法手术切除的晚期病变	● 盆腔放疗50.4Gy（20Gy后中间铅挡）+后装至阴道表面剂量60～80Gy，盆腔内热点部位剂量54～60Gy
复发	● 术后复发患者→外照射 + 后装或组织间至 60 ～ 70Gy
肉瘤	● 手术→对 G2-3 建议术后 RT，以减少 LC

第六节　卵巢癌

一、卵巢癌国际治疗规范

1. 临床特点

- 生殖系统肿瘤死因第1位，女性肿瘤死因第4位。
- 就诊时分期：Ⅰ期26%，Ⅱ期15%，Ⅲ期42%，Ⅳ期17%。
- 老年常见，平均发病年龄63岁。
- 流行病学：肥胖、少育、促排卵药物排出、激素替代疗法、晚育、不良饮食习惯和遗传等。
- 病理：90%上皮来源，4%～8%间质，2%～4%生殖细胞来源。上皮来源者分化程度自交界瘤至未分化，浆液性占50%，宫内膜样20%，未分化15%，黏液性10%，透明细胞4%。交界瘤可出现转移，无间质浸润。
- 扩散模式：腹腔内脱落播散和血管淋巴管转移。
  - LN转移：主要盆腔和腹主动脉旁LN，腹股沟淋巴结少见。
  - 失败模式：倾向腹腔内，15%为腹腔外失败。90%复发出现于5年内。绝大多数患者死于局部病变、梗阻和腹水。
  - 预后因素：分期、分化程度和残留病灶的大小最重要，>65岁、术前腹水、3轮化疗后CA125水平大于正常、一线化疗后CA125最低值>20U/mL为次要因素。

2. 诊断要点

- 85%上皮来源的卵巢癌CA125水平上升，假阳性可出现于绝经前怀孕妇女、肌腺瘤、纤维样改变、良性囊肿、腹膜炎、肝硬化及其他原发和转移肿瘤。
- CEA：58%的Ⅲ期病变升高。
- B超下混合型囊肿高度怀疑恶性，单纯性囊肿如<4cm可观察。
- 不推荐术前经皮穿刺。

3. 分期

原发肿瘤	TX:	不能检查发现的肿瘤
	T0:	无原发肿瘤的证据
	Tis:	原位癌
	Ⅰ/T1:	肿瘤局限于卵巢（单或双侧）
	ⅠA/T1a:	肿瘤局限于一侧卵巢，包膜完整，卵巢表面未见肿瘤，腹水或冲洗液中无肿瘤细胞
	ⅠB/T1b:	肿瘤局限于双侧卵巢，包膜完整，卵巢表面未见肿瘤，腹水或冲洗液中无肿瘤细胞
	ⅠC/T1c:	肿瘤局限于卵巢，具有以下因素之一：包膜不完整，卵巢表面未见肿瘤，腹水或冲洗液中无肿瘤细胞
	Ⅱ/T2:	肿瘤累及单或双侧卵巢，已侵犯盆腔
	ⅡA/T2a:	肿瘤累及或种植于宫体表面，腹水或冲洗液中无肿瘤细胞
	ⅡB/T2b:	肿瘤累及盆腔中除子宫外的组织器官
	ⅡC/T2c:	肿瘤累及盆腔，腹水或冲洗液中发现肿瘤细胞
	Ⅲ/T3:	肿瘤侵犯范围已超出盆腔
	ⅢA/T3a:	镜下肿瘤直接侵犯或转移至盆腔外腹膜
	ⅢB/T3b:	肉眼下肿瘤直接侵犯或转移至盆腔外腹膜，大小 2cm
	ⅢC/T3c:	肉眼下肿瘤直接侵犯或转移至盆腔外腹膜，大小 > 2cm 和（或）淋巴结转移
	NX:	淋巴结状况无法评价
	N0:	无淋巴结转移
	N1/ⅢC:	有盆腔或（和）腹主动脉旁淋巴结转移
	M0:	无远处转移
	ⅣB/M1:	远处转移或盆腔或（和）腹主动脉旁淋巴结以外的淋巴结转移转移，腹膜转移结节除外
5 年总体生存率	ⅠA/B:	> 90%
	Ⅰ:	约 80%
	Ⅱ:	约 60%
	Ⅲ:	约 25%，术后无残留或微小病灶者 30% ～ 50%，大块残留 10%
	Ⅳ:	5% ～ 15%

4. 治疗原则

分期	治疗原则
ⅠA/BG1 ⅠA/BG2	● 手术→观察 ● 手术→观察 ● 或手术→紫杉醇＋卡铂 3 ～ 6 个周期化疗（GOG157）
ⅠA/BG3，ⅠC，Ⅱ	● 手术→紫杉醇＋卡铂 3 ～ 6 个周期化疗（GOG157） ● 或手术→WART（如不属化疗适应证 ＆ < 2cm 残留病灶）
Ⅲ	● 手术→紫杉醇＋卡铂 3 ～ 6 个周期化疗（GOG158） 　如 CR，观察、进入研究组、巩固化疗或 WART 　　如 PR，进一步化疗、腹化或 WART ● 或手术→WART（如不属化疗适应证 ＆ < 2cm 残留病灶） ● 如无法手术，先化疗

续表

分期	治疗原则
IV	● 采取III方法治疗腹部病变且姑息性治疗转移病变
腹部或盆腔复发	● 原方案后＞6个月，可重复原方案 ● 原方案后＞6个月，考虑换药 ● EBRT 姑息治疗 ● 其他有效的药物包括拓扑替康、脂质体阿霉素、吉西他滨、长春瑞滨、口服依托泊苷、他莫西芬、美法仑、奥沙利铂、环磷酰胺等

第七节　宫体癌和卵巢癌的中医治疗

一、辨证

1. 气滞血瘀证

症见面色晦暗，形体消瘦，少腹胀痛，神疲乏力，腹部肿块质硬固定，舌紫暗或有瘀点或瘀斑，脉细或涩。

2. 寒凝血瘀证

症见下腹肿块，按痛，热敷痛减，肢冷色青，月经后期，痛经，经色紫暗有血块，舌紫暗，苔薄白，脉沉迟而涩。

3. 痰湿凝聚证

症见体胖，乏力肢肿，胸闷腹满，月经不调，腹部有肿块，带下量多，舌体胖，苔白腻，脉濡缓或滑弦。

4. 湿热毒蕴证

症见体重困倦，腹胀有块，口干口苦不欲饮，尿黄灼热，大便干或腹泻，肛门灼热，舌红，苔厚腻，脉弦滑或濡数。

5. 气血双亏证

症见腹部隐痛，下腹有包块，面色少华或无华，精神萎靡，心悸气短，头晕目眩，消瘦纳呆，舌质淡，苔薄白，脉细弱。

6. 气阴两虚证

　　症见面色萎黄，懒言少语，气短声微，全身疲惫，精神不振，腰膝酸软，头晕目眩，耳鸣，咽干口燥或渴不多饮，五心烦热，舌淡，苔少或无苔，脉沉细。

7. 脾肾阳虚证

　　症见腹部胀满，夜间明显，面色苍白或苍黄，脘闷纳呆，懒言少语，肢冷畏寒，下肢浮肿，小便短少，大便稀溏，舌灰淡或淡黄，胖大有齿痕，苔白水滑，脉沉细无力。

二、分证论治

1. 气滞血瘀证
[治　法] 行气活血，软坚化结。
[主　方] 膈下逐瘀汤加减。
[常用药] 当归、桃仁、红花、赤芍、乳香、没药、土茯苓、乌药、香附、夏枯草、莪术、醋三棱、生牡蛎、猪苓、茯苓、黄芪。

2. 寒凝血瘀证
[治　法] 温经止痛，活血化瘀。
[主　方] 少腹逐瘀汤加减。
[常用药] 小茴香、干姜、延胡索、没药、川芎、当归、莪术、肉桂、赤芍、蒲黄、五灵脂、八月札、土茯苓、桂枝、吴茱萸、附子等。

3. 痰湿凝聚证
[治　法] 化痰除湿，行气散结。
[主　方] 二陈汤加减。
[常用药] 陈皮、半夏、土茯苓、莪术、胆南星、白芥子、木香、炒苍耳子、香附、夏枯草、青皮、山慈菇、三棱、干蟾皮、黄芪、女贞子。

4. 湿热毒蕴证
[治　法] 清热化湿，解毒散热。
[主　方] 四妙丸加减。
[常用药] 生苡仁、半枝莲、白花蛇舌草、茵陈、夏枯草、黄连、苦参、白英、车前草、土茯苓、大腹皮、鳖甲、莪术、黄柏、怀牛膝。

5. 气血双亏证

[治　法] 益气健脾，滋阴补血。

[主　方] 八珍汤加减。

[常用药] 生地、熟地、山药、补骨脂、骨碎补、当归、白芍、白术、茯苓、川芎、生牡蛎、土茯苓、穿山甲、鳖甲、黄芪、鸡血藤。

6. 气阴两虚证

[治　法] 益气健脾，滋补肾阴。

[主　方] 六味地黄丸加减。

[常用药] 熟地、生地、山药、山茱萸、茯苓、丹皮、泽泻、鳖甲、巴戟天、补骨脂、党参、黄芪、女贞子、白花蛇舌草、鸡内金、三棱。

7. 脾肾阳虚证

[治　法] 温补脾肾，利水渗湿。

[主　方] 济生肾气丸加减。

[常用药] 干地黄、杜仲、补骨脂、山药、菟丝子、桑寄生、白术、黄芪、炮附子、猪苓、茯苓、泽泻、龙葵、生苡仁、白花蛇舌草、地龙、王不留行。

第八节　宫体癌和卵巢癌常用中药经验方剂

1. 双石方

[功能主治] 温肾祛寒，破血逐瘀。主治卵巢黏液性囊腺癌。

[处方组成] 阳起石60g、云母石120g、三棱90g、莪术90g、土鳖虫90g、桃仁60g、红花60g、当归60g、赤芍60g、枳壳30g、大黄60g，共研细末，饭糊为丸，每日3次，每次18g，吞服。

2. 麝香活血方

[功能主治] 活血散结。主治卵巢黏液性囊腺癌。

[处方组成] 麝香。在局麻下，由双侧足三里穴位切开皮肤至皮下，稍做分离后，每次埋藏麝香0.1～0.3g，严密包扎伤口。以后每隔15天在足三里（双）、三阴交（双）、关元穴交替埋藏麝香1次。

3. 蛇莲地鳖汤

[功能主治] 清热解毒，疏肝理气，软坚散结。主治卵巢癌。

[处方组成] 白花蛇舌草60g、半枝莲60g、桔核15g、昆布15g、桃仁15g、地龙15g、土鳖虫9g、川楝子9g、小茴香9g、莪术12g、党参12g、红花3g、薏苡仁30g，水煎服。

第九节　　妇科恶性肿瘤治疗病案

病案 1

患者，女，56岁。

主诉：卵巢癌术后复发6月余，化疗入院。

现病史：患者因卵巢癌2009年10月20日于外院全麻下行全子宫+双附件+盆腔淋巴结清扫+大网膜切除+阑尾切除术，术后患者恢复良好。术后病理（2009-18693）示：①右卵巢低分化癌，可能来自于移行上皮，IM：Ca125（+），inhibin局灶（+），P53（+），WT1（−），caltetinin弱（+），CK部分（+），Ki67（+），vimentin弱（+）；②左卵巢未见明显异常；③双输卵管未见明确异常；④子宫肌体间种仔平滑肌瘤；⑤子宫内膜成增生期改变；⑥慢性子宫颈炎；⑦大网膜未见转移瘤；⑧陈旧性阑尾伴纤维化；⑨各组淋巴结未见转移癌（0/24）。术后于2006年10月30日、2009年11月24日、2009年12月21日、2010年1月14日、2010年2月8日、2010年3月5日予以紫杉醇300mg d1+卡铂500mg d1，化疗6个周期。2013年3月30日于外院复查B超提示盆腔偏实性包块。后行PET-CT示：盆腔直肠前上方不规则低密度影，与邻近膀胱后壁局限分界不清，PET显像可见放射性浓聚，提示局部代谢较高，可疑恶性。行放疗，2Gy/f，DT50Gy。2013年7月18日于外院复查盆腔CT提示盆腔直肠前上方不规则低密度影，右腹股沟区淋巴结肿大。2013年7月20日、2013年8月12日、2013年9月6日、2013年10月18日分别给予紫杉醇260mg d1+卡铂50mg d1，Q21化疗。

患者于化疗中出现较明显化疗反应。有饥饿感，但是却无法下咽，轻度恶心，无呕吐，腹部胀满感。

[舌　象] 舌质暗红，边缘有较多瘀斑，舌苔白而略厚，中央偏干涩，色黄，
　　　　　局部焦黄。

[脉　象] 左：寸脉沉细，关脉微弦，尺脉沉细力弱。
　　　　　右：寸脉浮而细弦；关脉微弦，偏数；尺脉沉细无力。

[证　型] 考虑心肾阴虚，肝阳上亢，脾胃素虚，胃阴有伤。治宜养血滋阴，
　　　　　疏肝理气，清热生津。方剂如下：

　　当归10g，丹参10g，白芍20g，元参15g，北沙参15g，麦冬10g，玉竹
10g，熟地黄15g，山药15g，牡丹皮10g，醋龟板10g，女贞子15g，首乌藤
10g，焦山楂10g，柏子仁15g，炒酸枣仁15g，生地黄15g，清半夏9g，炒
麦芽15g，陈皮6g，牡蛎20g，厚朴10g，党参10g，山萸肉10g，甘草6g，
生姜3g，木香6g。

　　服用中药及营养支持治疗后，患者体力及进食均明显改善，遂继续化
疗。在其后的化疗过程中患者出现明显呕吐且伴面部水肿，继续改用中药
调理。

[舌　象] 舌质淡红，边缘有瘀斑，舌苔白而略厚。

[脉　象] 左：寸脉沉细力弱，关脉滑脉，尺脉沉细偏滑。
　　　　　右：寸脉浮而无力；关脉微沉而滑；尺脉沉细见滑。

[证　型] 考虑脾肾阳虚夹湿。治宜健脾升阳。方剂如下：

　　当归10g，丹参10g，白芍10g，熟地黄15g，山药15g，牡丹皮10g，
首乌藤10g，焦山楂10g，清半夏9g，炒麦芽15g，陈皮6g，牡蛎20g，厚朴
10g，党参10g，白术15g，炙甘草6g，生姜3g，木香6g，茯苓10g，菟丝子
15g，焦神曲15g。

　　患者经中西联合调理，化疗顺利完成6个周期。

病案 2

　　患者，女，51岁。

　　患者主因月经不规则6年，阴道不规则出血4个月入院，患者于2013年
5月31日就诊外院，妇科检查发现宫颈占位，考虑宫颈癌ⅡB。行阴道镜宫
颈活检病理：（宫颈活检）鳞状细胞癌（中-低分化）。2013年6月4日、
2014年6月25日、2013年7月18日及2013年8月13日给予紫杉醇酯质体240mg
d1+顺铂100mg d1，Q21化疗4个周期。化疗后复查CT显示肿瘤有所缩小，
后予子宫颈癌放射治疗，外照射52Gy/26f/5.5w，内照射6次，总计A点剂
量82Gy，完成治疗休养。2011年11月27日入院后完善检查后给予生物治疗
1个周期，完成治疗后出院。2014年4月9日再入院完善检查化验后，核磁
共振显示宫颈增大，CT-PET也显示宫颈局部浓聚，SUV值为5.2。行宫颈局
部刮片发现异常变异细胞，考虑宫颈癌复发。给予宫颈癌姑息放疗，靶区

针对肿瘤局部，给予DT 30Gy/15f/3w，治疗计划尽量避开直肠与膀胱。同时给予对症抗炎、免疫支持治疗。治疗2周后患者出现间断便血，考虑为放射性直肠炎，对症止血、输血、营养支持治疗，化验提示重度贫血、血小板减少，对症纠正。

因为患者便血明显，最多每次出血量达300mL，因而在西医处理同时，给予中医治疗。患者面色苍白，疲倦无力，少言懒语，口唇苍白明显。

[舌　象] 舌体大，色很淡，苔薄色白。

[脉　象] 沉细，微弱。

[证　型] 患者显现亡血之证，血亏气虚。遂给予养血滋阴，收涩止血药物。方剂如下：

当归15g，白芍10g，元参10g，北沙参15g，麦冬20g，鸡血藤15g，生地黄15g，山药15g，牡丹皮10g，阿胶9g，女贞子15g，黄芪20g，党参20g，白术15g，白及10g，升麻10g，甘草9g，牡蛎20g，仙鹤草20g，白头翁20g，黄连6g，肉桂6g，知柏10g。

服用药物3天后患者出血减少，继续维持1周，出血完全停止。继续用以下药物维持患者未再出血：

当归15g，白芍10g，元参10g，北沙参15g，生地黄15g，山药15g，牡丹皮10g，阿胶9g，女贞子15g，黄芪10g，党参10g，白术15g，白及10g，升麻10g，甘草9g，牡蛎20g，仙鹤草15g，白头翁15g，黄连6g，赤石脂10g。

病案 3

患者，女，51岁。

系宫颈癌术后放化疗后半年，多有不适，几经中西医多方调理无明显缓解，遂至门诊。

患者主要症状为头部、右下腹肿胀及烧灼感，心慌伴轻度气促，腰痛，畏寒及多梦。观察患者面色黯涩无华，神情焦急。

[舌　象] 舌质暗红，薄白苔，不干。

[脉　象] 左：寸脉沉而偏细数，关脉微弦，尺脉沉而细小。
　　　　　右：脉沉数，偏无力。

[证　型] 结合症状、脉象考虑患者脾肾阳虚所致虚寒证，兼有阴分不足，肝郁上亢。方剂如下：

当归15g，丹参10g，白芍10g，元参10g，北沙参15g，麦冬10g，茯苓10g，熟地黄15g，山药15g，牡丹皮10g，醋龟板10g，女贞子15g，首乌藤10g，焦山楂10g，柏子仁15g，炒酸枣仁15g，远志15g，五味子6g，炒麦芽15g，陈皮6g，菟丝子15g，厚朴10g，火麻仁10g，肉桂6g，甘草6g，干姜3g。

经药物调理2周后，患者腹痛、心慌、腰痛及畏寒症状明显好转，但仍有失眠、便秘。考虑患者脾肾阳虚明显改善，阴分不足趋于明显，内热仍存在，所以失眠及便秘无缓解。遂调整方剂在扶阳的基础上，加强滋阴药物：

当归10g，白芍10g，元参10g，北沙参15g，麦冬20g，玉竹10g，熟地黄15g，山药15g，牡丹皮10g，醋龟板10g，女贞子15g，首乌藤10g，焦山楂10g，柏子仁15g，炒酸枣仁15g，远志15g，五味子6g，生地黄10g，菟丝子15g，厚朴10g，火麻仁10g，肉桂6g，甘草6g。

患者服用7服后所有症状均有明显改善。仍略有乏力，睡眠略差，下腹偶有隐痛。

[舌　象] 舌体偏大，舌质淡，舌尖及舌缘有红色斑点，苔薄色白。

[脉　象] 偏浮，略数，按下无力。

[证　型] 考虑仍有气血双亏，气滞血瘀征象。遂继续中药调理：

当归15g，白芍20g，元参10g，北沙参15g，麦冬20g，鸡血藤15g，熟地黄15g，山药15g，牡丹皮10g，木香9g，女贞子15g，黄芪20g，焦山楂10g，柏子仁15g，炒酸枣仁15g，元胡10g，五味子6g，党参10g，菟丝子15g，白术10g，陈皮6g，肉桂6g，甘草6g。

患者服用1个月后复查病情稳定，因患者拒绝继续化疗，遂继续给予中药治疗。以夏豆河车汤为主加减，功能主治为健脾理气，软坚散结。处方组成如下：①先服6剂：夏枯草30g，山豆根30g，车前子15g，天花粉15g，莪术9g，茜草15g，三棱9g，柴胡15g，山慈菇15，元参15g。水煎服；②续服3剂：当归15g，柴胡12g，党参20g，白术10g，白芍15g，茯苓10g，鸡内金20g，青皮10g，乌药10g，甘草9g，熟地黄15g，山药10g。

病案 4

患者，女，42岁。

患者于2009年6月无明显诱因出现阴道间断性出血，血量10～20mL，遂至专科医院就诊，行妇科检查发现宫颈菜花样肿物，4cm大小，行宫颈肿物刮取病理回报：低分化鳞癌。转至某院外科行宫颈癌根治术，术后1个月行放疗，放疗为40Gy/20f/4w，前后对穿照射。随后行化疗4个周期，化疗方案为TP（紫杉醇+顺铂）。患者于2013年5月出现左大腿疼痛，行针灸治疗无效，遂行CT-PET检查提示：宫颈癌术后，腹膜后、腹主动脉旁及左侧髂总血管多发结节及肿物，考虑淋巴结转移，邻近血管累犯，心包积液。后于该院行同步放化疗，放疗对穿照射40Gy/20f/4w，化疗给予单药紫杉醇1个周期后因反应明显未再进行。其后于附近医院服用中药调理，近半个月出现恶心、呕吐，呕吐物为胃内容物，失眠、厌食、惊悸、腹盆腔牵扯痛及腹部胀满感。观察患者面色黯涩无华，神情焦虑，疲乏体倦。

[舌　象] 舌质暗红，薄白苔。

[脉　象] 左：寸脉浮而偏数，关脉细弦，尺脉沉而细小。

　　　　　右：寸脉沉而偏弱，关脉浮大而鼓手，尺脉沉数、无力。

[证　型] 结合症状、脉象考虑患者胃肠湿瘀伴气滞血瘀。给予中药调理：

当归10g，丹参20g，白芍20g，地龙10g，木香6g，肉桂6g，熟地黄15g，山药10g，牡丹皮10g，醋龟板10g，栀子10g，百合15g，焦山楂10g，党参15g，生黄芪20g，陈皮9g，五味子6g，炒麦芽15g，延胡索6g，菟丝子15g，厚朴9g，香附10g，甘草6g，清半夏18g，生姜6g。

服用1周后，恶性、呕吐、失眠及腹腔疼痛感均减轻，但是心悸无改善。遂调整处方继续服药：

当归10g，丹参20g，白芍20g，地龙10g，木香6g，肉桂6g，熟地黄15g，山药10g，牡丹皮10g，醋龟板10g，栀子10g，百合15g，焦山楂10g，党参15g，生黄芪20g，陈皮9g，五味子6g，炒麦芽15g，延胡索6g，菟丝子15g，厚朴9g，香附10g，甘草6g，清半夏9g，生姜6g，豆蔻10g，茯苓10g，桔梗20g，苦杏仁10g，柴胡6g，盐杜仲20g，鸡内金20g，没药6g，龙骨15g，白术10g。

服用10天后，患者所有症状均明显改善，进食已恢复正常。检查各项指标正常后给予化疗，方案为GP（吉西他滨+卡铂）。化疗期间同时服用中药。方剂如下：

当归10g，丹参20g，白芍20g，地龙10g，山萸肉10g，木香10g，肉桂3g，熟地黄15g，山药10g，牡丹皮10g，醋龟板10g，党参10g，生黄芪20g，陈皮9g，五味子6g，炒麦芽15g，延胡索6g，菟丝子15g，厚朴9g，香附10g，炙甘草6g，清半夏9g，干姜6g，豆蔻10g，盐杜仲20g，龙眼肉20g，鸡内金20g，龙骨15g，白术10g，地骨皮10g，补骨脂15g，焦山楂20g，枳壳10g，枳实10g，黄连6g。

第十章 乳腺癌

第一节 乳腺癌国际治疗规范

1. 临床特点

- 女性最常见的恶性肿瘤。
- 年龄是最需关注的，包括与年龄相关的初次月经年龄、初孕年龄、绝经和家族史。
- 过多使用外源性雌激素可增加乳腺癌患病率。
- 约10%乳腺癌系生殖细胞突变所致，BRCA1突变患乳腺癌概率为36%～56%。
- 腋淋巴结状态是最重要预后因素。
- 导管原位癌占乳腺癌的15%～20%，预后因素包括肿瘤大小、边缘、分化程度、坏死及年龄。
- 浸润性小叶癌最常见，易出现多中心、双侧病灶。
- 年轻患者、切缘阳性、淋巴系统累犯及分化较差与局部失败相关。

2. 分期

原发肿瘤	Tis:	原位癌
	Tis (DCIS):	原位导管癌
	Tis (LCIS):	原位小叶癌
	T1:	≤ 2cm
	Timic:	微浸润 ≤ 0.1cm
	T1a:	浸润 0.1cm < T ≤ 0.5cm
	T1b:	浸润 0.5cm < T ≤ 1cm
	T1c:	浸润 1cm < T ≤ 2cm
	T2:	2cm < T ≤ 5cm
	T3:	T > 5cm
	T4:	不论大小侵犯胸壁或皮肤

续表

区域淋巴结	N0:	未发现转移
	N1:	同侧腋窝活动的转移性淋巴结
	N2:	同侧腋窝融合或固定的淋巴结转移，或无明确腋窝淋巴结转移情况下有内乳淋巴结转移
	N3:	同侧锁骨上、下淋巴结转移，或同时有腋窝及内乳区淋巴结转移
病理学淋巴结分期	N0:	未发现转移
	N1:	腋窝和（或）内乳区淋巴结（显微镜下转移，但是临床不明显）1～3个
	N2:	同侧腋窝淋巴结转移4～9个，或无明确腋窝淋巴结转移情况下有内乳淋巴结转移
	N3:	腋窝淋巴结转移10个及以上，或同侧锁骨上、下淋巴结转移，或同时有腋窝及内乳区淋巴结转移
远处转移	M0:	未发现转移
	M1:	远处转移

临床分期及预后

分期		5年生存率（%）	
0:	TisN0M0	0:	100
I:	T1N0M0	I:	98
ⅡA:	T2N0M0，T1N1M0	ⅡA:	88
ⅡB:	T3N1M0，T2N1M0	ⅡB:	76
ⅢA:	T3N1M0，T1-3N2M0	ⅢA:	56
ⅢB:	T4N0-2M0	ⅢB:	49
ⅢC:	任意 TN3M0		
Ⅳ:	任意T，任意N，M1	Ⅳ:	16

3. 治疗原则

病期	治疗原则
DCIS	● 保乳治疗：区段切除±放疗。为减少复发率，一般推荐对所有患者行术后全乳放疗。如为单发小肿瘤如局部广切术后，也可考虑不加放疗 ● 或者对多处钙化或多中心病灶，或切缘持续阳性，可采用全乳切除 ● ER＋或者考虑加 TAM
LCIS	● 密切观察±TAM ● 对年轻患者，且有明显遗传学异常，也可考虑预防性双乳切除
I－ⅡB（T1-2N0-1）	● 保乳手术+前哨淋巴结活检（或腋下淋巴结清扫）+放疗 ● 对大于70岁，T1N0 ER+，也可考虑放疗+激素治疗 ● 或乳腺仿根治术±放疗 ● 根据术后病理及免疫组化、分子生物学检测给予相应的化疗、内分泌治疗及靶向治疗

续表

病期	治疗原则
Ⅱ B（T3N0）和Ⅲ A	● 新辅助化疗，然后保乳手术或仿根治术+腋下淋巴结清扫+放疗 ● 根据术后病理及免疫组化、分子生物学检测给予相应的化疗、内分泌治疗及靶向治疗
Ⅲ B- Ⅲ C	● 新辅助化疗，然后保乳手术或仿根治术+腋下淋巴结清扫+放疗 ● 根据术后病理及免疫组化、分子生物学检测给予相应的化疗、内分泌治疗及靶向治疗
Ⅳ期	● 根据病理及免疫组化、分子生物学检测给予相应的化疗、内分泌治疗及靶向治疗。骨转移加磷酸盐药物，可加姑息性放疗

第二节　乳腺癌的中医治疗

一、辨证

1. 肝郁气滞证

症见乳房肿块，时觉胀痛，情绪忧郁或急躁，心烦易怒，苔薄白或薄黄，脉弦涩。

2. 热毒蕴结证

症见乳房肿块，增大较快，疼痛，表皮红肿，甚则溃烂、恶臭，或发热，心烦口干，便秘，小便短赤，舌暗红或鲜红，有瘀斑，苔黄腻，脉浮数。

3. 冲任失调证

症见乳房肿块，月经前胀痛明显，或月经不调，腰腿酸软，烦劳体倦，五心烦热，口干咽燥，舌淡，苔少，脉细无力。

4. 气血双亏证

症见乳房肿块，神体疲乏，头晕目眩，气短乏力，面色苍白，消瘦纳呆，舌淡，脉沉细无力。

5. 脾胃虚弱证

症见乳腺肿块，时时胀痛，纳呆或腹胀，便溏或便秘，舌淡，苔白腻，脉细弱。

6. 肝肾阴虚证

症见乳腺肿块，头晕目眩，腰膝酸软，目涩梦多，咽干口燥，大便干结，月经紊乱或停经，舌红，苔少，脉细数。

二、分证论治

1. 肝郁气滞症

[治　法] 疏肝理气，化痰散结。

[主　方] 逍遥散加减。

[常用药] 柴胡、白芍、瓜蒌、茯苓、白术、郁金、夏枯草、败酱草、赤芍、鸡内金、胆南星、枳壳、木香、白花蛇舌草、丝瓜络、香附、皂角刺、浙贝。

2. 热毒蕴结证

[治　法] 清热解毒，活血化瘀。

[主　方] 五味解毒饮合桃红四物汤加减。

[常用药] 银花、桃仁、红花、赤芍、菊花、蒲公英、紫花地丁、连翘、黄芩、山慈菇、重楼、败酱草、苦参、生地、连翘、夏枯草、半枝莲、白花蛇舌草、皂角刺。

3. 冲任失调证

[治　法] 调理冲任，补益肝肾。

[主　方] 青栀四物汤加减。

[常用药] 青皮、栀子、当归、生地、白芍、川芎、香附、女贞子、龟板、菟丝子、枸杞子。

4. 气血双亏证

[治　法] 益气养血，解毒散结。

[主　方] 益气养荣汤加减。

[常用药] 党参、白术、茯苓、炙甘草、陈皮、川芎、熟地、白芍、黄芪、丹参、白花蛇舌草、蚤休、香附、鹿角霜。

5. 脾胃虚弱证

[治　法] 健脾和胃理气。

[主　方] 六君子汤加减。

[常用药] 党参、白术、茯苓、甘草、陈皮、半夏、鸡内金、麦芽。

6. 肝肾阴虚证

[治　法] 滋补肝肾。

[主　方] 一贯煎合杞菊地黄丸加减。

[常用药] 枸杞子、麦冬、沙参、黄精、熟地、女贞子、山茱萸、冬虫夏草、菊花。

第三节　乳腺癌常用中药经验方剂

1. 公英汤

[功能主治] 益气活血，清热解毒。主治乳腺癌。

[处方组成] 蒲公英10g、瓜蒌60g、甲珠6g、地丁10g、夏枯草15g、银花15g、当归30g、黄芪15g、天花粉6g、白芷15g、桔梗15g、赤芍6g、薤白头15g、远志10g、官桂10g，甘草6g，水煎服。

2. 牛黄消肿方

[功能主治] 清热解毒，化瘀散结。主治乳腺癌。

[处方组成] 人工牛黄10g、制乳香15g、制没药15g、海龙15g、黄芪30g、山慈菇30g、香橼30g、炒三仙30g、夏枯草60g、三七粉60g、首乌60g、薏苡仁60g、紫花地丁60g、莪术60g、仙灵脾60g，研细末，水泛为丸，每次3g，每日2次。

3. 核桃三七方

[功能主治] 消肿散结，拔毒止痛。主治乳腺癌。

[处方组成] 青核桃枝1500g、参三七1500g、甘遂2500g、生草1500g，加水15L，中火煎熬，煎至药渣无味，滤液去渣，用铜锅浓缩收膏。盛瓷器内，加冰片少许，密封高压消毒。用时以布剪成圆形，涂膏贴于患处，胶布固定，48小时换药1次。

4. 海藻贞银汤

[功能主治] 益气活血，清热解毒。主治乳腺癌。

[处方组成] 海藻30g、海带30g、女贞子15g、金银花15g、茯苓12g、太子参9g、枸杞子12g、决明子30g、丹参15g、川石斛12g、陈皮15g、熟地15g，水煎服。

5. 王猫软化汤

[功能主治] 活血化瘀，清热解毒。主治乳腺癌。

[处方组成] 王不留行30g、猫眼草30g、金银花30g、玉枢丹12g、冰片0.6g，制成浸膏，日服4次。

6. 马钱蜂房方

[功能主治] 活血化瘀，通经散结。主治乳腺癌。

[处方组成] 马钱子0.1g、活蜗牛0.5g、蜈蚣1.5g、露蜂房0.5g、全蝎0.3g、乳香0.1g（以上为一日量），研细末，水泛为丸，分3次口服。

7. 乳疡无忧方

[功能主治] 活血理气，软坚散结。主治乳腺癌。

[处方组成] 全瓜蒌150g、生地黄150g、土贝母120g、生香附120g、煅牡蛎120g、漏芦90g、白芥子90g、野茯苓90g、炒麦芽99g、王不留行60g、制半夏60g、全当归60g、福橘叶60g、炒白芍60g、小青皮60g、炮山甲30g、广陈皮60g、潼木通30g、川抚芎30g、西粉草30g，共研细末，蒲公英60g、香连翘60g，煎汤代水泛为丸。每日服3次，每次6g。

8. 慈菇金盘汤

[功能主治] 益气活血，软坚散结。主治乳腺癌。

[处方组成] 八角金盘12g、露蜂房12g、山慈菇30g、石见穿30g、八月札30g、皂角刺30g、黄芪15g、丹参15g、赤芍15g，水煎服。

9. 芪甲蠲岩汤

[功能主治] 行气活血，清热解毒。主治乳腺癌。

[处方组成] 黄芪60g、茯苓15g、延胡15g、当归30g、大芸30g、山甲9g、乳香9g、露蜂房9g、七叶一枝花9g、蛇衣9g、蜈蚣5g、参三七3g、五灵脂12g、生牡蛎30g、夏枯草10g、金果榄9g，水煎服。

10. 五虎下川汤

[功能主治] 活血祛瘀，消肿止痛。主治乳腺癌。

[处方组成] 全蝎12g、蜈蚣12g、生穿山甲15g、净僵蚕24g、生军30g、柴胡12g、白芍9g、木香9g、香乳12g、没药12g、山栀12g、青皮9g、陈皮9g、连翘12g、橘红9g、川贝母12g、赤芍12g、丹皮6g、蒲公英30g、银花15g、生甘草5g，水煎服。

11. 双甲二白汤
[功能主治] 化痰软坚，活血通络，解毒消肿。主治乳腺癌。
[处方组成] 穿山甲12g、制鳖甲12g、夏枯草30g、海藻30g、望江南30g、野菊花30g、白花蛇舌草30g、白毛藤30g、紫丹参30g、全瓜蒌30g、牡蛎30g、昆布15g、淮山药15g、南沙参12g、王不留行12g、蜂房12g、桃仁9g，水煎服。同时小金丸10粒（吞服）。

12. 天漏汤
[功能主治] 解毒清热，止痛消瘤。主治乳腺癌。
[处方组成] 漏芦15g、天葵子30g、八角莲9g、芸苔子30g、地鳖虫9g、白蔹9g、金雀花9g、木莲30g，水煎服。

13. 二丹汤
[功能主治] 养血活血，化痰消咳软坚。主治乳腺癌。
[处方组成] 当归45g、夏枯草45g、橘核12g、白芷9g、僵蚕6g、丹皮6g、丹参15g、爵床草30g，水煎服，或用酒炖服。

第四节 乳腺癌治疗病案

病案 1

患者，女，45岁。

主诉：胸背痛2个月入院。

现病史：患者2011年12月26日于当地医院行左乳肿物切除术，术后冰冻示左乳癌，在全麻下行左乳癌改良根治术。术后病理（27390：左）乳腺浸润性导管癌组织学Ⅰ～Ⅳ级，脂肪浸润（+），淋巴管（-）；乳头（-），乳外下局灶呈导管内癌；乳内上、下（-），乳外上（-）；

区域淋巴结：肌间淋巴结（0/1），夜间淋巴结（0/2），腋窝淋巴结（0/13），pT1N0MX。术后辅助化疗6个周期，方案为多西他赛120mg+吡柔比星60mg+环磷酰胺800mg，出院后定期复查。至2013年3月4日复查胸部CT检查：提示双肺上叶结节，2013年3月13日再次复查胸部CT提示双上肺淡薄结节，考虑肺内转移；纵隔多处淋巴结增大。未予放化疗。2013年9月11日患者出现胸背痛，复查胸部CT提示双肺转移瘤（左肺上叶病灶较前进展）；纵隔淋巴结转移；胸椎转移瘤。2013年10月9日入院后完善检查，全身骨现象提示多发骨转移，腹部CT提示多发肝转移；双肾上腺转移，化验未见化疗禁忌。2013年10月16日给予NP+希罗达方案化疗1个周期，配合唑来膦酸抑制骨破坏，对症保肝、免疫支持治疗，完成治疗出院。现为进一步治疗入院，入院后间断胸背痛，呈刺痛，左乳腺缺如，左胸壁可触及质硬结节，活动度欠佳，边界欠佳。PS评分：5分，无咳嗽咳痰，无恶心呕吐，食欲尚可，睡眠欠佳，大小便如常。诊断：①左乳腺癌术后多发转移；②双肺多发转移；③多发骨转移；④多发肝转移。

患者身体状态较差，PS评分为2，已不适于化疗，用中药进行调理。

[症　状]　疼痛、乏力、呼吸急促，无力，睡眠差，咳嗽，食欲差3天，自觉手脚发热。

[舌　象]　舌尖红，舌质偏红，舌苔厚，舌润不干。

[脉　象]　右寸似有似无，儒脉样，数，急，脉象右关数，沉。
　　　　　左寸数、稍沉。

[证　型]　肝郁阳亢，血亏脾虚气少。方剂如下：

玄参10g，北沙参10g，当归15g，白芍10g，地骨皮10g，制何首乌10g，山药15g，生地黄10g，熟地黄10g，川芎10g，鸡血藤10g，茯苓10g，白术10g，甘草6g，陈皮6g，青蒿10g。

患者服用中药1周后，疼痛、乏力、呼吸急促好转，但仍有夜间发热、出汗、无力、面色苍白、厌食。

[舌　象]　舌质绛红色

[脉　象]　右：寸脉无力、偏浮、数；关脉鼓手、偏细；尺脉数、力乏。
　　　　　左：寸脉偏浮、无力、数；关脉浮、数、偏沉；尺脉数、力乏。

[证　型]　气血双亏，阴虚内热，气滞血瘀。方剂如下：

黄芪20g，当归10g，白芍10g，白术15，甘草5g，阿胶6g，玄参10g，北沙参10g，麦冬10g，鳖甲10g，柴胡9g，熟地黄10g，山药10g，牡蛎20g，炒麦芽15g，焦山楂15g，焦六神曲15g，木香6g，陈皮6g，厚朴6g，青蒿20g，地骨皮10g，半枝莲15g。

患者经中药调理后身体状态改善，遂继续给予化疗，单药卡培他滨（1.0g/m² d1-14）。化疗后疼痛、睡眠可，呼吸不畅，咳嗽、咯血丝，有时心慌、气短，进食可，化疗后乏力明显。

[舌　象] 偏红，舌尖红，舌边与红瘀点，舌苔厚，微黄，发干。

[脉　象] 右：寸脉压下时有时无；关脉偏玄；尺脉弛而缓。

　　　　　左：寸脉偏细，偏急。

[证　型] 肺胃双亏（呕吐与乏力），肠内有瘀热，兼有气滞血瘀。方剂如下：

　　玉竹10g，玄参10g，沙参10g，麦冬10g，鳖甲10g，当归10g，白芍10g，何首乌10g，山药10g，熟地黄10g，菟丝子15g，丹皮10g，木香6g，厚朴6g，枳实6g，地龙10g，白花蛇舌草30g，茯苓10g，甘草6g。

　　后期患者症状加重，停止化疗，继续用中药调理。

[症　状] 汗多（头部），面色苍白，乏力，头昏，卧床多，懒怠，大便干燥，面部浮肿，时常有憋气，白痰，有痰鸣。

[舌　象] 暗红，舌尖红，厚白苔，有水泽，不干，微黄。

[脉　象] 左：寸脉浮、数、急、鼓手；关脉沉、鼓手、滑脉样；尺脉沉、鼓手、滑脉样。

　　　　　右：寸脉浮、数、急、滑脉；关脉鼓手；尺脉沉、细、弦。

[证　型] 气血双亏，脾肾阳虚。方剂如下：

　　丹参10g，当归10g，玄参15g，北沙参15g，白芍10g，川芎10g，黄连6g，黄芩10g，地骨皮10g，清半夏9g，茯苓10g，炙甘草6g，桑白皮10g，陈皮6g，厚朴6g，木香6g，阿胶6g，黄芩10g，白术12g，菟丝子15g，熟地黄10g，山药10g，何首乌10g，黄芪20g，肉桂6g。

病案 2

　　患者，女，53岁。乳腺癌肝转移反复放化疗后。

　　患者主因发现左乳肿物半年，逐渐增大，且发现腋下结节2个月，于2008年10月至医院就诊，行乳腺肿物针吸活检回报：中低分化腺癌，ER和PR阴性。行胸部及上腹部平扫及强化CT检查显示左乳肿物位于外下象限，5cm大小并累犯乳腺皮肤及胸壁，腋下及左锁骨上多发淋巴结肿大并融合成团，肝脏多发转移病灶，最大4cm。诊断为晚期乳腺癌（T4N3M1）。

　　患者因病期较晚无法手术，因而先行化疗，采用TA方案（多西他赛75mg/m^2 d1，E-ADM 50mg/m^2 d1），化疗6个周期后复查CT，显示肿瘤（原发灶+淋巴及肝脏转移灶）几近消失。给予乳腺、腋下及锁骨上淋巴结区和肝脏转移灶放疗，剂量在54～64Gy间，放疗后复查CT肿瘤完全消失。

　　2012年10月复查时发现肝脏出现3个新病灶（经与原CT对照，非复发，系新出现的转移灶），考虑与上一次治疗间隔4年，遂仍给予TA方案化疗，2个周期后复查肿瘤略有增大，考虑不敏感。换用NP方案化疗（NVB+卡铂），化疗6个周期，复查肿瘤近完全消失。然后针对病灶局部继续放疗DT54Gy。

　　2013年11月复查时发现肝脏又出现2个新病灶，采用GP方案化疗（吉西他滨+顺铂）6个周期，复查肿瘤完全消失。

　　因患者经多程化疗，化疗结束后患者自觉症状较多，如严重乏力、头昏、纳差，无腹胀，大便可，畏寒、反酸，不出汗。面色苍白呈黄色。

[舌　象] 舌偏淡，舌苔厚白，不干。

[脉　象] 左：寸脉、关脉、尺脉为沉、紧脉。

　　　　　右：关脉微沉，尺脉偏浮、数。

[证　型] 脾虚肾亏兼有寒。给予处方：

　　党参15g，白术10g，清半夏10g，陈皮10g，菟丝子10g，熟地黄10g，山药10g，干姜6，炒谷芽10g，焦六神曲15g，白芍15g，牡丹皮10g。

　　服用2周后，患者症状有所改善。观察患者面色仍黯涩无华，神情焦急。

[舌　象] 舌质暗红，薄白苔，不干。

[脉　象] 左：寸脉沉而偏细数，关脉微弦，尺脉沉而细小。

　　　　　右：寸脉象沉数，偏无力。

[证　型] 脾肾阳虚所致虚寒证，兼有阴分不足，肝郁上亢。给予处方：

　　当归10g，丹参15g，白芍15g，元参15g，北沙参15g，麦冬10g，茯苓10g，熟地黄15g，山药10g，牡丹皮10g，醋龟板10g，炒蒺藜15g，首乌藤10g，焦山楂10g，鸡内金15g，炒酸枣仁15g，炒麦芽15g，陈皮6g，菟丝子15g，厚朴10g，火麻仁10g，肉桂6g，甘草6g，干姜3g，夏枯草15g。

　　服用中药半个月后，患者大多数症状均明显改善。遂改方剂如下继续调理。患者半年后全面复查未见复发与转移。方剂如下：

　　郁金10g，丹参15g，白芍10g，元参15g，茯苓10g，熟地黄15g，山药10g，山慈菇15g，醋鳖甲10g，炒蒺藜15g，败酱草15g，焦山楂10g，鸡内金15g，炒酸枣仁15g，炒麦芽15g，陈皮6g，菟丝子15g，厚朴10g，肉桂6g，甘草6g，木香9g，夏枯草15g。

　　患者经过化疗后肿瘤在2015年1月复查时未见复发转移迹象，继续给予软坚化结清热解毒中药服用至今。

第十一章　膀胱癌

第一节　膀胱癌国际治疗规范

1. 临床特点

- 病因学：吸烟、napthylamines, benzidines, amino biphenyl和细胞毒性物质的接触，辐射等。
- 淋巴引流途径：三个途径（前方、后方和三角区），前后方向淋巴管引流至髂内和髂总淋巴结区，膀胱三角区淋巴管引流至髂内淋巴链。
- 肿瘤倾向于多中心。
- 移行细胞癌（TCC）占90%以上，TCC伴有鳞状或结节样病理特征者与TCC表现一样；腺癌占1%～2%。
- 最常见的发病部位为膀胱三角＞侧及后壁＞膀胱颈。
- 75%患者的首发症状为肉眼或镜下血尿，25%为膀胱刺激症状。
- 淋巴转移率为20%，其中T1为5%，T2-T3a为30%，T3b为64%，T4为50%。
- DM：诊断时远地转移率为8%，主要为肺、骨和肝。

2. 临床分期

原发肿瘤	TX:	不能检查发现的肿瘤
	T0:	无原发肿瘤的证据
	Ta:	非浸润性乳头状癌
	Tis:	原位癌
	T1:	肿瘤侵犯黏膜下组织
	T2:	肿瘤侵犯肌层
	T2a:	浅肌层累犯
	T2b:	深肌层累犯
	T3:	侵出膀胱
	T3a:	镜下侵出膀胱
	T3b:	肉眼侵出膀胱
	T4:	固定或累及相邻结构
	T4a:	累及前列腺、尿道或阴道
	T4b:	累及盆壁、腹壁

续表

区域淋巴结转移	N1:	孤立淋巴结，位于下腹、闭孔、髂外或骶前
	N2:	多发淋巴结，位于下腹、闭孔、髂外或骶前
	N3:	髂总淋巴结转移
远地转移	M0:	无远处转移
	M1:	远处转移
分期	0a:	TaN0M0
	0is:	TisN0M0
	I:	T1N0M0
	II:	T2N0M0
	III:	T3N0M0, T4AN0M0
	IV:	T4bN0M0；任意TN1-3M0；任意T，任意N，M1

3. 治疗原则

分期	治疗原则
早期无肌层累犯（Ta，Tis，T1）	● 经尿道电切→复发率30% ● 辅助治疗的指征：持续尿细胞学阳性，多中心病灶，分化程度 II / III，Tis，T1 或次全切除 ● 经尿道电切+BCG×6周（或MMC、ADM） ● 如BCG治疗病变持续6个月→换用其他药物+BCG×3周（6个月1个周期×2年） ● 如病变持续1年以上或多次复发→根治性全膀胱切除术，也可考虑放疗（耐受性是问题）
有肌层累犯	● 可选择的治疗模式：全膀胱切除术、部分膀胱切除术或同步放化疗的保留膀胱治疗 ● 位于膀胱顶且无CIS→可采用部分膀胱切除术 ● 单一病灶的T2-T3a，<5cm，无肾盂和输尿管积水，初始膀胱功能良好，肉眼下切除完全→选择保留膀胱的治疗方式。5年OS为50%～60%，40%～50%患者膀胱功能良好。采用同步放化疗后达CR的患者，有60%无复发 ● 多灶性T2-T3a，T3b-T4，有肾盂和输尿管积水者→次全切除±RT ● T3b-T4 →考虑术前化疗 + 全膀胱切除 + 淋巴清扫术 + 辅助放化疗
局部复发	● 膀胱癌术后复发→顺铂+RT（盆腔40～50Gy，侧盆壁50～54Gy，复发区60～64Gy） ● 10%～20% 同步放化疗后 CR 患者会复发→手术
膀胱功能保留的治疗方式	● 最大可能的经尿道电切→同步放化疗（DDP+40Gy）→4周后膀胱镜+细胞学，如CR则局部加量24Gy（同步化疗）→4周后再次膀胱镜+活检，如CR则辅助化疗；如未达CR或同步放化疗后残留→手术
根治术	● 全膀胱切除+膀胱周围组织+部分输尿管+（前列腺、精囊腺 / 子宫、输卵管、卵巢和阴道前壁） ● 根治术后局部复发率：T2-T3a 5%～10%，T3b-T4 30%～50% ● 如手术切缘阳性，可行术后化疗或术后同步放化疗。术后放疗的胃肠道反应率在20%～40% ● T2-T3a术后通常不建议行术后放疗，T3b-T4建议术后放疗 ● 根治术前的有到化疗可提高5年生存率5%

第二节　膀胱癌的中医治疗

一、辨证

1. 湿热证

症见血尿、尿频、尿急、尿痛，腰酸背痛，下肢浮肿，伴心烦口渴，夜寐不安，纳呆食少，舌质红，苔黄腻，脉滑数或弦数。

2. 瘀血证

症见尿中夹血块，排尿困难或闭塞不通，小腹坠痛，下腹可触及肿块，舌暗红，有瘀点或瘀斑，脉沉细发涩。

3. 瘀毒蕴结证

症见血尿，尿混浊，尿中夹血块、鱼肉样肉屑，有腥臭味，排尿困难或闭塞不通，小腹坠胀疼痛，可触及肿块，舌暗红，有瘀点或瘀斑，苔黄或黄腻，脉沉细或沉细数。

4. 脾肾双亏证

症见间歇性、无痛性尿血，腰酸背痛，神疲乏力，畏寒肢冷，伴纳呆食少，腹胀便溏，双下肢浮肿，舌淡红，苔薄白，脉沉细无力或沉缓。

5. 肝肾阴虚证

症见无痛性肉眼血尿，口干口渴，五心烦热，头晕耳鸣，腰膝酸软，消瘦，舌质红，少苔，脉细数。

6. 阴虚火旺证

症见持续性肉眼血尿，量多，色鲜红，口干舌燥，口渴欲饮，午后潮热或高热不退，头晕耳鸣，腰膝酸软，消瘦便干，舌光红无苔，脉细数。

二、分证论治

1. 湿热证
[治　法] 清利热湿。
[主　方] 八正散加减。
[常用药] 车前子、木通、萹蓄、滑石、瞿麦、栀子、百合、泽泻、败酱草、茯苓、大黄、甘草、灯心草、蒲公英、白茅草、小蓟等。

2. 瘀血证
[治　法] 活血化瘀。
[主　方] 桃红四物汤加减。
[常用药] 桃仁、红花、川芎、当归、白芍、赤芍、熟地、三七粉、丹参、仙鹤草等。

3. 瘀毒蕴结证
[治　法] 清热解毒，通淋散结。
[主　方] 海金砂散合白茅根汤加味。
[常用药] 海金砂、车前子、知母、泽泻、灯心草、白茅草、土茯苓、龙葵、蛇莓、白英、苦参、大青叶、蒲公英等。

4. 脾肾双亏证
[治　法] 温补脾肾。
[主　方] 四君子汤合加味肾气丸加减。
[常用药] 党参、白术、茯苓、炙甘草、熟地、山茱萸、山药、丹皮、泽泻、制附子、肉桂、菟丝子、枸杞子、川牛膝、车前子、川断、续断、血余炭、炒扁豆等。

5. 肝肾阴虚证
[治　法] 滋补肝肾。
[主　方] 六味地黄丸合二至丸加减。
[常用药] 熟地、生地、麦冬、西洋参、山茱萸、山药、茯苓、泽泻、丹皮、女贞子、墨旱莲、地骨皮、白茅根等。

6. 阴虚火旺证
[治　法] 滋阴降火。
[主　方] 知柏地黄汤加减。
[常用药] 知母、黄柏、生地、熟地、女贞子、山茱萸、山药、茯苓、丹皮、泽泻、芙蓉叶、麦冬、大蓟、小蓟、侧柏叶、白茅根等。

第三节 膀胱癌常用中药经验方剂

1. 龙蛇羊泉汤
[功能主治] 清热解毒。主治膀胱癌。
[处方组成] 龙葵30g、白英30g、蛇莓15g、海金砂9g、土茯苓30g、灯芯草9g、威灵脂9g、白花蛇舌草30g，水煎服。

2. 莲蓟地花汤
[功能主治] 清热利尿，凉血止血。主治膀胱癌。
[处方组成] 半枝莲30g、大蓟30g、小蓟30g、六一散（包）30g、五苓散15g、蒲黄炭15g、藕节炭15g、贯仲炭15g、知母9g、黄柏9g、生地12g、车前子（包）30g、槐花15g，水煎服。

3. 寄生猪苓汤
[功能主治] 补肾解毒，清热利尿。主治膀胱癌。
[处方组成] 沙苑子15g、山慈菇15g、桑寄生30g、猪苓30g、白花蛇舌草30g，水煎服。

4. 蜀葵汤
[功能主治] 利尿通淋，清热凉血。主治膀胱癌。
[处方组成] 干蜀葵40g，水煎服。

5. 知柏银蓟汤
[功能主治] 滋阴解毒，利尿利湿。主治膀胱癌。
[处方组成] 知母9g、黄柏6g、大蓟9g、小蓟9g、生地12g、蒲黄炭9g、泽泻9g、银花9g、山萸肉3g，水煎服。琥珀末1.5g，吞服。

6. 三金汤
[功能主治] 清热利湿，活血化瘀。主治膀胱癌。
[处方组成] 金钱草60g、海金砂30g、鸡内金20g、石苇12g、冬葵子12g、滑石25g、瞿麦20g、萹蓄20g、赤芍15g、木通12g、泽兰12g、甘草梢10g，水煎服。

7. 三蛇解毒汤

[功能主治] 清热解毒，消瘀散结。主治膀胱癌。

[处方组成] 白花蛇舌草30g、龙葵30g、白英30g、土茯苓30g、蛇莓30g、蛇六谷30g、土大黄30g，水煎服。

8. 僵蚕软坚汤

[功能主治] 化痰软坚，散瘀消积，清热解毒。主治膀胱癌。

[处方组成] 生牡蛎60g、昆布15g、海藻15g、土木鳖5g、僵蚕15g、炮甲片10g、山慈菇12g、半枝莲20g，水煎服。

9. 解毒利湿汤

[功能主治] 清热解毒，利湿攻癌。主治膀胱癌。

[处方组成] 瞿麦15g、萹蓄15g、石苇30g、黄柏9g、车前子30g、山豆根12g、滑石30g、金钱草30g、苦参9g、赤小豆30g、白茅根30g、木通9g、竹叶9g，水煎服。

10. 象牙莲蓟汤

[功能主治] 滋阴清热，解毒止血。主治膀胱癌。

[处方组成] 生地12g、知母12g、黄柏12g、木莲15g、蒲黄炭12g、半枝莲30g、七叶一枝花30g、大蓟12g、小蓟12g、象牙屑12g、蒲公英30g、车前子30g，水煎服。

第十二章 肾 癌

第一节 肾癌国际治疗规范

1. 临床特点

- 占恶性肿瘤的3%左右。
- 男:女=1.5:1。
- 常见于50～70岁,70岁左右最常见。
- 95%影像学诊断:特点为实性肿块、血运丰富。
- 诊断时30%患者有转移,最终有50%以上的患者有转移(肺、肝、骨、远地淋巴结、肾上腺、脑、对侧肾和软组织)。
- 诊断时分期为最重要的预后因素。
- 病理以腺癌为主,其中包括透明细胞(85%)、颗粒细胞、肉瘤样(1%～6%,预后差)。
- 流行病因素:环境因素(cadmium、asbestos、petrols)、吸烟、肥胖、高脂饮食、先天性囊性肾病。
- Von Hippel-Lindau disease:自体显性遗传性疾病,3p丢失,70%可能发生RCC。
- 与淋巴瘤的发生可能相关。
- 对传统化疗有效率低(6%～7%),免疫治疗有效率略高(10%～15%)。

2. 分期

原发肿瘤	TX:	不能检查发现的肿瘤
	T0:	无原发肿瘤的证据
	T1:	肿瘤局限于肾脏，＜7cm
	T1a:	肿瘤＜4cm
	T1b:	肿瘤＞4cm，＜7cm
	T2:	肿瘤＞7cm，局限于肾脏
	T2a:	肿瘤＞7cm，≤10cm
	T2b:	肿瘤＞10cm
	T3:	肿瘤侵及大静脉、肾上腺、肾周脂肪囊，但未超出 Gerota 筋膜
	T3a:	肿瘤直接侵至肾上腺、肾周脂肪囊，但未超出 Gerota 筋膜
	T3b:	大体可见肿瘤延伸入肾静脉及其分支或隔下下腔静脉
	T3c:	大体肿瘤延伸至隔上下腔静脉或直接侵犯下腔静脉管壁
	T4:	超出 Gerota 筋膜
区域淋巴结转移	N1:	孤立淋巴结
	N2:	多发淋巴结
远地转移	M0:	无远处转移
	M1:	远处转移
分期	0:	TisN0M0
	I:	T1N0M0
	II:	T2N0M0
	III:	T3N0M0，T1-3N1M0
	IV:	T4 任意 NM0；任意 TN2M0；任意 T，任意 N，M1
5 年 OS	I:	85%～90%
	II:	65%～85%
	III:	40%～60%
	IV:	30%：只有一处转移灶
		10%：大于一处转移灶

3. 治疗原则

分期	治疗原则
I-III	肾癌根治术 ● 开腹术，目前腹腔镜手术应用普及；如有可能尽可能肾部分切除、保留部分肾脏的手术 ● 约75%患者可保留肾上腺 辅助化疗无明确价值 术后辅助放疗价值有争议，回顾性研究显示以下患者建议行术后放疗 ● 手术切缘阳性 ● 局部晚期病变：肾周脂肪囊受侵、肾上腺受侵犯，单纯延伸入肾静脉不增加复发机会 ● 淋巴结转移 ● 肿瘤局部无法切除

续表

分期	治疗原则
IV	减瘤术：减瘤手术＋干扰素比单一干扰素治疗生存期有所延长 全身治疗 ● 临床试验 ● 免疫治疗（α-干扰素、IL-2） ● 二线治疗可考虑化疗 吉西他滨 ±5-Fu（或卡培他滨） ● α-干扰素＋贝伐单抗：疗效较单纯干扰素好 ● 靶向治疗：EGFR阻滞剂（索拉菲尼、苏尼替尼等） 局部姑息治疗 ● RT ● 转移灶切除 ● 二者联合

第二节　肾癌的中医治疗

一、辨证

1. 肾气亏虚证

症见夜尿增多，尿频，尿细，腰膝酸软，神疲畏冷，口干而不欲多饮，舌质淡或淡红，苔白或少苔，脉沉细或细弱。

2. 湿热蕴结证

症见小便不畅，尿流变细，排尿困难或癃闭，小腹胀满，小便色黄，排尿涩痛，大便溏软或秘结，腰酸肢痛，口干口苦，舌质红或绛紫，苔黄腻，脉滑数或细弦。

3. 瘀热内结证

症见小便不利，肉眼血尿，小腹胀满，腰背或骨节疼痛，甚至剧烈难忍，口干舌燥，五心烦躁，或有发热，小便色黄，大便秘结或次数多，里急后重，舌质红或绛或暗紫，苔黄或无苔，脉浮数或弦数。

4. 气阴双虚证

症见小便不畅，淋漓疼痛，疲乏无力，贫血消瘦，面色无华，身痛气促，不思饮食，甚至卧床不起，口干口苦或不欲多饮，舌质淡红或干红少津或绛紫，脉沉细无力或细弱。

二、分证论治

1. 肾气亏虚证

[治　法] 益气补肾，通阳利水。

[主　方] 六味地黄丸加减。

[常用药] 熟地、泽泻、丹皮、茯苓、山茱萸、牡蛎、枸杞子、菟丝子、肉桂、制附子、山药、黄芪、白术、桂枝、猪苓、白英、马鞭草等。

2. 湿热蕴结证

[治　法] 清热利湿，散结利水。

[主　方] 八正散合二妙散加减。

[常用药] 黄柏、苍术、知母、海金沙、车前子、萹蓄、甘草、肿节风、瞿麦、白花蛇舌草、金钱草、土茯苓、夏枯草、龙葵等。

3. 瘀热内结证

[治　法] 清热解毒，化瘀散结。

[主　方] 解毒化瘀汤加味。

[常用药] 半枝莲、白花蛇舌草、败酱草、山慈菇、重楼、土茯苓、夏枯草、黄药子、泽兰、蒲黄、琥珀、枸杞子、绞股蓝、香附等。

4. 气阴两虚证

[治　法] 滋阴补气，解毒化结。

[主　方] 八珍汤加减。

[常用药] 太子参（或人参）、北沙参、西洋参、元参、白术、茯苓、甘草、熟地、当归、白芍、川芎、枸杞、女贞子、丹皮、鳖甲、黄精、紫河车、夏枯草、半枝莲等。

第三节 肾癌常用中药经验方剂

1. 蝎鳖蛎甲汤

[功能主治] 攻坚破积，理气化痰，滋阴潜阳。主治肾透明细胞癌。

[处方组成] 牡蛎15g、穿山甲12g、全蝎6g、青皮6g、木香4.5g、五灵脂9g、桃仁9g、杏仁9g，水煎服。另鳖甲煎丸12g（吞）。

2. 神农方

[功能主治] 开气行郁，活血化瘀，软结化结。

[处方组成] 沉香15g、木香9g、丁香9g、白檀香6g、降香9g、枳实15g、郁金5g、莪术5g、归尾6g、赤芍6g、建曲6g、槟榔6g、砂仁6g、香附6g、朴硝3g、紫蔻3g、麝香0.3g、蝼蛄1对、守宫1对、独角牛3个。

第十三章　前列腺癌

第一节　前列腺癌国际治疗规范

1. 临床特点

- 发病平均年龄以前为72岁，目前随着早期普查，发病年龄有所下降。
- 自然病史较长，如预计生存期短（5～10年）且属早期、低分化可观察。
- 50岁以上需每年普查PSA和DRE。
- 细针穿刺活检阳性率与PSA水平密切相关，PSA＜4时阳性率为5%～25%，PSA 4%～10时为15%～25%，PSA＞10时为50%～67%。
- 解剖结构：分为周围区（绝大多数前列腺癌起源地）、中央区、移行区和前面的纤维组织。
- 50%～80%前列腺癌累犯前列腺尖部，85%患者为前列腺内多发病灶。
- 前列腺尖部包膜不明显，边界不易确定。
- ＞95%前列腺癌为腺癌。
- LN引流途径主要为闭孔、髂内、髂外和骶前LN，也可转移至直肠周围、髂总和腹主动脉旁LN。

2. 分期

原发肿瘤	TX：	不能检查发现的肿瘤
	T1：	触诊及影像学不显
	T1a：	组织学＜5%
	T1b：	组织学＞5%
	T1c：	肿瘤经穿刺活检证实，如PSA升高
	T2：	肿瘤局限于前列腺内
	T2a：	局限于一叶内，范围＜1/2
	T2b：	局限于一叶内，范围＞1/2
	T2c：	累及双叶
	T3：	侵出前列腺包膜
	T3a：	单侧或双侧侵出前列腺包膜
	T3b：	累犯精囊腺
	T4：	固定或累及相邻结构，如膀胱颈、外括约肌、直肠、肛提肌或盆壁

续表

淋巴结转移	N0: N1:	无转移 区域 LN 转移
远地转移	M0: M1: M1a: M1b: M1c:	无远处转移 远处转移 非局部淋巴结转移 骨转移 其他部位转移骨转移
病理分级	GX: G1: G2: G3-4:	无法确定 分化较好（Gleason 2-4） 分化中等（Gleason 5-6） 分化较差（Gleason 7-10）
分期	I: II: III: IV:	T1aN0M0 G1 T1aN0M0 G2-4, T1b-2N0M0 任意 G T3N0M0 任意 G T4N0M0, N1, M1

3. 危险程度的评估

D'Amico&MD Anderson 系统	低度：T1-2a&GS ≤ 6&PSA ≤ 10 中度：T2b(MD Anderson T2b-2c)&/ 或 GS 7&/ 或 PSA 10-20 高度：≥ T2c(MD Anderson T3-4) 或 GS 8-10，或 PSA > 20
EBRT 后 5/10 年 生化无进展生存率	85% ～ 90%/80% ～ 85% 70%/65% 40%/35%
RTOG 危险度多因素 分析系统	I （低度）：T1-2&GS ≤ 6 II （中度）：T1-2&GS 7，或 T3 或 N1&GS 6 III （高度）：T1-2&GS 8-10，或 T3 或 N1&GS 7 IV （极高）：T3 或 N1&GS 8-10
10 年生存率	86% 75% 62% 34%
Memorial Sloan- Kettering/Seattle 评估系统	低度：T1-2b&GS ≤ 6&PSA ≤ 10 中度：≥ T2b 或 GS 7 或 PSA 10-20 高度：2-3 中度危险因子，或 ≥ T2c，或 GS 8-10，或 PSA > 20
Mt. Sinai 评估系统	低度：T1-2a&GS ≤ 6&PSA ≤ 10 中度：≥ T2b&/ 或 GS 7&/ 或 PSA 10-20 高度：2-3 中度危险因子，或 ≥ T2c，或 GS 8-10，或 PSA > 20

淋巴结转移Partin系统：≥T3、Gleason≥8和PSA>20ng/mL分别计为1分，总分为1、2、3分的淋巴结转移率分别为30%、50%和70%。现总结如下。

	因素	淋巴结阳性率（%）
分期	T2 T3	25 69
Gleason	2-4 5-7 8-10	15 40 60
肿瘤大小（mL）	＜0.25 2.5-7.9 8.0-18	5 35 70
PSA(ng/mL)	＜10 ＞10	- 63

Roach公式：根据Partin原始数据预测病理分期及淋巴结转移可能性(%)

ECE=3/2 PSA+10(GS-3)

精囊腺累犯=PSA+10(GS-6)

淋巴结转移=2/3 PSA+10(GS-6)

4. 治疗原则

分期	治疗原则
低度	● 预计生命＜10年 对症观察，或根治性RT(3DCRT、IMRT、组织间治疗) ● 预计生命＞10年 根治性RT(3DCRT、IMRT、组织间治疗)，或根治术淋巴清扫术，或对症观察 根治术切缘阳性→辅助性RT，或观察
中度	● 预计生命＜10年 对症观察，或根治性RT(3DCRT、IMRT、组织间治疗)短程激素治疗 ● 预计生命＞10年 根治性RT(3DCRT、IMRT、组织间治疗)+短程激素治疗(4～6m)，或高量RT，或根治术淋巴清扫术。RT可考虑全盆腔照射，3DCRT或IMRT组织间治疗补量 ● 根治术切缘阳性→辅助性RT短程激素治疗，或密切观察 ● 根治术LN阳性→手术去势辅助性RT，或密切观察
高度	● RT(3DCRT或IMRT组织间治疗)+ 长程激素治疗（≥2年）RT可考虑全盆腔照射
淋巴结阳性	● RT(3DCRT或IMRT腹主动脉旁LN照射)+ 长程激素治疗（≥2年）或单纯手术去势
转移	● 单纯手术去势姑息性RT双磷酸盐类药物 ● 激素拮抗型，化疗
术后残留或复发	● 高危局部残留病变→RTHT ● 无明确残留病变→HT，或观察RT
放疗后残留或复发	● 活检阳性且无远地转移→手术，或挽救性组织间治疗 ● 转移→去势治疗或观察

第二节　前列腺癌的中医治疗

一、辨证

1. 肾气亏虚证

症见夜尿增多，尿频，尿细，腰膝酸软，神疲畏冷，口干而不欲多饮，舌质淡或淡红，苔白或少苔，脉沉细或细弱。

2. 湿热蕴结证

症见小便不畅，尿流变细，排尿困难或癃闭，小腹胀满，小便色黄，排尿涩痛，大便溏软或秘结，腰酸肢痛，口干口苦，舌质红或绛紫，苔黄腻，脉滑数或细弦。

3. 瘀热内结证

症见小便不利，肉眼血尿，小腹胀满，腰背或骨节疼痛，甚至剧烈难忍，口干舌燥，五心烦躁，或有发热，小便色黄，大便秘结或次数多，里急后重，舌质红或绛或暗紫，苔黄或无苔，脉浮数或弦数。

4. 气阴双虚证

症见小便不畅，淋漓疼痛，疲乏无力，贫血消瘦，面色无华，身痛气促，不思饮食，甚至卧床不起，口干口苦或不欲多饮，舌质淡红或干红少津或绛紫，脉沉细无力或细弱。

二、分证论治

1. 肾气亏虚证

[治　法] 益气补肾，通阳利水。

[主　方] 六味地黄丸加减。

[常用药] 熟地、泽泻、丹皮、茯苓、山茱萸、牡蛎、枸杞子、菟丝子、肉桂、制附子、山药、黄芪、白术、桂枝、猪苓、白英、马鞭草等。

2. 湿热蕴结证

[治　法] 清热利湿，散结利水。

[主　方] 八正散合二妙散加减。

[常用药] 黄柏、苍术、知母、海金沙、车前子、萹蓄、甘草、肿节风、瞿麦、白花蛇舌草、金钱草、土茯苓、夏枯草、龙葵等。

3. 瘀热内结证

[治　法] 清热解毒，化瘀散结。

[主　方] 解毒化瘀汤加味。

[常用药] 半枝莲、白花蛇舌草、败酱草、山慈菇、重楼、败酱草、土茯苓、夏枯草、黄药子、泽兰、蒲黄、琥珀、枸杞子、绞股蓝、香附等。

4. 气阴两虚证

[治　法] 滋阴补气，解毒化结。

[主　方] 八珍汤加减。

[常用药] 太子参（或人参）、北沙参、西洋参、元参、白术、茯苓、甘草、熟地、当归、白芍、川芎、枸杞、女贞子、丹皮、鳖甲、黄精、紫河车、夏枯草、半枝莲等。

第三节　前列腺癌常用中药经验方剂

1. 参芪蓉汤

[功能主治] 益气补肾，行气散结。主治前列腺癌。

[处方组成] 生黄芪15g、潞党参12g、仙灵脾12g、甜苁蓉6g、巴戟天6g、杞子12g、制首乌12g、穿山甲15g、牛膝12g、制大黄6g、炒黄柏10g、知母6g、土茯苓15g、七叶一枝花12g、白花蛇舌草15g、杭白芍12g、炙甘草6g，水煎服。

2. 神农方

[功能主治] 开气行郁，活血化瘀，软结化结

[处方组成] 沉香15g、木香9g、丁香9g、白檀香6g、降香9g、枳实15g、郁金5g、莪术5g、归尾6g、赤芍6g、建曲6g、槟榔6g、砂仁6g、香附6g、朴硝3g、紫蔻3g、麝香0.3g、蝼蛄1对、守宫1对、独角牛3个。

第四节　泌尿系肿瘤治疗病案

病案 1

患者，男，45岁。

主诉：右上肢疼痛2周余。

现病史：患者2013年6月13日体检时候发现双肾占位，后于7月就诊于某专科医院，行左肾全切除。术后病理：兼色细胞癌。并行PET-CT显示：双肺转移癌，全身多发骨转移。后行白介素-2化疗2个月，行生物治疗，查胸部CT，提示局部肺转移癌有所进展，右上肢疼痛。X线显示：右上肢骨出现骨转移。现为进一步治疗入我院。患者入院前无发热、咳嗽、咳痰、胸痛等症状，食欲睡眠可，二便可。卡氏评分60分。

阳性体征：左肾区见一术后瘢痕。

咳嗽剧烈，有痰，以白色为主，时有血色，左下腹疼痛，晚上低热，二便如常，活动后气喘乏力。

[舌　象] 舌质偏红，舌尖明显，舌光滑有水，苔少色白。

[脉　象] 左：寸脉偏沉、细、数，关脉偏浮、细，按下即无脉，尺脉细。
右：寸脉微沉、细、数，关脉偏浮、细、按下即无脉，尺脉偏浮。

[证　型] 肾阳不足，运水无力，水潴痰饮，肺主气，动则气促，兼气血不足。给予处方：

浙贝母10g，柏子仁10g，制何首乌10g，阿胶6g，当归10g，桔梗10g，菟丝子10g，山药10g，茯苓10g，白术10g，清半夏10g，甘草10g，陈皮10g，熟地黄30g，丹皮10g，牡蛎10g，白芍10g，肉苁蓉10g，竹茹20g。

患者服用中药1周后咳嗽有所减轻，后逐渐加重，配合复方甘草片、银黄止咳颗粒及可待因等多种止咳药物后也无缓解。复查胸部CT显示肺内多发病灶均有所增大，尤其左肺门肿物侵入左主支气管内，管腔明显狭窄。经与患者及家属沟通后，拟采用姑息化疗，方案确定为GP：吉西他滨$1g/m^2$ d1, 8；顺铂 $40mg/m^2$ d1, 8。化疗2个周期后，患者症状明显减轻，阵发性咳嗽及痰中带血消失，可正常行走。复查CT肿瘤缩小大于一半以上，疗效评价为PR。继续给予化疗6个周期后，复查CT肿瘤接近消失。患者化疗期间一直服用中药进行调理，方剂如下：

浙贝母10g，天花粉20g，制何首乌10g，当归10g，桔梗10g，菟丝子10g，山药10g，茯苓10g，白术10g，清半夏12g，甘草10g，陈皮10g，熟地黄10g，丹皮10g，牡蛎10g，白芍10g，鸡内金10g，焦山楂15g，竹茹10g。

病案 2

患者，男，57岁。

主诉：间断血尿1周余。

现病史：患者2013年4月27日咳嗽，就诊于外院。CT显示：双肺转移癌。后就诊于另一外院行PET-CT显示：左肾癌双肺转移、骨转移。因患者疼痛明显，先行胸椎转移病灶放疗30Gy/10f/2w，同步给予干扰素免疫治疗，300万U/d，放疗后胸椎疼痛症状明显减轻，复查胸部CT显示病情稳定。患者入院前一周出现间断血尿，目前为行进一步治疗入我院。患者入院时精神尚可，咳嗽咳痰，恶心，无明显呕吐，大小便尚可。

患者自觉肌肉酸痛，活动无力，厌食、恶心，口渴，喜热饮，尿频、尿疼，大便好，不喜活动，爱休息，喜静。

[舌　象] 舌质偏红，苔厚微黄多，不干。

[脉　象] 左：寸脉沉、无力、触不清，关脉微沉、无力。

　　　　　右：寸脉微沉、无力、偏数，关脉微沉、细、无力，尺脉沉、触不清。

[证　型] 心肾阴虚血亏，气滞血瘀。给予处方：

玄参10g，北沙参10g，麦冬10g，丹参10g，柏子仁10g，山药10g，生地黄10g，熟地黄10g，当归10g，白芍10g，菟丝子10g，白术10g，木香10g，厚朴10g，炒麦芽10g，焦六神曲10g，党参10g，甘草10g，陈皮6g。

服用中药后症状明显改善，脉象趋好。将干扰素剂量加大至600万U/d，1个月后复查胸部CT显示肿瘤缩小一半以上，疗效评价为PR。期间患者出现抑郁症状、多处肌肉酸痛不适，乏力又趋明显，以卧床为主。

[舌　象] 舌质淡红，苔厚微黄。

[脉　象] 左：寸脉关脉沉涩、无力、触不清，关脉浮而无力，微弦。

　　　　　右：寸脉微沉、无力、偏数，关脉微沉、细、无力，尺脉沉、触不清。

[证　型] 阴阳双亏，肝郁，气滞血瘀。给予处方：

菟丝子15g，党参15g，白芍10g，鸡内金10g，当归10g，鸡血藤15g，熟地黄20g，生黄芪20g，山药15g，炒谷芽15g，焦六神曲15g，女贞子15g，山萸肉10g，远志10g，茯苓15g，炒白术10g，清半夏15g，青蒿10g，生甘草7g，合欢皮10g，香附10g，焦山楂15g，制白附子6g，柴胡9g。

后患者将干扰素减量继续维持，病变维持稳定。

病案 3

患者，男，77岁。

主诉：右下肢活动痛2个月。

现病史：患者于5年前无明显诱因出现无痛性血尿，未进行治疗，3年前患者血尿加重，于2010年5月19日行膀胱镜检查，提示膀胱右侧壁肿瘤。病理检查：乳头状尿路上皮癌；予膀胱镜下电切术。于2010年10月11日行头部MRI检查，提示左额叶急性梗死。查泌尿系彩超示：膀胱下壁实行占位，慢性前列腺炎；盆腔MR示：膀胱右侧壁多发结节。考虑膀胱癌复发，双侧腹股沟区多发淋巴结增大，给予放化疗，病情好转出院。后于2013年4月出现右下肢活动痛，入我科行ECT考虑膀胱癌骨转移，行骨转移部位放疗辅以博宁抑制骨破坏。患者体质弱，给予对症支持治疗。查体：肛门括约肌张力正常，前列腺1度大，表面光滑，质韧，未及结节。诊断：①膀胱癌骨转移；②前列腺增生；③泌尿系感染；④脑梗死；⑤高血压；⑥冠心病。

放疗后一直乏力，头晕，双下肢活动无力，大便干燥。

[舌　象]　舌偏红，舌苔白，微黄，偏厚，水湿。

[脉　象]　寸脉关脉浮、紧、细、鼓手、强劲、局，尺脉沉、细、偏数。

[证　型]　肾虚，肝火上亢。治宜滋阴补肾，疏肝理气。给予处方一：

白芍10g，玉竹10g，火麻仁10g，玄参10g，牡丹皮10g，柴胡12g，炒蒺藜10g，枸杞子10g，山药10g，牡蛎30g。

患者服用7服后头晕、头胀、乏力缓解。

[舌　象]　舌偏红，舌苔薄白，微黄，不干。

[脉　象]　寸脉关脉偏细、弦、鼓手、强劲、略数，尺脉偏沉、偏数。给予处方二：

白芍10g，玉竹10g，火麻仁10g，玄参10g，牡丹皮10g，柴胡12g，炒蒺藜10g，枸杞子10g，山药10g，牡蛎20g，蝉蜕6g，熟地黄10g，陈皮6g，炒谷芽10g，焦六神曲15g，当归10g，清半夏9g。

患者服用12服后头晕、胃胀、体力好转。

[舌　象]　舌苔略厚，微黄，舌不干。

[证　型]　气血双亏，兼有内热。给予处方三：

当归10g，清半夏9g，炒谷芽10g，焦六神曲15g，黄芩15g，陈皮6g，蝉蜕6g，地黄10g，熟地黄10g，山药10g，柴胡6g，炒蒺藜10g，牡丹皮10g，白芍10g，玉竹10g，火麻仁10g，连翘10g。

患者服用7服后，症状明显缓解。后续继续门诊给予磷酸盐类药物治疗，并间断给予中药治疗。以解毒利湿汤为主加减，功能主要为清热解毒，利湿攻癌。方剂如下：

瞿麦15g，黄柏10g，车前子30g，山豆根10g，滑石15g，金钱草30g，苦参10g，赤小豆20g，白茅根20g，木通9g，竹叶9g，柴胡6g,柏子仁15g，生地10g，合欢皮10g，炙甘草6g。

第十四章　淋巴瘤

第一节　淋巴瘤国际治疗规范

一、霍奇金淋巴瘤

1. 临床特点

- 一级亲属霍奇金淋巴瘤发病率增加5倍。
- RB细胞为其特点，来源于单克隆B细胞。
- 80%临床表现为颈部淋巴结肿大；50%有纵隔淋巴结肿大；33%有B症状，但Ⅰ-Ⅱ期中只有15%～20%有B症状。
- WHO病理分类
  - 结节样淋巴细胞绝对优势型（NLPHL）
  - 经典型
    - 结节硬化型（NSHL）
    - 混合细胞型（MCHL）
    - 淋巴细胞为主型（LRCHL）
    - 淋巴细胞消减型（LDHL）
- NLPHL：CD15-，CD30-，CD45+，CD20+。一般Ⅰ-Ⅱ期、B症状<10%、多数患者>40岁。
- NS：多数累犯纵隔，1/3有B症状。
- MC：晚期患者多见，临床膈上Ⅰ-Ⅱ期患者往往有膈下亚临床累犯。
- LD：少见，多见于老年患者，有B症状，预后差，与HIV相关。
- 骨穿适于B症状、Ⅲ-Ⅳ期患者、大病灶、复发。

2. 分期

分期	累犯范围
I	一个淋巴结区域或一个结外器官
II	两或多个淋巴结区域，膈肌一侧；或一个结外器官＋一或多个淋巴结区域，膈肌一侧
III	多个淋巴结区域，膈肌两侧，可伴有局部结外器官的直接浸润
IV	弥漫性累犯一或多个结外器官或部位
B	无诱因体重下降（诊断前 6 个月下降 10%），发烧（＞38℃），盗汗
E	结外病变
X	大块肿瘤（＞10cm，大纵隔）

3. 预后影响因素

- B症状，大纵隔病变。
- 早期肿瘤采用化放疗联合治疗的模式，5年OS＞95%。
- 晚期肿瘤
  - 预后不良因素：男性、年龄＞45岁、IV期、Hgb＜10.5g、WBC＞15k、淋巴细胞＜0.6×10^9/L、白蛋白＜40g/L。
  - 如≤3个不良因素，5年FFP为70%；＞3个不良因素，5年FFP为50%。

4. 治疗原则

- 化疗方案
  - MOPP
  - ABVD
  - Stabdford V
- 治疗原则

分期	治疗方案
预后佳的 I A/ II A(无大病变、≤3 处病变、ESR＜50)	• ABVD4 → IFRT(亚临床 30Gy，临床 36Gy) • 或 Stanford V 8wk+ IFRT(30Gy) • STLI 40 ～ 44Gy • LP I A, IFRT 或局部淋巴区 RT
预后不良的 I A/ II A(大病变、＞3 处病变、ESR＞50) I B/ II B	• ABVD4-6 → IFRT(亚临床 30Gy，临床 36Gy) • 或 Stanford V 12wk+ IFRT(36Gy，针对＞5cm 的淋巴结)

续表

分期	治疗方案
Ⅲ Ⅳ	● ABVD4 →重新分期 CR → ABVD2 + IFRT 20 ～ 36Gy(大病变区) PR → ABVD2-4 → IFRT 30 ～ 36Gy(大病变区) ● 或Stanford V 12wk IFRT(36Gy，针对＞5cm的淋巴结)
原发难治性或抗拒性	● 大剂量化疗＋干细胞移植（30% ～ 60% 缓解）
复发、失败	● RT失败：化疗或化放联合挽救性治疗50%～80%治愈率 以前进行过 RT →可再给予 15 ～ 25Gy 以前未行 RT →可再给予 30 ～ 40Gy RT ● 化疗失败：40% ～ 60% 患者可治愈 ● 绝大多数化疗失败者为原部位复发 ● Ⅲ和Ⅳ期患者失败→自身骨髓移植或自身外周血干细胞移植

二、非霍奇金淋巴瘤

1．临床特点
● 发病率增加，平均年龄60～65岁。
● 发病相关因素
  ▪ 免疫功能障碍：先天的和获得的。
  ▪ 环境因素：化学制剂。
  ▪ 病毒：EBV（Burkitt淋巴瘤、NK/T细胞瘤）、HTLV-1(成人T细胞白血病)、HHV-8（Kaposi肉瘤）、HCV(结外B细胞NHL)。
  ▪ 细菌：H. pylori(MALT)。
  ▪ 放射线：相关性较低。
  ▪ 化疗：烷化剂。
● WHO病理分类：B细胞和T细胞&NK细胞。
  ▪ B细胞（80%）=弥漫性B细胞(DLBCL 31%)、滤泡型 （22%）、MALT（5%）、B细胞慢性白血病样淋巴瘤（6%）、套细胞（MC 6%）。
  ▪ T细胞（13%）=T/NK细胞、外周T细胞（6%）、菌样霉菌病（＜1%）、间变大细胞（2%）。
  ▪ 低度恶性：滤泡型（G1～2）、B细胞慢性白血病样淋巴瘤、菌样真菌病。
  ▪ 中度恶性：滤泡型（G3）、套细胞、弥漫性B细胞、T/NK细胞、外周T细胞、间变大细胞。

- 高度恶性：Burkitt淋巴瘤、淋巴母细胞淋巴瘤。
- DLBCL：30%～40%为Ⅰ-Ⅱ期，结外病变较常见。
- 滤泡型：Ⅰ-Ⅱ期（21%），Ⅲ期（19%），Ⅳ期（60%）。组织学分级：1为小裂细胞，2为混合细胞，3为大细胞。
- MALT（或结外边缘带B细胞淋巴瘤）：常累及胃、皮肤、甲状腺、腮腺、肺和乳腺。多数为Ⅰ-Ⅱ期（65%～70%）。
- 套细胞：多见于晚期患者，有脾、骨髓、胃肠道累犯。

- 国际预后指数
  - 针对中及高度恶性NHL。
  - 预后不良因素：年龄≥60岁，Ⅲ&Ⅳ期，LDH升高，一般状况下降（ECOG≥2），大于1处结外受累。
  - 根据预后不良因素分析5年OS：0～1（73%）、2（51%）、3（43%）、4～5（26%）。
- 分期
  - Ann Arbor 分期系统
  - 局限期：Ⅰ-Ⅱ期（≤3相邻淋巴区），无B症状，非大病变（＜10cm）
  - 广泛期：Ⅱ期（＞3相邻淋巴区），Ⅲ&Ⅳ期，B症状，大病变（＞10cm）。

2. 治疗原则

低度恶性B细胞淋巴瘤

分期	治疗原则
局限期（10%）	• IFRT(25～36Gy/1.5～1.8Gy/fx),平均存活10～15年，10年DFS40%～50%。10%～15%转化为DLBCL
广泛期（90%）	• 无症状→观察 • 有症状→CVP 或 RT（8Gy/1fx 针对局部病变） • 平均存活时间8～9年，＜60岁者可达10～12年
复发或失败	• 大剂量化疗＋干细胞移植 • 放射-免疫治疗
转化的病变	• 按中度恶性治疗 • Rituxan→维持治疗的临床试验 • 干细胞移植→临床试验

中度恶性B细胞淋巴瘤

分期	治疗原则
局限期（30%）	• 预后因素较佳→CHOP-美罗华 3-4→IFRT(25～36Gy) • 预后因素不佳→CHOP-美罗华 6-8→IFRT(25～36Gy)
广泛期（70%）	• CHOP 6～8（美罗华→DLBCL） • IFRT→原发肿瘤处尚无定论 • 干细胞移植→临床试验
复发或失败	• 大剂量化疗＋干细胞移植
姑息治疗	• 孤立的转移→RT • 广泛的转移→化疗

- 高度恶性B细胞淋巴瘤
  - 所有患者，联合化疗或临床试验
  - 胃MALT

分期	治疗原则
IAE	• 四药联合方案（质子泵抑制剂、bismuch subsa-licylate, tetracycline, metronidazole），CR 97%～99%，达到CR所需时间平均为6～8个月
≥ⅡAE	• 烷化剂
复发或抗生素治疗失效者	• 考虑为非H. pylori 相关疾病 • IFRT→包括全胃和胃周淋巴结（30Gy/20fx），局控率＞95%

第二节　淋巴瘤的中医治疗

一、辨证

1. 寒痰凝集证

症见颈部、耳下、腋下、腹股沟等处肿大淋巴结，无痛，质韧，并见面色无华，形寒肢冷，体痛肢木，神疲乏力，纳差恶心，头晕目眩，舌淡或淡暗，苔薄白，脉细弱或迟懦。

2. 气郁痰结证

症见颈项、耳下、腋下、腹股沟等处肿大淋巴结，无痛，质韧，并见烦躁易怒，胸腹胀闷或胁肋胀满，食欲不振，进食满胀欲呕，大便不调，舌暗红，苔白腻或黄腻，脉弦或弦数。

3. 痰热郁积证

症见颈项、耳下、腋下、腹股沟等处肿大淋巴结，无痛，质韧，并见烦躁易怒，胸胁疼痛，胸闷气短，咳嗽气逆，口干口渴，心悸喘息，头晕乏力，大便不调，舌暗红，苔黄腻，脉滑数或弦数。

4. 痰瘀互结证

症见颈项、耳下、腋下、腹股沟等处肿大淋巴结，无痛或轻痛，质韧，食欲不振，形体消瘦，腹大如鼓，午后潮热，大便干结，或有黑便，舌暗红，有瘀点或黑斑，苔黄腻，脉细涩。

5. 气血两虚证

症见颈项、耳下、腋下、腹股沟等处肿大淋巴结，无痛，质韧，面无华色，语音低微，倦怠自汗，心悸气短，头晕目眩，失眠多梦，舌体胖大，质淡红，苔薄白，脉细弱或细数。

6. 肝肾双亏证

症见颈部、耳下、腋下、腹股沟等处肿大淋巴结，无痛，质韧，形体消瘦，消骨善饥，潮热汗出，五心烦热，口干咽燥，腰膝酸软，头晕耳鸣，两胁疼痛，遗精或月经不调，舌绛红，苔少或无苔，脉细数。

二、分证论治

1. 寒痰凝集证
[治　法] 温阳散寒，化痰散结。
[主　方] 阳和汤加减。
[常用药] 熟地、鹿角胶、白芥子、炮姜、胆南星、制附子、肉桂、甘草等。

2. 气郁痰结证
[治　法] 疏肝解郁，化痰散结。
[主　方] 逍遥散加减。
[常用药] 柴胡、当归、白芍、白术、夏枯草、茵陈、木香、沉香、丁香、香附、茯苓、煨姜、薄荷、白芥子、猫爪草、夏枯草、贝母、炙甘草等。

3. 痰热郁积证

[治　法] 清肝泻肺，疏郁化结。

[主　方] 黛蛤散合泻白散加减。

[常用药] 青黛、海蛤壳、桑白皮、竹茹、夏枯草、地骨皮、生甘草、粳米等。

4. 痰瘀互结证

[治　法] 消瘀化痰，软坚化结。

[主　方] 膈下逐瘀汤加减。

[常用药] 当归、桃仁、红花、川芎、赤芍、丹皮、鸡血藤、郁金、木香、延胡索、五灵脂、乌药、香附、枳壳、昆布、海藻、穿山甲、鸡内金、甘草等。

5. 气血两虚证

[治　法] 益气养血

[主　方] 八珍汤加减。

[常用药] 人参（党参）、白术、茯苓、当归、白芍、熟地、黄芪、黄精、生姜、大枣、甘草等。

6. 肝肾双亏证

[治　法] 滋肝益肾，软坚化结。

[主　方] 大补阴丸加减。

[常用药] 熟地、黄柏、知母、龟板、鳖甲、麦冬、天冬、女贞子等。

第三节　淋巴瘤常用中药经验方剂

1. 慈菇海藻汤

[功能主治] 养血化瘀，软坚散结。主治恶性淋巴瘤。

[处方组成] 当归10g、川芎10g、赤芍10g、生地10g、元参10g、山慈菇15g、黄药子15g、海藻15g、昆布15g、夏枯草15g、牡蛎30g、蚤休30g，水煎服。

2. 枯草昆布汤

[功能主治] 清热化痰，软坚散结。主治恶性淋巴瘤。

[处方组成]　夏枯草30g、南星9g、昆布15g、生牡蛎30g、丹参30g、莪术15g、蒲公英30g、角刺9g、旋覆花12g、全瓜蒌15g，水煎服。

3. 天草方
[功能主治]　滋阴清热，解毒消肿。主治恶性淋巴瘤。
[处方组成]　将鲜天门冬、白花蛇舌草分别制成注射液，加25%葡萄糖注射液静脉注射。

4. 土贝消肿汤
[功能主治]　软坚散结。主治恶性淋巴瘤。
[处方组成]　生牡蛎30g、土贝母9g、元参9g、夏枯草15g、海藻15g、山慈菇9g、首乌藤30g，水煎服。

5. 慈菇消瘤汤
[功能主治]　清热消散，软坚散结。主治恶性淋巴瘤。
[处方组成]　白花蛇舌草30g、山慈菇15g、三棱15g、莪术15g、炒白术15g、僵蚕30g、夏枯草30g、昆布30g、煅牡蛎30g、煅瓦楞30g、炮山甲9g、黄药子9g、全蝎6g，水煎服。

6. 雄黄消肿方
[功能主治]　解毒消肿，活血化瘀。主治恶性淋巴瘤。
[处方组成]　轻粉2.1g、月石15g、白硇砂15g、苏合油15g、硼砂15g、白及15g、血竭30g、枯矾30g、雄黄30g、蜈蚣30g、生水蛭30g、乳香60g、朱砂60g、天花粉60g，共研末泛丸如绿豆大小，每日3次，每次2～10丸。

7. 山土汤
[功能主治]　清热解毒，化痰消肿。主治恶性淋巴瘤。
[处方组成]　山豆根30g、土茯苓30g、连翘30g、牛蒡根15g、柴胡9g、土贝母12g、蜂房30g、板蓝根30g、天花粉15g、元参30g、鬼针草30g、地锦草30g，水煎服。

8. 双草汤
[功能主治]　滋阴软坚，消肿解毒。主治恶性淋巴瘤。
[处方组成]　白花蛇舌草100g、夏枯草60g、山楂50g、首乌30g、鳖甲30g、丹皮30g、党参30g、半边莲30g、半枝莲30g、生苡仁25g、生地20g、白术20g、白芍20g、女贞子20g，水煎服。

9. 新土茯苓汤

[功能主治] 清热解毒，除湿通络。主治恶性淋巴瘤。

[处方组成] 鲜土茯苓60g、生地榆60g、鲜杏香兔耳风根70g、土牛膝9g、全当归12g、威灵仙12g，水煎服。

10. 银花慈菇汤

[功能主治] 清热解毒，活血消肿。主治恶性淋巴瘤。

[处方组成] 方一：银花15g、赤芍15g、连翘9g、蒲公英15g、玄参15g、地丁12g、夏枯草12g、蚤休12g、土贝母9g、天葵子12g、昆布12g、海藻15g、山慈菇12g、丹皮12g、郁金12g、生牡蛎15g、丹参15g、薏苡仁30g、南星6g、水煎服。

方二：雄黄9g、乳香4.5g、没药4.5g、石膏3g、甲珠4.5g、蜈蚣3大条、血竭4.5g、全蝎9g、蜗牛6g、轻粉1.5g、朱砂6g、白芷3g、冰片6g、蟾酥6g、硼砂6g、麝香0.3g、大黄9g，研末制成绿豆大丸剂，每日5~8丸顿服。

11. 姜附槟桃汤

[功能主治] 温里化瘀，通腑泄浊。主治恶性淋巴瘤。

[处方组成] 方一：桂枝10g、干姜30g、附子30g、乌药10g、小茴香20g、熟地30g、桃仁10g、红花10g、三棱15g、莪术15g、升麻10g、二丑30g、槟榔30g、川军15g、元和粉15g，水煎服。

方二：轻粉30g、桃仁10g、川连10g、槐角10g、槐花10g、杏仁10g、连翘10g、蜂房12g、川军10g，制成丸剂，每次3g，每日3次。

12. 江南白花汤

[功能主治] 化血化瘀，化痰软坚。主治恶性淋巴瘤。

[处方组成] 望江南30g、白花蛇舌草30g、夏枯草30g、海藻30g、牡蛎30g、野菊花30g、白毛藤30g、紫丹参30g、全瓜蒌30g、昆布15g、淮山药15g、桃仁9g、南沙参12g、王不留行12g、蜂房12g，水煎服。小金片10片，分2次吞服，天龙片15片，分3次吞服。

第四节　淋巴瘤治疗病案

病案 1

患者，女，71岁。

患者于6年前主因鼻塞、鼻出血2周，至医院检查发现鼻腔肿物，CT检查显示鼻腔、鼻咽、鼻旁窦被肿瘤占据，局部骨质破坏，颅底尚完整。经1周抗感染治疗无效后行局部活检。病理回报：外周T细胞非霍奇金淋巴瘤。于外院以CHOP方案化疗8个周期，化疗期间患者出现3度胃肠道反应及骨髓移植，治疗尚顺利。化疗后评价肿瘤有较明显缩小，疗效为PR，尚未达CR。遂至我院行放疗，放疗靶区包括鼻腔、鼻咽、鼻旁窦、口咽，给予三野适形照射技术，放疗剂量为DT50Gy/25f/5w。放疗过程中患者出现局部黏膜炎，白细胞2度下降，经对症处理后恢复正常。放疗后1个月行CT检查显示肿瘤完全消失，疗效评价为CR。放疗后未再行化疗及免疫治疗。

患者于3年前逐渐出现腹胀、呃逆、口臭、头晕、眼干、视物模糊、耳鸣、燥汗、进食后腹胀明显导致进食明显减少、下肢疼痛、失眠和大便困难等。经西医检查诊断为胃炎、糖尿病、青光眼和鼻炎，CT检查排除肿瘤复发或转移。采用西药及多家中医院调理，症状时好时坏，近期症状明显加重。

门诊所见患者由家属轮椅推来，体质较弱，坐数分钟后无力不适采取卧位，患者不停打嗝。

[症　状] 面色暗红，口唇发干，眼部有分泌物。

[舌　象] 舌质暗红，边缘及舌背面有较多瘀斑，舌苔厚腻微黄。

[脉　象] 左侧沉实脉，鼓手而滑；右关脉沉而无力，尺脉偏弱。

[证　型] 脾肾阳虚夹湿热，兼有血亏之象。治宜培土固本，祛湿清热兼补津液。方剂如下：

当归15g，丹参10g，白芍10g，枳壳10g，黄连6g，玄参10g，沙参15g，白术10g，茯苓10g，熟地黄15g，山药15g，黄芩10g，牡丹皮10g，炒麦芽15g，焦神曲15g，香附10g，焦山楂10g，龟板10g，炒酸枣仁15g，远志15g，麦冬10g，茯苓10g，陈皮6g，菟丝子15g，厚朴10g，火麻仁10g，制何首乌10g，金银花10g。

服用2周后患者症状有明显缓解，腹胀及打嗝缓解明显，已有食欲，可适当进食，大便每日1次，睡眠好转。但是患者仍有头晕、眼干涩、耳鸣症状，晨起汗多。

[舌　象] 舌质偏暗红，舌边缘偏红见淡，边缘及舌背面有较多瘀斑，舌苔厚腻微黄。

[脉　象] 左：寸脉及关脉沉数滑，尺脉偏浮见弱。

　　　右：寸脉偏沉滑数，关脉鼓手有力，尺脉偏沉实。遂调整方剂如下：

　　当归15g，丹参10g，白芍10g，枳壳10g，黄连6g，地龙10g，清半夏9g，白术10g，茯苓10g，熟地黄15g，山药15g，黄芩10g，牡丹皮10g，炒麦芽15g，焦神曲15g，香附10g，焦山楂10g，龟板10g，炒酸枣仁15g，远志15g，五味子6g，陈皮6g，菟丝子15g，厚朴10g，火麻仁10g，肉桂6g

　　服用2周后患者症状有明显缓解，腹胀及打嗝缓解，食欲改善，大便每日1次，睡眠好转。但是因外感患者有头晕、眼红、耳鸣症状。

[舌　象] 舌质绛红，边缘及舌背面有较多瘀斑，舌苔厚腻微黄。

[脉　象] 寸脉及关脉沉数紧，尺脉偏浮见弱。遂调整处方如下：

　　当归15g，丹参10g，白芍10g，枳壳10g，地龙10g，清半夏9g，白术10g，茯苓10g，熟地黄15g，山药15g，牡丹皮10g，炒麦芽15g，焦神曲15g，香附10g，焦山楂10g，大黄6g，炒酸枣仁15g，远志15g，五味子6g，茯苓10g，陈皮6g，菟丝子15g，厚朴10g，火麻仁10g，肉桂6g，党参10g，甘草6g，桔梗10g。

　　患者后因糖尿病、胃炎及视网膜出血至社区医院给予数种中西药物治疗，2周后出现眼、口鼻干涩，咽痛，呃逆加重症状。遂调整中药如下进一步调理：

　　当归15g，丹参20g，白芍20g，枳壳10g，地龙10g，清半夏9g，党参20g，陈皮6g，女贞子15g，北沙参15g，元参15g，肉豆蔻10g，焦神曲15g，水牛角10g，焦山楂10g，大黄6g，柴胡12g，菊花10g，五味子6g，阿胶6g，元胡10g，菟丝子15g，厚朴10g，首乌藤10g，肉桂6g，大黄6g，甘草6g，远志10g，木香12g，红花10g，薏苡仁15g，苦杏仁10g，桑叶20g，百合10g。

　　患者服用2日后症状开始减轻，7服后明显缓解。以后持续服用中药至今。

病案 2

　　患者，男，60岁。

　　主诉：左侧颊面部疼痛10月余入院。

　　现病史：患者于2011年7月无明显诱因出现左侧颊部面部疼痛不适，

于当地医院按牙痛，治疗效果欠佳，近半个月来逐渐加重，于专科医院行头部CT示：①右下第8齿残根，右下第8及第5牙慢性牙周炎；②左下颌骨病变；③慢性牙周炎，取病理活检回报：弥漫性大B细胞淋巴瘤，后于2012年1月4日入院予CHOP方案化疗一次，后于2012年2月入院接受CHOP+博安霉素化疗2个周期，并给予博宁抑制骨转移缓解骨痛治疗，化疗结束后出院休养。患者出院后一般情况尚可，间断左侧颊面部疼痛，再次入院接受局部放疗50Gy/25f/5w，放疗过程顺利。放疗过程中患者出现口干、咽痛、咽下困难、乏力、头晕等放疗反应，给予中药三参二冬汤调理治疗，以益气养阴、清热解毒为主：

麦冬12g，天冬12g，沙参10g，元参9g，生地10g，白茅根12g，玉竹9g，银花9g，白花蛇舌草30g，白毛藤30g，党参12g，茯苓10g，白术10g，甘草3g，丹参12g，知母10g，天花粉10g。

放疗后1个月为进一步治疗入院，患者精神睡眠尚可，饮食较少，大小便正常，体重较前略减轻。左下颌齿龈红肿，颊黏膜少量破溃，口唇不绀，扁桃体不大。入院诊断：①左齿龈淋巴瘤骨侵犯；②慢性牙周炎；③口腔感染。随后继续给予CHOP方案化疗3个周期。治疗结束全身检查未发现肿瘤残留，评价为完全消失。随后定期复查。

2013年11月淋巴瘤放化疗后1年余，复查未见肿瘤复发及转移。主诉腰疼，打嗝，反酸等。

[舌　象] 舌质红，苔色白厚。

[脉　象] 左：寸脉关脉浮、数、滑；尺脉偏沉、细。

　　　　　右：寸脉浮、数、滑；关脉浮、数、滑，力欠；尺脉偏沉、细。

[证　型] 肾亏，上中焦湿热。方剂如下：

黄连6g，黄芩10g，菟丝子15g，牡蛎20g，熟地黄12g，山药10g，茯苓12g，白术12g，清半夏9g，炙甘草6g，木香10g，厚朴6g，当归10g，何首乌12g，炒谷芽15g，焦神曲15g，丹皮10g，枳壳6g。

患者服用中药后症状明显缓解。1个月后因外感至门诊，头痛，无汗。

[症　状] 口干，汗多，胃部不适，腰酸，口腔异味。

[舌　象] 舌质绛红，苔少，偏干。

[脉　象] 偏浮、数、微弦，来缓去疾，外虚内实。方剂如下：

菟丝子15g，牡蛎20g，熟地黄12g，山药10g，茯苓12g，白术12g，清半夏9g，木香10g，厚朴6g，当归10g，何首乌12g，炒谷芽15g，焦神曲15g，丹皮10g，枳壳6g，五味子10g，麻黄6g，干姜3g，甘草6g，玄参10g，桔梗10g。

病案 3

患者，男，58岁。

主诉：乏力4个月伴发热1周入院。

现病史：患者于2005年9月无意中发现右下颌无痛性肿物，后进行增大，于当地医院行肿物切除术，于外院病理会诊考虑淋巴结富于T细胞性B大细胞恶性淋巴瘤，于外院行CHOP方案化疗4个周期，具体剂量不详。其后于2006年9月发现脾脏多发占位，于外院行脾切除术。病理为：B中心细胞恶性淋巴瘤。术后未行治疗，其后于2009年9月因肠粘连行手术治疗。后于2012年8月行彩超提示：颈部多发淋巴结，于外院接受局部放射治疗，30Gy/15f/3w，并于2012年9月于我院门诊接受COA方案化疗一次。于2013年7月8日因乏力不适伴腹胀入院，患者合并肺部感染予抗感染治疗，后行生物治疗。腹部CT检查发现腹膜后多发肿大淋巴结，考虑肿瘤进展。因患者体质较差无法耐受化疗，遂行腹部局部放射治疗4Gy/2f后出院休养。

住院期间患者腹胀、纳差、明显乏力、下肢水肿。

[舌　象]　舌体较大，舌质红，干涩，苔焦黄位于舌体中央。

[脉　象]　脉沉细微，无力。

[证　型]　当为气血不足、阴阳俱亏，内热上亢致阴精耗竭。治疗当宜滋阴补血，健脾益气。方剂如下：

当归10g，党参20g，白术10g，女贞子15g，熟地黄15g，柏子仁15g，制何首乌10g，白芍10g，元参15g，北沙参15g，焦神曲15g，麦冬15g，菟丝子15g，山药15g，玉竹10g，茯苓10g，木香10g，郁金10g，醋龟板10g，墨旱莲10g，甘草5g，枳壳10g。

患者出院后一般状况可，仍觉乏力不适，近1周出现发热，最高体温可达38.5℃，现为继续治疗入院。患者目前精神睡眠尚可，食欲欠佳，大小便正常，体重较前减轻。卡氏评分60分。查体：腹胀，腹部可见术后瘢痕，愈合良好，上腹部可及质硬肿物，活动度差，腹部无压痛，无反跳痛以及肌紧张，肝脾肋下未及，未触及明显包块，移动性浊音阴性。

诊断：①恶性淋巴瘤；②心肌缺血；③胸腔积液；④肺感染；⑤肝功能不全；⑥低蛋白血症。

患者入院后给予营养支持治疗，仍有腹胀、纳差、明显乏力、下肢水肿。患者以卧床为主，少言懒语，进食很少，面色浮肿苍白。

[舌　象]　舌体较大，舌质淡，苔少，色黄位于舌体中央。

[脉　象]　脉沉细微，无力。

[证　型]　当为脾肾阳虚、气血不足，内热上亢征象。治疗当宜健脾补肾，回阳祛水，补血益气。

当归15g，党参30g，白术10g，女贞子15g，熟地黄15g，生地黄10g，白芍15g，元参15g，北沙参15g，焦神曲15g，麦冬15g，菟丝子15g，山药15g，杜仲20g，制附子6g，黄芪20g，阿胶6g，鸡内金20g，甘草10g，枳壳10g，焦山楂20g，厚朴10g，生姜9g，青蒿15g，地骨皮10g。

服用后患者症状尚稳定，继续给予支持对症治疗。

病案 4

患者，女，59岁。

主诉：多发骨髓瘤3年半，化疗后1个月复查。

现病史：患者3年半前无明显诱因出现胸骨疼痛不适，就诊于外院，诊断为多发骨髓瘤，行2个周期VADT化疗，具体剂量不详。其后于外院行地塞米松20mg d1-4，d9-12+美法仑4mg bid d1-7化疗12个周期。于2013年4月30日查头部MRI提示：①左侧脑室旁腔隙灶；②少许脑白质脱髓鞘改变；③斜坡、枕骨大孔偏左侧及左侧块、右侧枕骨多发异常信号。结合病史，考虑肿瘤性病变累及所致，后于2013年5月6日入院行局部放射治疗DT40Gy/20f，并给予唑来膦酸抑制骨破坏后出院休养。其后于2013年10月14日再次入院行长春新碱1.8mg d1+莫司汀60mg d1+环磷酰胺600mg d1+美法仑8mg d1-6+泼尼松50mg d1-7化疗后出院。患者出院后一般情况尚可，偶有头晕不适，现为进一步复查治疗入院。患者自病发以来，精神尚可，睡眠好，食欲差，大小便正常，体重无明显变化。

阳性体征：心率90次/分。卡氏评分70分。

辅助检查：头部MRI提示：①左侧脑室旁腔隙灶；②少许脑白质脱髓鞘改变；③斜坡、枕骨大孔偏左侧及左侧块、右侧枕骨多发异常信号。结合病史，考虑肿瘤性病变累及所致。血清电泳：Y蛋白区有异常蛋白区带，M蛋白阳性，分型：IgG-k。

诊断：多发性骨髓瘤、冠心病、粒细胞减少症、血小板减少症、贫血、糖尿病。

患者入院后给予升血、营养等支持治疗，症状改善后及化验合格后继续给予化疗，方案为M2。

化疗后患者出现心慌、气短、无力、头痛、头晕、口渴，眼前有飞蚊，夜间尿频、畏寒、纳差、恶心及大便干燥。

[舌　象] 舌偏暗红，苔少位于舌体中央，呈淡黄色。

[脉　象] 左：寸脉浮细、无力，偏数；关脉浮细，鼓手；尺脉偏浮，细而微弦。

　　　　　右：寸脉偏浮、细，略鼓手；关脉浮细鼓手；尺脉偏浮、细而鼓手。

[证　型] 气血阴阳双亏，肝郁。遂给予中药调理。方剂如下：

菟丝子15g，丹参10g，白芍10g，鸡内金10g，当归10g，鸡血藤15g，熟地黄20g，生地黄10g，山药15g，炒谷芽15g，焦六神曲15g，女贞子15g，麦冬10g，玉竹10g，桑叶10g，菊花10g，炒蒺藜10g，青蒿10g，生甘草7g，合欢皮10g，元参10g，黄芩10g，枸杞10g，北沙参15g。

诱导化疗完成后复查达到完全缓解，继续给予单药沙利度胺150mg/d，口服。同时配合中药治疗，以银花慈菇汤为主加减，功效为清热解毒、活血消肿。方剂如下：

银花15g，赤芍15g，连翘9g，蒲公英15g，玄参15g，地丁12g，夏枯草15g，土贝母9g，败酱草15g，昆布12g，海藻15g，山慈菇15g，丹皮10g，郁金10g，生牡蛎20g，丹参10g，薏苡仁30g，南星6g，桃仁10g，车前子10g，生地黄15g。

第十五章 软组织肉瘤

第一节 软组织肉瘤国际治疗规范

一、临床特点

- 平均年龄40～60岁。
- 男性略多。
- 遗传学方面：NF-1、NF-2、RB Gardner综合征、Li-Fraumeni综合征。
- 发生概率：下肢（45%）、躯体（30%）、上肢（15%）、头颈部（8%）。
- 肢体：好发脂肪肉瘤、恶性纤维组织细胞瘤（MFH）、滑膜肉瘤、纤维肉瘤。
- 腹膜后：好发脂肪肉瘤平滑肌肉瘤。
- 头颈部：MFH多为高度恶性。
- 发病概率：MFH（20%～30%）、脂肪肉瘤（10%～20%）、平滑肌肉瘤（5%～10%）、纤维肉瘤（5%～10%）、滑膜肉瘤（5%～10%）、横纹肌肉瘤（5%～10%）、恶性周围神经鞘膜瘤（5%～10%）。
- 滑膜肉瘤：常为高度恶性，近关节。
- 组织学分级：取决于细胞形态、分化程度、多形性、坏死和有丝分裂指数。
- 常为无痛肿块，从症状至诊断4～6个月。
- Stewart-Treves 综合征=上肢的慢性淋巴水肿淋巴血管性肉瘤。
- 约20%诊断时有转移。肢体肺，后腹膜肝。低度恶性10%转移，高度恶性50%有转移。
- 淋巴转移危险度：透明细胞（28%）、上皮样（20%）、横纹肌肉瘤（15%）、滑膜肉瘤（14%）和血管肉瘤（11%）。
- 预后不良因素：高度恶性、肿瘤较大、分期晚、浸润深度深、手术切缘阳性、年龄大于50岁、纤维肉瘤、恶性神经鞘瘤、Ki-67高表达、非二倍体、肢体远端肿瘤。

二、分期

AJCC分期

原发肿瘤	TX: T1: T1a: T1b: T2: T2a: T2b:	无法评价 肿瘤最大径 5cm 表浅肿瘤 深部肿瘤 肿瘤最大径 5cm 表浅肿瘤 深部肿瘤	
区域淋巴结	NX: N0: N1:	无法评价 未发现淋巴结转移 发现淋巴结转移	
远处转移	MX: M0: M1:	无法评价 未发现远处转移 发现远处转移	
组织学分级	GX: G1: G2: G3: G4:	无法评价 分化良好 中等分化 分化较差 分化差或未分化	
分期	I A: I B: II A: II B: III: IV:	T1a T1b T2a T2b T1a, 1b T2a T2b 任意 T 任意 T	N0M0 低级别 N0M0 低级别 N0M0 低级别 N0M0 低级别 N0M0 高级别 N0M0 高级别 N0M0 高级别 N1M0 任意级别 N0M1 任意级别
5 年生存率	I: II: III: IV: 转移: 后腹膜:	90% 81% 56% 20%, MS 8 ~ 12 个月 10%, 孤立的肺转移灶为 25% 肉眼完全切除为 40%, 部分切除为 5%。	

三、治疗原则

1. 总原则

分期	推荐原则
I　四肢	首选手术 ● 切缘近或阳性术后放疗

续表

分期	推荐原则
II - III 四肢	手术＋术后放疗或术前放疗＋手术
IV	原发肿瘤控制情况下，肺转移，无肺外广泛转移手术 其他情况下：化疗／放疗／姑息手术／支持对症治疗
后腹膜	手术 ± 术中放疗（12～15Gy）术后放疗 45～50Gy 或进入 临床试验组：术前放化疗手术术中放疗加量
硬纤维瘤	手术 ● 切缘近或阳性术后放疗（50Gy） 无法手术放疗 56～60Gy

2. 手术

- 推荐广泛的整个区段切除术，肿瘤的整体+各个方向2cm的边缘。
- 根治性切除肿瘤及其侵犯的整个解剖区段，包括其神经血管成分（局部控制率80%～90%）
- 广切术切除肿瘤相邻的部分正常组织（局部控制率40%～70%）。
- 局部切除，仅从假包膜外切除，属切除性活检（局部控制率20%）。
- 瘤体内活检，在假包膜内。

3. 化疗

- 即使局部完全控制，仍有大于50%高度恶性的肿瘤死于远处转移。
- 最有效的化疗药物：阿霉素（有效率15%～30%）。
- 联合方案与单药相比并没有明显提高总体生存率。
- 术后化疗结果有争议，如果使用建议采用阿霉素为主或表柔比显+异环磷酰胺方案。
- 高度恶性或无法手术的，可考虑诱导化疗+手术的方法。
- 可检测c-kit水平来考虑Gleevec的使用。

第二节 软组织肉瘤的中医治疗

一、辨证

1. 肝经郁热证

症见情志不畅或易怒，心烦失眠，口干口苦，舌红，苔薄黄或黄腻，脉弦或弦滑。

2. 瘀毒互结证

症见疼痛，面色晦暗无华，舌绛紫，或有瘀点瘀斑，苔薄白，脉涩。

3. 肝肾阴虚证

症见不痛，伴头晕耳鸣，腰腿酸软，失眠多梦，消瘦乏力，阳痿遗精，不育，或伴潮热，舌红少苔，脉沉细。

4. 痰瘀毒窜证

症见疼痛剧烈，可伴发热，舌绛红，或有瘀点瘀斑，苔薄白或薄黄，脉沉涩或见弦。

5. 气血两亏证

症见形瘦乏力，少气懒言，纳呆便溏，或心悸，自汗盗汗，舌质黯淡，苔薄白，脉沉细无力。

二、分证论治

1. 肝经郁热证

[治　法] 疏肝清热，解毒化结。
[主　方] 龙胆泻肝汤加减。
[常用药] 龙胆草、黄芩、栀子、柴胡、泽泻、车前子、生地、当归、夏枯草、海藻、昆布、重楼、浙贝、山慈菇、牡蛎等。

2. 瘀毒互结证

[治　法] 活血化瘀，软坚化结。

[主　方] 少腹逐瘀汤加减。

[常用药] 五灵脂、蒲黄、乳香、没药、当归、川芎、赤芍、鸡血藤、牛膝、香附、穿山甲、重楼、白花蛇舌草、三棱、莪术、醋鳖甲、石见穿、鸡内金、海藻、虎杖。

3. 肝肾阴虚证

[治　法] 滋阴清热，解毒化瘀。

[主　方] 知柏地黄丸加减。

[常用药] 生地、熟地、山茱萸、泽泻、山药、茯苓、丹皮、龟板、鳖甲、山慈菇、麦冬、元参、北沙参、女贞子、地骨皮、青蒿、黄柏、知母。

4. 痰瘀毒窜证

[治　法] 活血解毒，清痰化结。

[主　方] 消瘰丸合逐瘀汤加减。

[常用药] 牡蛎、夏枯草、浙贝、玄参、赤芍、川芎、当归、延胡索、木香、胆南星、白芥子、瓜蒌、五灵脂、穿山甲、虎杖、川贝、蒲公英、鱼腥草。

5. 气血两亏证

[治　法] 补气益血，排毒化结。

[主　方] 八珍汤加减。

[常用药] 党参、太子参、沙参、白术、茯苓、当归、黄芪、白芍、熟地、川芎、木香、砂仁、鸡内金、炙甘草。

第三节　软组织肉瘤常用中药经验方剂

1. 参芪紫银汤

[功能主治] 扶正祛毒。

[处方组成] 生黄芪15g、透骨草30g、银花藤15g、川牛膝30g、伸筋草30g、野于术10g、党参10g、紫草18g，水煎服。独角莲4.5g，研末分3次吞。

2. 参芪银翘汤

[功能主治]　益气托毒，清热消瘀，软坚化痰。

[处方组成]　生黄芪30g、党参15g、白术12g、当归15g、银花30g、连翘30g、蒲公英30g、赤芍12g、郁金9g、海藻15g、昆布15g、陈皮9g、半夏9g，水煎服。

3. 参芪蛇舌汤

[功能主治]　益气养血，补益肝肾，清热解毒。

[处方组成]　生黄芪30g、党参15g、白术15g、熟地15g、枸杞15g、淮山药15g、天冬15g、茯苓12g、甘草4.5g、首乌9g、黄精9g、白花蛇舌草30g、木香4.5g、大枣5枚，水煎服。

4. 蛇虫参藤汤

[功能主治]　益气活血，祛瘀通络，消肿散结。

[处方组成]　地鳖虫10g、白花蛇舌草10g、当归10g、徐长卿10g、露蜂房6g、炙甘草6g、蜈蚣3g、党参12g、黄芪12g、熟地15g、鸡血藤15g、乳香9g、没药9g，水煎服。

5. 寄生软化汤

[功能主治]　健脾补肾，活血消肿，攻坚散结。

[处方组成]　党参12g、黄芪12g、白术9g、木香6g、川断15g、狗脊12g、桑寄生12g、丹参15g、当归9g、王不留行9g、地龙粉9g分吞、全蝎粉4.5g分吞、牡蛎30g、夏枯草12g、海藻12g，水煎服。

6. 喜树仙鹤汤

[功能主治]　清热解毒，活血消肿。

[处方组成]　仙鹤草90g、蛇六谷60g、白花蛇舌草30g、半边莲30g、半枝莲30g、喜树根10g、败酱草根10g、蛇莓10g、白毛藤10g、大青叶10g、三棱10g、莪术10g、赤芍10g、红花10g、生苡仁12g，水煎服。

7. 黄芪海昆汤

[功能主治]　益气托毒，清热消肿。

[处方组成]　当归15g、郁金9g、川楝子5g、黄芪30g、党参15g、白术12g、银花30g、连翘30g、蒲公英30g、赤芍12g、海藻15g、昆布15g、陈皮9g、半夏9g，水煎服。

8. 龟龙双枝汤

[功能主治] 清热解毒，祛瘀消肿。

[处方组成] 方一：青蒿10g、桑枝12g、桂枝6g、川断10g、木瓜10g、伸筋草10g、秦艽10g、当归10g、川芎10g、龟板12g、甘草10g、龙葵12g、猪殃殃12g、骨碎补15g、地骨皮12g、银柴胡10g、喜树10g、半枝莲15g、半夏12g、白花蛇舌草15g，水煎服。

方二：梨树叶10kg、桃树叶10kg、搜山虎10kg、见肿消2kg、透骨梢2kg、骨碎补2kg、三颗针5kg、王不留行2kg，用上药熬成药膏，加入麝香10g、牛黄10g、熊胆5g、冰片5g，外敷。

9. 鳖甲凤尾汤

[功能主治] 软坚化痰，清热解毒。

[处方组成] 柴胡9g、龙胆草9g、夏枯草15g、炙鳖甲24g、地骨皮12g、凤尾草24g、板蓝根15g、漏芦6g、僵蚕2g、蝉衣12g、地龙12g、生姜2片，水煎服。

10. 补骨当辛汤

[功能主治] 温经通络，温肾祛寒。

[处方组成] 补骨脂15g、杜仲15g、核桃仁25g、威灵仙50g、秦艽15g、细辛5g、川乌5g、桂枝10g、当归15g、木香8g，水煎服。

第四节 骨与软组织肉瘤治疗病案

病案 1

患者，女，55岁。

主诉：右侧腰背部疼痛1月余入院。

现病史：患者于2012年初因右侧腰痛就诊于某医院，行CT及MRI检查发现右侧腹膜后巨大肿物，考虑恶性于2012年2月全麻下行腹膜后肿物切除，术后病理为恶性纤维组织细胞瘤。术后疼痛无明显缓解，未行进一步治疗。2012年5月复查CT发现腹膜后肿瘤局部复发，再次手术病理同前。其后于2013年2月检查发现肿瘤于原部位再次复发，后行腹膜后肿物切除+

右肾切除，病理同前。入院前1个月再次出现右侧腰背部疼痛不适，外院复查腹部彩超提示：右肝低回声区，腹膜后低回声区。CT提示：右肾及腹膜后肿物切除术后肿物复发，肝右叶占位，双肺多发结节，现为进一步检查治疗入院。患者目前精神睡眠欠佳，饮食少，腹胀腹痛，进食后腹胀明显，时有呕吐，大便干，小便量可，体重较前略减轻。诊断：恶性纤维组织细胞瘤术后复发伴多发肺、肝转移。

患者入院后睡眠差，右侧中上腹疼痛，饮食少，饮食后吐，食欲可，食量小，排便排气均减少。

[舌　象] 舌质偏红、偏淡，舌苔白。

[脉　象] 右：寸脉细、沉、微弦，关脉及尺脉微沉、偏弦、偏细。

　　　　　左：寸脉偏沉、细，关脉偏沉、弦、数，尺脉偏沉、细、偏无力。

[证　型] 血亏兼湿热内停、气滞血瘀。给予处方一：

当归10g，白芍10g，黄连6g，黄柏10g，半枝莲15g，玄参10g，女贞子10g，川芎10g，鸡血藤15g，党参10g，白术10g，木香10g，陈皮6g，厚朴6g，熟地黄10g，山药10g，杜仲10g，生地黄10g，炒蒺藜10g，甘草6g。

服用1周后，患者仍有右下腹痛、胀满，大便3～4天一次，排气少，恶心，时有呕吐，排尿少。

[舌　象] 舌质偏红、偏淡，水湿舌，苔少色淡黄。

[脉　象] 右：寸脉细、沉，关脉浮、偏大、鼓手，尺脉沉、微弦、细。

　　　　　左：寸脉数、沉、略有鼓手，关脉浮、偏大、鼓手，尺脉偏沉、细、微弦。

[证　型] 气血双亏，湿热内停。给予处方二：

黄连6g，黄柏10g，火麻仁10g，白芍10g，厚朴10g，木香6g，枳实6g，没药6g，川军10g，玄参10g，白术10g，枸杞子10g，菟丝子15g，山药10g，熟地黄10g，地骨皮10g，当归10g，生地黄10g，柏子仁10g，丹参10g，地龙10g，郁金10g，炒蒺藜10g，黄芪10g，甘草6g，白头翁10g。

患者服用1周后症状有所缓解。

[舌　象] 舌尖偏红、舌体偏湿、干湿、苔少微黄。

[脉　象] 右：寸脉弱，关脉偏浮、细，尺脉弱细。

　　　　　左：寸脉沉、细、数，关脉偏浮、偏鼓手，尺脉偏浮。

[证　型] 气血双亏，阴阳不足兼气滞血瘀。给予处方三：

肉苁蓉10g，枳实10g，柏子仁10g，丹参10g，当归10g，女贞子15g，熟地黄10g，墨旱莲10g，玄参15g，北沙参15g，炙甘草6g，地龙10g，桃仁10g，郁金10g，白芍10g，厚朴12g，木香10g，半枝莲15g，火麻仁10g，炒谷芽15g，鸡内金12g，菟丝子10g，枸杞子10g，牡丹皮10g，延胡索10g，香附10g。

因患者症状好转，已可进食水，体力有所改善，患者肠梗阻因腹腔肿瘤压迫所致，且肝肺转移病灶发展缓慢，故实施腹腔肿瘤三维适形技术放疗，45Gy/15f/3w。放疗过程中患者咳嗽，痰多，白色，憋气，不思饮食，全腹胀痛，胁肋区疼痛，怕冷食，连日发热（已好）咳嗽后有呕吐，大便2日1次，干燥，唇干，汗多，面色苍白。

[舌　象] 舌质四周红，发湿，苔薄，微黄。

[脉　象] 右：寸脉浮而鼓手，按下无力，关脉浮而鼓手，按下无力，尺脉偏浮，细而无力。

　　　　　左：寸脉浮而细，偏数，关脉浮而鼓手，微弦，尺脉偏浮，宽而无边。

[证　型] 肾心阴虚兼有气虚（气虚为主），肝火上亢。给予处方一：

黄芪10g，白术10g，熟地黄10g，菟丝子15g，山药10g，柏子仁10g，何首乌10g，丹参10g，当归10g，白芍10g，炒蒺藜10g，郁金10g，丹皮10g，菊花10g，肉桂6g，陈皮6g，枳实6g，木香10g，厚朴6g，清半夏9g，桔梗10g，甘草10g，知母10g。

服用1周后患者咳嗽，痰少了一些，睡眠差，饮食可。

[舌　象] 舌绛红，苔偏湿厚，白中微黄，不干。

[脉　象] 左：寸脉略沉、微鼓手，关脉偏沉、略细，尺脉力弱。

　　　　　右：关脉略浮，力微欠，偏急。

[证　型] 心阴虚，脾虚。给予处方二：

玄参10g，北沙参10g，麦冬10g，菟丝子15g，熟地黄10g，山药10g，陈皮6g，白术10g，甘草6g，当归10g，白芍10g，牡丹皮10g，白花蛇舌草20g，知母10g，桔梗10g，百合10g。

经中药调理患者放疗顺利进行。放疗后患者继续中药调理，仍有汗多，睡眠差，自觉胸背闷，无心慌，大小便可。

[舌　象] 舌质绛红，厚白苔、微黄，水滑舌（湿重热轻）。

[脉　象] 右：寸脉浮、细、略鼓手，湿取滑，关脉浮、鼓手有力，偏数，尺脉浮、沉。

　　　　　左：寸脉浮、细、沉取滑而有力，关脉偏沉、细弦，尺脉偏沉、细、滑。

[证　型] 气血双亏夹湿邪。给予处方三：

当归10g，柏子仁10g，黄芪10g，柴胡10g，陈皮6g，炒麦芽15g，焦六神曲10g，清半夏9g，茯苓10g，玄参10g，麦冬10g，地黄10g，山药10g，枸杞子10g，远志10g，炒酸枣仁10g，泽泻10g，甘草6g，白术10g，肉苁蓉10g，干姜3g。

该患者放疗后复查肿瘤缩小达1/3，症状有所缓解，其后门诊继续中药维持，放疗后9个月复查患者尚生存，生活质量尚可。

病案 2

患者，女，58岁。

患者于2008年1月始自觉左侧下腹部疼痛伴左下肢麻木，自行服用止疼药及消炎药后有所缓解，3个月后普通止痛药已无法缓解，当地医院行骨盆X线片未见明显骨质破坏，尝试按摩及针灸也无明确效果。因左腹股沟处隆起遂4月于当地医院行盆腔CT检查，发现左侧盆腔巨大肿物，侵犯右侧盆壁肌肉及血管，并压迫直肠及膀胱。转至某肿瘤专科医院，行相关检查未发现有远地转移，遂行开腹探查术，术中肿瘤瘤体较大无法切除，取活检后关腹。术后病理回报：恶性纤维组织细胞瘤。

因患者疼痛症状明显，遂于术后1个月开始行放疗，采用三维适形技术，给予DT 54Gy/27f/6w。放疗期间出现白细胞下降、恶心、呕吐及乏力症状，采用中药进行调理。患者面色苍白，疲乏神倦。

[舌　象] 舌质淡红，苔较厚微黄，不干。

[脉　象] 左：寸脉沉细，关脉浮而微弦，尺脉沉而细小。

　　　　右：寸脉脉象沉数，细而无力；关尺脉浮而鼓手，偏数。

[证　型] 结合症状、脉象考虑患者有血分不足肝郁，胃肠有湿热。方剂如下：

当归10g，丹参10g，白芍10g，元参15g，北沙参15g，茯苓10g，熟地黄15g，山药10g，牡丹皮10g，龙眼肉10g，炒蒺藜15g，苍耳子10g，焦山楂10g，鸡内金15g，香附10g，炒麦芽15g，陈皮6g，菟丝子15g，厚朴10g，清半夏9g，甘草6g，干姜3g。

放疗后疼痛明显缓解。放疗后1个月复查CT显示肿瘤缩小1/3，仍无法手术切除。继续给予AIM方案化疗（异环磷酰胺1.2g/m² d1-5；美司钠240mg/m²，Qid，d1-5，E-ADM 50mg/m² d1）6个周期，复查显示肿瘤最大径较放疗前缩小一半，仍残留10cm×5cm大小肿瘤。经与家属协商后，再次追加放疗，射野保护小肠、直肠及膀胱，给予44Gy/22f/5w。放疗后病灶继续缩小，仍残留7cm×3cm肿瘤。

患者时有盆腔及左下肢疼痛，断续服用氨酚羟考酮止痛。随后多次复查中肿瘤局部处于稳定状态。于2011年7月始疼痛较前加重，左下肢出现水肿。CT显示盆腔肿瘤大小无明显改变，下肢血管彩超也未发现血栓性病变。考虑患者疼痛加重及下肢水肿主要原因为放疗后纤维化及淋巴回流障碍造成。遂给予中药治疗，方剂如下：

　　当归15g，丹参10g，白芍15g，桃仁10g，益母草10g，茯苓10g，熟地黄15g，山药10g，牡蛎20g，郁金10g，炒蒺藜15g，炒酸枣仁15g，焦山楂10g，鸡内金15g，木香9g，枳壳10g，陈皮6g，醋鳖甲10g，菟丝子15g，厚朴10g，清半夏9g，甘草6g，干姜3g，僵蚕6g，元胡9g。

　　患者服用中药后症状明显缓解，持续服用2个月后停中药。治疗后5年复查肿瘤稳定无发展，未见远地转移。

第十六章　脑　瘤

第一节　脑瘤国际治疗规范

一、总论

1. 流行病学
- 恶性肿瘤的脑转移率较高，最终20%～40%会出现脑转移。
- 成人原发性CNS肿瘤：30%GBM，10%AA，10%低度恶性胶质瘤，15%脑膜瘤，10%垂体瘤，5%～10%神经鞘瘤，＜5%为少突胶质细胞瘤。
- 成人胶质瘤：75%高度恶性，25%低度恶性。
- 儿童中枢神经系统肿瘤：占儿童肿瘤的20%。其中30%～50%星形细胞瘤，25%髓母细胞瘤，20%恶性星形细胞瘤（GBM），10%室管膜瘤，＜5%为视神经胶质瘤。

2. 影像学
- 强化MRI肿瘤图像：高度恶性肿瘤T_1和T_2均增强，低度恶性肿瘤T_2和去脂像增强。
- 术后MRI应在48小时以内进行，以观察是否有残留。
- 增加Gadolinium剂量可增加脑转移检出率的敏感性。
- II级胶质瘤：T_1为非强化低信号，T_2/FLAIR为高信号，圆形且边界清晰；少突胶质细胞瘤可有钙化现象。
- III级胶质瘤：增强后强化，呈浸润样、边界不清，周围有压迫情况，水肿较明显。
- GBM：边缘强化，中心坏死，边界不规则，周围有压迫情况，水肿较明显。
- 双尾征：线状脑膜增厚，增强后强化，与外周型脑部肿瘤相邻近。可见于脑膜瘤、绿色瘤、淋巴瘤和结节病。
- MR 光谱学：NAA＝神经元标记物，胆碱＝细胞完整性，肌酸＝细胞能量的标记物，乳酸盐＝泛氧代谢标志物。

- 肿瘤：胆碱↑、肌酸↓，NAA↓。
- 坏死：胆碱↓、乳酸盐↑，肌酸↓、NAA↓。

Ⅰ & Ⅱ：间变星形细胞瘤，年龄≤50岁，脑功能正常；或年龄＞50岁，KPS＞70，症状期＞3个月	MS：40～60个月
Ⅲ & Ⅳ：间变星形细胞瘤，年龄≤50岁，脑功能异常；或年龄＞50岁，KPS＞70，症状期＜3个月；GBM 年龄＜50，或年龄＞50 & KPS≥70	MS：11～18个月
Ⅴ & Ⅵ：GBM，年龄＞50岁，KPS＜70，或脑功能异常	MS：5～9个月

二、恶性胶质瘤

1. 临床特点
- 占原发脑肿瘤的35%～45%。
  - 85%为GBM。
  - ＜5%为多中心病变。
  - 发病年龄峰值为45～55岁。
  - 预后影响因素：年龄、组织学、KPS、手术切除的程度、整装持续时间。RTOG RPA分类。

2. 治疗原则
- 可行手术的患者
  - GTR/STR→RT(60Gy)+同步temozolamide，然后temozolamide维持治疗6个月。
  - 或对于年龄≥60、KPS＞50者，40Gy/15f。
  - 或对于年龄≥65、KPS＜50者，30Gy/10f。
- 不能手术的患者
  - RT(60Gy)+同步temozolamide，然后temozolamide维持治疗6个月。
- 复发的患者
  - 激素治疗。
  - 局限且可切除：手术+化疗。
  - 局限且不可切除：化疗&/3DCRT或SRS。
  - 弥散浸润：化疗+支持治疗。
  - 卡氏评分差：支持治疗。

3. 放疗技术及相关研究
● 术后放疗
  ■ 术后放疗BCNU延长患者MS，较支持治疗好（10个月vs 1个月）。
  ■ 放疗剂量增加MS延长：45Gy、60Gy(410个月)。
  ■ Roa（JCO 2004）：对于年龄≥60、KPS＞50者，60Gy/30fx与40Gy/15fx二者MS无差异，后者所需激素治疗较少。
  ■ 多个关于分次治疗不同方案的研究未发现生存率上的明显差异。
● 术后同步放化疗或化放序贯。

三、Ⅰ＆Ⅱ级胶质瘤

1. 临床特点
● 原发颅内肿瘤占10%，胶质瘤20%。
● 少突胶质细胞瘤在原发颅内肿瘤占5%。
● 预后佳的因素：年龄＜40岁、KPS佳、少突胶质细胞瘤、GTR、增生指数低。
● MS：low-grade 单纯少突胶质细胞瘤（120个月）＞low-grade 混合型少突胶质细胞瘤＞low-grade星形细胞瘤（60个月）≥间变少突胶质细胞瘤（60个月）＞间变星形细胞瘤（36个月）＞GBM（12个月）。

2. 治疗原则

JPA	● GTR 观察 ● STR可考虑观察、化疗、RT或SRS。根据肿瘤的部位、症状和年龄决定
成人少突胶质细胞瘤、星形细胞瘤	尽量完整切除肿瘤（GTR、STR） ● 观察：年龄＜40岁、少突胶质细胞瘤、GTR、功能良好 MRI发现进展RT50～54Gy ● 或术后放疗 50～54Gy，延长无复发时间
儿童少突胶质细胞瘤、星形细胞瘤	尽量完整切除肿瘤（GTR、STR） ● 观察并行系列 MRI 检查 ● 辅助性化疗可能延长 DFS ● 辅助性 RT 可提高 DFS，适于 3 岁以上 ● 复发和进展病变：能手术者考虑二次手术；不能手术者采用RT(45～54Gy)

3. 放疗研究
● 放疗的时机
  ■ EORTC22845（Lancet 2005）：Ⅲ期临床试验，随机分为两组：观察和放疗54Gy。结论：放疗延长PFS和平均无病生存时间，不延长总体生存率，放疗也可再复发进展后再进行。

- Shaw（J Neurosurg 1989）：系回顾性分析，比较S、S+RT（＜53Gy）、S+RT（＞53Gy）三组5年OS，分别为30%、50%和67%。
- 放疗剂量
  - EORTC22844（Karim 1996）：比较RT45Gy和RT59.4Gy，二者的PFS和OS无差异。
  - INT/NCCTG（Shaw, JCO 2002）：比较RT50.4Gy和RT64.8Gy，二者的PFS和OS无差异，高剂量组3～5级毒性反应增加。
- 放疗复发模式
  - INT/NCCTG（Shaw, JCO 2002）：比较RT50.4Gy和RT64.8Gy，92%野内复发，3%在RT照射野外的2cm内复发。

4. 化疗的作用
- INT/RTOG9802：低危组，观察；高危组（＞40岁、STR或活检术），手术+RT或手术+RT+PCV方案6个周期化疗。

四、脑干胶质瘤

1. 临床特点
- 绝大多数为青少年患者，高峰为4～6岁。
- 5%成人CNS肿瘤，10%儿童CNS肿瘤。
- 70%～80%为high-grade星形细胞瘤，其余有low-grade星形细胞瘤、室管膜瘤。可根据MRI和临床表现确定其分化。
- 活检的并发症和死亡率较高。
- high-gade肿瘤：浸润性生长，多起源于pons，沿白质侵犯小脑，年龄小，临床症状进展快，神经体征较多。
- low-grade肿瘤：脑干或下丘脑局限性病变，年龄大，临床症状进展慢。
- 鉴别诊断：脓肿、AVM、脑膜炎。
- 成人5年OS为20%～50%，high-grade胶质瘤MS＝10个月。

2. 治疗原则
- 激素治疗：减轻症状。
- 脑脊液引流术：严重的脑水肿。
- 手术：作用有限，远端外生性的肿瘤可能有手术机会。
- 化疗
  - 辅助性化疗，如CCNU、VCR和泼尼松，无益处。
  - RT前新辅助化疗未提高生存率。
  - 大剂量化疗＋干细胞移植未提高生存率。

3．放疗

- 推荐3DCRT，常规分割DT54～60Gy。
- 对弥散性病变，T＋2cm边界；或整个脑干（diencephalon至C2）及所累犯的部位＋2cm边界。
- 放疗剂量提高至72Gy/72f，bid 无益。
- 超分割治疗无益。

五、视神经胶质瘤

1．临床特点

- 占儿童CNS肿瘤的5%。
- 临床上分为：视神经、视交叉和视交叉/下丘脑三类。
- 临床表现：突眼、视神经萎缩、视物不清和视野缺失。
- MRI：小而边界清晰、均一增强的肿瘤。
- 活检并不是必需的。

2．治疗原则

视神经、视交叉肿瘤	● 所用患者先行化疗，化疗失败后 RT
视交叉／下丘脑	● 必要时 CSF 分流术 ● 先手术切除＋化疗 ● RT（45 ～ 50Gy）作为挽救性治疗

3．预后

- 长期OS为90%～100%。
- 长期PFS为60%～90%。
- 视交叉/下丘脑肿瘤：LC 40%～60%，长期OS 50%～80%。

六、CNS 淋巴瘤

1．临床特点

- 颅内肿瘤占2%。
- 免疫缺陷的患者中EBV阳性率为60%～70%，免疫正常的患者中15%表达阳性。
- 发病平均年龄：免疫缺陷的患者 55岁，免疫正常的患者 31岁。
- 多中心：免疫缺陷的患者60%～80%，免疫正常的患者25%～50%。
- MRI：孤立或多个围绕血管的强化的肿块。免疫缺陷的患者可出现环形病灶，需与弓形体病相鉴别。1/3出现软脑膜受累。15%～20%累犯视网膜和玻璃体。

- 原发性眼淋巴瘤：80%在9个月累犯CNS。
- 病理：绝大多数为B细胞来源，高恶的大细胞和小无裂细胞。中和低度恶性的淋巴瘤罕见。
- 全身或鞘内MTX与放疗毒性相叠加。

2. 治疗原则

- 手术：活检，切除无益。
- 激素治疗
  - ▫ 活检后才可进行。
  - ▫ 10%影像学CR，40%缩小，90%临床症状减轻。
  - ▫ 缓解期较短，数周至数月。
- 常规治疗模式
  - ▫ 化疗-放疗-化疗：MTX方案大剂量化疗-WBRT 45Gy-化疗（RTOG93-10）。如患者＞50岁、化疗后CR可暂不做WBRT，复发后行RT。
  - ▫ 软脑膜种植者：鞘内MTX或CSI39.6Gy，局部追加5.4～10.8Gy。
  - ▫ 原发性眼淋巴瘤累犯CNS：眼部RT 36Gy，WBRT 45Gy。
  - ▫ 单一原发性眼淋巴瘤：眼部RT 36Gy。
  - ▫ 抗-CD20抗体的治疗，研究中。

3. 预后

- RT：MS 12个月，2年OS=20%～30%。
- 化疗（MTX方案）+WBRT MS 30～60个月，2年OS：55%～75%。

七、室管膜瘤

1. 临床特点

- 成人＜5%颅内肿瘤，发病年龄高峰为35岁。
- 儿童占10%颅内肿瘤，发病年龄高峰为5岁。
- 大多数肿瘤起源于后颅窝，第四脑室。
- CSF失败率为5%～15%，绝大多数有局部复发、幕下和高恶者。
- Erb-2，erb-4表达阳性预后差。
- 手术完全切除困难，但是最重要的预后相关因素。其他预后相关因素有低度恶性和年龄＞2～4岁。

2. 治疗原则

一般处理	脱水治疗
室管膜瘤（可切除）	最大安全程度的手术切除 ● CSF 阴性： GTR →观察或局部野 RT(54 ～ 60Gy) STR 局部野 RT(54 ～ 60Gy) ● CSF 阳性： 　CIS(36Gy)，局部推量至 54 ～ 60Gy
间变室管膜瘤（可切除）	最大安全程度的手术切除 ● CSF 阴性： GTR/STR 局部野 RT(54 ～ 60Gy) ● CSF 阳性： 　CIS(36Gy)，局部推量至 54 ～ 60Gy
不能切除者	● CSF 阴性： GTR/STR 局部野 RT(54 ～ 60Gy) ● CSF 阳性： CIS(36Gy)，局部推量至 54 ～ 60Gy
复发	最大安全程度的手术切除 ● 未行 RT 者术后放疗 -SRS/3DCRT ● 化疗、支持治疗
儿童＜ 4 岁	最大安全程度的手术切除 ● GTR →观察 ● STR →化疗（DDP/CTX）→挽救性 RT

3. 预后

● 5年OS：低度的室管膜瘤 60%～80%，高度的室管膜瘤 10%～40%。

八、脉络丛肿瘤

1. 临床特点

● ＜2%的胶质瘤。
● 好发部位：成人侧脑室，儿童第四脑室。
● 良性：乳头状瘤 60%～80%。恶性：脉络丛癌 20%～40%。
● 脑水肿明显。
● 约30%儿童肿瘤就诊时有转移。

2．治疗原则

一般处理	首选手术切除
脉络丛乳头状瘤	● GTR 且 CSF 阴性：观察 ● STR 且 CSF 阴性：术后瘤床 RT50 ～ 54Gy ● STR且CSF阳性：CSI 36Gy+LF推量至54Gy，转移处 45～54Gy ● 化疗无益处
脉络丛癌	● GTR 且 CSF 阴性：观察，考虑 RT ● STR 且 CSF 阴性：术后瘤床 RT54Gy ● STR且CSF阳性：CSI 36Gy+LF推量至54Gy，转移处 45～54Gy ● 可考虑辅助化疗

3．预后

- 脉络丛乳头状瘤：5年OS为90%～100%。
- 脉络丛癌：5年OS为20%～30%。

九、脑膜瘤

1．临床特点

- 占15%～20%原发颅内肿瘤。
- 发病呈年龄相关，80岁告发。
- 女性多见。
- CT：边界清楚，强化后中至高增强，水肿少，15%～20%出现溶骨和成骨。
- MRI：T_1、T_2等信号，强化后增加。
- 双尾征：线状脑膜增厚，增强后强化，与外周型脑部肿瘤相邻近。可见于脑膜瘤（60%）、绿色瘤、淋巴瘤和结节病。
- 肿瘤生长缓慢者可有钙化，可有强化，T_2相等或低信号。

2．治疗原则

脑膜瘤（可切除、可手术）	● GTR →观察、MRI 复查，复发后 RT ● 或根治性 RT/SRS
脑膜瘤（不能切除、可手术）	● STR → RT。 ● 或根治性 RT/SRS
不能手术者	● 根治性 RT/SRS
复发	● RT/SRS 作为挽救性治疗
恶性脑膜瘤	最大安全程度的手术切除 ● GTR/STR → RT 60Gy（2 ～ 3cm 边界）

3. 放疗技术及研究

- 术后EBRT
  - Goldsmith(1994)：STR+RT，5年OS良性为85%、恶性为60%。放疗剂量＞52Gy者PFS明显为好；STR与活检无差异，不建议过度切除。
- SRS
  - Kondziolka(1994)：肿瘤平均体积4.7mL，边缘剂量16Gy，中心剂量为32Gy。5～10年LC为95%，PFS为93%。
- 剂量
  - EBRT：良性54Gy，恶性60Gy。
  - SRS：个性化，需考虑瘤体大小、位置、病理、敏感性及相邻结构。

十、听神经瘤

1. 临床特点
- 占颅内肿瘤6%。
- 生长缓慢、边缘清楚、周围压迫。
- MRI：可考虑薄层扫描。

2. 治疗原则
- 手术
  - 90%可完整或近完整切除。＜10%LF。
  - STR术后RT可减少局部失败率（45%→6%）。
  - 面神经功能可保留＞60%，听力30%～50%。
- SRS
  - ＞90% LC。
  - 单次剂量12Gy，＞14Gy并发症增加。
  - 单次与分次SRS疗效相近。
  - 面神经功能可保留＞90%，听力约75%，三叉神经功能＞90%。
- EBRT
  - 放疗剂量54Gy/1.8Gy/fx。
  - 面神经功能可保留＞95%，听力约75%，三叉神经功能＞95%。

十一、颅咽管瘤

1. 临床特点
- 良性，部分囊性的上皮性肿瘤。
- 占5%～10%儿童颅内肿瘤，年龄5～14岁。

- 发病规律：双相性。55%儿童，45%＞20岁。
- MRI：强化后增强，有囊性变，充满脂类液体。

2. 治疗原则

- 最大安全程度的切除：GTR/STR。
  - GTR→观察。
  - STR→术后EBRT 54Gy/1.8Gy/fx或观察。
- 不能切除的肿瘤
  - 减压术→术后EBRT 54Gy/1.8Gy/fx。
- SRS
  - 小的原发或复发肿瘤。
- 化疗
  - 鞘内博来霉素注射，使囊缩小和纤维化。
- 小于3岁的幼儿
  - 局限性手术→密切观察，一般不放疗。

3. 预后

- 长期PFS 80%～100%。

十二、垂体瘤

1. 临床特点

- 占原发颅内肿瘤10%～15%。
- 几乎所有肿瘤起源于前叶，前叶分泌GH、PRL、ACTH、TSH、FSH和LH。受下丘脑所控制。后叶分泌ADH和褪黑素。
- 75%功能性，25%无功能。
- 肿瘤分泌prolactin最常见（30%）→GH(25%)→ACTH→TSH。
- 腺瘤≥1cm，微腺瘤＜1cm。
- 肿瘤压迫可引起PRL。
- 临床表现：头疼、视野改变、精神神经方面的异常、生长状态及温度感受等的异常。

2. 治疗原则

- 药物治疗
  - Bromocriptine→prolactinomas, somatostatin→GH, ketoconazole→ACTH。
  - 不连续用药易复发。

- 手术
  - 即刻缓解压迫症状。
  - 微腺瘤。
  - 较大肿瘤的最大安全切除。
- RT
  - 适于不能手术切除的肿瘤。
  - STR后激素水平仍较高，需行术后RT。
  - 肿瘤较大，侵出蝶鞍，需行术后RT。

3. 疗效

无功能性垂体瘤	S±RT vs RT：10 年 PFS 90% vs 80%
分泌 GH	● S →观察→复发后 RT45 ～ 50Gy：10 年 PFS 70% ～ 80% ● 不能手术单纯 RT45 ～ 50Gy：60% ～ 70%
分泌催乳素	● 观察、药物治疗、手术或放疗均可，取决于症状、副作用及患者的选择 ● 10 年 PFS：80% ～ 90%
分泌 ACTH	● S →观察→复发后放疗 45 ～ 50Gy：激素水平恢复较快 ● RT：不能手术者，10 年 LC 50% ～ 60%
分泌 TSH	● 进展较快，应采用 S → RT
Histiocytosis X	● RT 6 ～ 10Gy

4. 放疗

- 无功能性垂体瘤：RT 45～50Gy/1.8Gy/fx；功能性：RT50.4～54Gy/1.8Gy/fx；54Gy→TSH，50.4Gy→ACTH。

5. 预后

- S、S+RT或RT间长期OS无差异。

十三、松果体瘤

1. 临床特点

- 成人：原发颅内肿瘤占1%，精原细胞瘤30%～40%，非精原细胞生殖细胞肿瘤（NGGCT）10%～20%。
- 儿童：原发颅内肿瘤占5%，精原细胞瘤50%，间质来源肿瘤25%～33%。发病高峰年龄10～12岁。
- NGGCT包括内皮窦来源肿瘤、胚胎肿瘤、绒癌和恶性畸胎瘤。松果体母细胞瘤和NGGCT更多见CSF播散。

- 松果体母细胞瘤
  - 高度恶性原始胚胎肿瘤，PNET的变异。
  - 双侧RB发病相关。
  - 颅压增加快、头围增大。
  - MRI 强化后不均匀增强，有坏死和出血区。
- 松果体细胞瘤
  - 生长缓慢，WHO Ⅱ级。多见于少年，颅压增高。
  - MRI：圆形、边缘清楚，强化后均匀增强，长T_1长T_2。
- 精原细胞瘤
  - MRI：长T1，边缘清楚，均一强化。
  - -HCG轻度上升。
- NGGCT
  - 血清或CSF AFP上升，-HCG明显上升。
  - 较精原细胞瘤放射敏感性差。

2. 治疗原则

- 松果体母细胞瘤
  - 治疗与髓母细胞瘤相近：最大程度安全切除→CSI（35～40Gy）+局部加量至54Gy+化疗。（5年OS 50%～70%）无CSI者预后差，MPFS 11～14个月。
  - 肉眼残留可考虑X刀/3DCRT或头部刀追加剂量。
- 松果体细胞瘤
  - 治疗与低度恶性的胶质瘤相近。
  - 先争取手术。
  - GTR →观察，复发后放疗。
  - STR→术后放疗（残留病灶+1～1.5cm边缘 50～55Gy）。5年OS 60%～90%。
- 精原细胞瘤
  - gadolinium 三倍剂量MRI检查。
  - 治疗方式：RT或CH+RT，预防性CSI RT 尚有争议。
  - 所有脑室系统野30Gy+原发病灶区至50Gy。
  - 脑室系统内、室管膜下或中线多处肿瘤，应考虑CSI 30～36Gy+肿瘤区至50Gy。
  - RT 5年OS 80%～90%，脊髓内失败率为10%～20%。
- NGCCT
  - 最大程度手术切除→DDP为主的化疗。
    - gadolinium 三倍剂量MRI检查和腰穿排除转移，局部RT。

● 如有转移，CSI 30-36Gy+局部至50Gy。

十四、髓母细胞瘤

1. 临床特点

● 占儿童20% CNS肿瘤，40%后颅窝肿瘤。
● 发病年龄：儿童平均7岁，成人25岁。
● 预后不良因素：男性、年龄<5岁、转移。诊断时1/3为一般危险，1/3为高度危险。
● 后颅窝综合征：髓母细胞瘤术后出现，15%～20%；表现为吞咽困难、肢体震颤、mutism、呼吸困难等。
● PCV：DDP/CCNU/VCR。

2. 分期

Chang 分类系统	T1: ≤3cm，局限 T2: >3cm，累及一个相邻结构或部分填充第四脑室 T3a: 累及两个相邻结构或完全填充第四脑室 T3b: 起源与并完全填充第四脑室 T4: 累犯第三脑室、中脑及上部颈髓 M1: CSF 镜下阳性 M2: 脑室或脑部结节样转移 M3: 脊髓膜下结节样转移 M4: 中枢神经系统外转移
危险度分级	普通级：年龄>3岁，GTR/STR 残留面积<1.5cm^2，M0 高危级：年龄<3岁，GTR/STR 残留面积>1.5cm^2，M+
生存率	普通级：DFS 60%～90% 高危级：DFS 20%～40%，辅助化疗后：50%～85%

3. 治疗原则

一般治疗	● 颅压增高：激素和分流术
普通级	● S→减量的CSI+化疗。CSI 23.4Gy/1.8Gy/fx+缩野后颅窝至54Gy+同步VCRPCV
高危级 GTR/STR 残留面积>1.5cm^2，M+	● S→CSI+化疗。CSI 36～39Gy/1.8Gy/fx+缩野后颅窝及>1cm转移灶至54Gy+同步VCRPCV
年龄<3岁	● S→化疗，RT 作为挽救性治疗

4. 相关研究

- 化疗的作用
  - Evan，RTOG（1990）：两组S+RT和S+化放同步＋化疗，RT为CSI 35～40Gy+后颅窝50～55Gy+脊髓转移处50Gy。5年OS均为65%，但S+化放同步＋化疗组EFS在T3-4/M1-3中明显增加（46%:0%）。
  - Tait(1990)：两组S+RT和S+化放同步＋化疗，RT为CSI 30～35Gy+后颅窝50～55Gy+脊髓转移处50Gy。S+化放同步＋化疗组早期EFS和OS较好，后期不明显；但在T3-4/M1-3/肉眼残留中S+化放同步＋化疗组效果佳。
- 化疗时机
  - Bailey SIOP Ⅱ(1995)：患者分为低危组（GTR/STR、无累及脑干、M0）和高危组（肉眼残留、累及脑干、M+）。低危组分为两组：S+化疗＋RT和S+RT；高危组：采用CSI 35Gy＋辅助化疗。结论：RT前化疗未提高5年EFS（58%:60%），对于低危组RT35 Gy与25 Gy无明显差异（5年EFS 75%:69%）。
- 低度/一般恶性度
  - Packer CCG9892(JCO 1999)：S→CSI 23.4Gy/后颅窝野55.8Gy+同步VCR qwk×8→PVC×8周期。5年PFS 79%。1/3听力丧失。
  - Thomas POG8631/CCG923(JCO 2000)：S→CSI 23.4Gy/后颅窝野54Gy或S→CSI 36Gy/后颅窝野54Gy，后者较好，但是DFS较Packer CCG9892差。
  - POG A9961：S→CSI 23.4Gy/后颅窝野55.8Gy，辅助化疗随机分为两组：PVC vs CPM/DDP/VCR。
- 高危组
  - Zelter CCG921(JCO 1999)：比较了S→CSI36Gy/后颅窝野54Gy/脊髓转移50.4～54Gy＋同步VCRqwk×8→PVC×8个周期、S→美国大方案（VCR、泼尼松、lomustine、hydroxyurea、procarbazine、DDP、cyclophosphamide、cytarabine×2周期）→RT→美国大方案×8周期。5年PFS前者较好（63%vs45%）。
  - Tarbell POG9031(IJROBP 2000)：比较了先化疗与先放疗的差异，化疗1→RT→化疗2 vs RT→化疗1→化疗2。化疗1：DDP/VP-16×7周，化疗2：VCR/CTX，RT：CSI CSI 35.2～44Gy/局部野53.2～56.8Gy。二者无差异，5年PFS 先RT为70%，先化疗为66%。
- 婴儿
  - Duffner POG(1993)：本研究目的在于是否术后先给化疗、放疗可延迟至3岁以上。年龄<2岁，化疗24个月；年龄>2岁，化疗12个月；病变进展者再行二次手术或RT：CSI 35.2Gy/局部野54Gy（完全切除：CSI 24Gy/局部野50Gy）。结论：放疗可延迟至大于3岁。

- 其他研究
  - ACNS0331：研究CSI 18Gy/局部野加量的方法治疗低度/一般恶性度。

5．放疗技术
- 俯卧位，伸颈下巴前伸以避免口腔在PA射野中，面罩。
- 首先定位脊髓野：上界C2，下界S2或骶膨大的下缘。侧界在pedicles侧缘外1cm，骶椎处外放1～2cm。
- 其次定位全脑照射野：下界在筛板下0.5～1cm、中颅窝下1cm，前界在锥体前1cm、眼部标记后2～2.5cm。
- 注意射野的重叠，9Gy移动1cm。

十五、原发脊髓肿瘤

1．临床特点
- 占CNS肿瘤15%。
- 2/3髓外，1/3髓内。髓内肿瘤有星形细胞瘤、室管膜瘤和少突胶质细胞瘤；髓外腔内肿瘤有脑膜瘤、室管膜瘤和神经鞘瘤；腔外肿瘤有转移瘤、骨肉瘤、软骨肉瘤、脊索瘤、骨髓瘤、脂肪瘤、腔外脑膜瘤和淋巴瘤。
- 星形细胞瘤在C/T常见，常合并囊肿。室管膜瘤在L/S段常见。
- Brown-Sequard 综合征：一侧运动和细微感觉功能丧失，对侧疼痛和冷热感觉丧失。
- MRI：几乎所有脊髓肿瘤增强后有强化，包括低度胶质瘤。

2．治疗原则

所有肿瘤，可手术、可切除	最大可能安全切除
低度胶质瘤，GTR	观察
低度胶质瘤，STR	RT 50～54Gy
高度胶质瘤	RT 54Gy
室管膜瘤	RT 50～54Gy±CSI
脑膜瘤，GTR	观察
脑膜瘤，STR	观察，或RT 50～54Gy
脊髓肉瘤、锥体骨肉瘤、软骨肉瘤、脊索瘤	3DCRT/SRT
复发肿瘤	手术或再次RT

3．预后

- 低度胶质瘤（S+RT）：5年OS 60%～90%。
- 高度胶质瘤（S+RT）：MS 6个月至2年。
- 软组织肉瘤（S+RT）：4年OS 60%～70%。

十六、动静脉畸形

1．临床特点

- 平均30岁。
- 年自发出血2%～4%，年死亡率1%，每次出血死亡率为10%～15%。
- SRS后出血概率降低。
- 微创手术切除或SRS
  - 均可选择。
  - 治疗整个nidus，不用治疗供血动脉或draining 静脉。
  - 放疗剂量取决于大小和部位。
- Maruyama（2005）：SRS平均剂量为21Gy，4年血管闭塞率81%，5年91%。SRS后血管闭塞前出血机率下降54%，闭塞后下降88%。
- 2年闭塞率：病变＜2cm者＝90%～100%，病变＞2cm者＝50%～70%。

十七、三叉神经痛

1．临床特点

- 发病高峰60岁，男：女=1:2。
- 药物治疗为标准治疗。
- 外科：神经阻滞、部分感觉rhizotomy、Gasserian神经节的气球松解术、微血管松解术、外周神经切除术。
- SRS 需约80Gy。SRS后疼痛缓解时间平均为1个月，50%～60%疼痛完全缓解，10%～20%有所缓解，5%～10%轻度改善。

第二节 脑瘤的中医治疗

一、辨证

1. 寒痰凝聚证

症见头痛，见寒加重，头晕呕吐，肢体麻木，活动不利，全身酸痛，舌淡胖，苔薄白或白滑，脉沉迟。

2. 气滞血瘀证

症见头晕头痛、下肢无力，活动困难，低热，舌绛紫，有瘀点或瘀斑，脉细涩。

3. 肝风上亢证

症见胸胁、腰背疼痛，易怒失眠、头痛剧烈，呕吐，头晕目眩，抽搐，颈项强直，舌红、少苔、微黄，脉弦数。

4. 脾肾阳虚证

症见面色萎黄，纳呆食少，神疲体倦，畏寒怕冷，腰酸腿软，大便溏薄，小溲清长，肢体无力或瘫痪，舌质淡，苔薄白，脉沉细。

5. 痰邪互结证

症见头晕头痛，肢体麻木，或肢体偏瘫，言语不利，呕吐纳差，舌红或白胖，痰白腻，脉细滑。

6. 气血虚弱证

症见贫血纳差，头晕，懒言少语，短气乏力，肢体无力，舌质淡而干，脉沉细弱。

二、分证论治

1. 寒痰凝聚证

[治　法] 温阳通络，化湿祛痰。

[主　方] 阳和汤加减。

[常用药] 制南星、熟地、肉桂、炮姜、白芥子、鹿角霜、地鳖虫、山慈菇、生牡蛎、陈皮、甘草、清半夏等。

2. 气滞血瘀证

[治　法] 活血化瘀，行气止痛。

[主　方] 血府逐瘀汤加减。

[常用药] 当归、桃仁、红花、川芎、生地、赤芍、全蝎、土鳖、徐长卿、柴胡、牛膝、甘草等。

3. 肝风上亢证

[治　法] 疏肝清热，养阴熄风。

[主　方] 龙胆泻肝汤加减。

[常用药] 龙胆草、黄芩、栀子、柴胡、泽泻、车前子、生地、当归、夏枯草、海藻、昆布、重楼、浙贝、山慈菇、牡蛎等。

4. 脾肾阳虚证

[治　法] 温补脾肾，通络消肿。

[主　方] 补中益气汤合右归丸加减。

[常用药] 党参、黄芪、茯苓、白术、生甘草、熟地、山萸肉、丹皮、肉桂、沙参、陈皮、熟附子、地鳖虫、徐长卿、牛膝等。

5. 痰邪互结证

[治　法] 化痰软坚，祛瘀解毒。

[主　方] 软坚化瘀汤加减

[常用药] 夏枯草、海藻、昆布、桃仁、白芷、石见穿、王不留行、赤芍、生南星、蜂房、野菊花、生牡蛎、全蝎、蜈蚣、天龙等。

6. 气血虚弱证

[治　法] 益气养血，调和阴阳。

[主　方] 八珍汤加减。

[常用药] 党参、黄芪、茯苓、白术、生甘草、当归、川芎、赤芍、熟地、丹皮、沙参、蒲公英、连翘等。

第三节 脑瘤常用中药经验方剂

1. 熄风软坚汤

[功能主治] 熄风清热，化瘀祛痰。主治脑瘤。

[处方组成] 全蝎4.5g、蜈蚣6条、丹参20g、川芎4.5g、僵蚕9g、地龙9g、半夏9g、钩藤15g、白术9g、天麻9g、天葵子15g、夏枯草30g、贝母9g、女贞子15g、枸杞子15g、云雾草15g、分心草15g，水煎服。

2. 补肾化痰汤

[功能主治] 补肾固本，软坚逐瘀。主治脑瘤。

[处方组成] 姜半夏15g、制南星15g、石菖蒲9g、当归9g、山萸肉9g、赤芍10g，制成糖浆。

3. 鱼脑石汤

[功能主治] 化痰开窍，平肝潜阳。主治脑瘤。

[处方组成] 鱼脑石15g、广郁金12g、石菖蒲10g、天竺黄10g、石决明12g、珍珠母24g、煅磁石3g、赤苓10g、橘络6g、橘红6g、地龙10g、桃仁10g、钩藤12g、川牛膝25g、杭芍12g、生代赭石30g，水煎服。

4. 消瘀化痰汤

[功能主治] 活血祛瘀，化痰祛痰。主治脑瘤。

[处方组成] 丹参15g、川芎12g、葛根15g、桃仁12g、昆布15g、海藻15g、生牡蛎30g、夏枯草15g、白芷15g、天葵子30g，水煎服。

5. 祛瘀通窍汤

[功能主治] 活血化瘀，开窍醒脑。主治脑瘤。

[处方组成] 赤芍10g、当归15g、川芎10g、桃仁10g、红花6g、三七5g、甲珠10g、三棱10g、莪术10g、石菖蒲6g、麝香0.2g，水煎服。

6. 芪龙天麻汤

[功能主治] 益气通络，化痰熄风。主治脑瘤。

[处方组成] 黄芪40g、当归30g、白花蛇舌草30g、夏枯草30g、葛根30g、赤芍15g、白芍15g、桃仁12g、川芎12g、地龙12g、天麻12g、丹参25g、胆南星10g、生甘草10g，水煎服。

7. 南星蚕夏汤

[功能主治] 化痰祛瘀，平肝熄风。主治脑瘤。

[处方组成] 生南星15g、生半夏15g、夏枯草15g、僵蚕9g、石菖蒲6g、地龙15g、蜈蚣2条、壁虎2条、地鳖虫9g、猪苓15g、茯苓15g、菊花9g、决明子15g、青葙子9g，水煎服。每疗程为3个月。

8. 软坚化瘀汤

[功能主治] 化痰软坚，祛瘀解毒。主治颅内肿瘤。

[处方组成] 夏枯草30g、海藻30g、昆布15g、桃仁9g、白芷9g、石见穿30g、王不留行12g、赤芍15g、生南星15g、蜂房12g、野菊花30g、生牡蛎30g、全蝎6g、蜈蚣9g、天龙2条，水煎服。

第四节　脑瘤治疗病案

病案 1

患者，女，56岁。

主诉：颅内肿瘤术后近1个月入院。

现病史：患者于入院前半年无明显诱因出现头疼，为额部及双颞侧间断性胀痛，下午为重，无恶心呕吐，无双眼上吊，无小便失禁，未予重视，后逐渐加重，夜间偶有疼醒情况。头部CT示左额叶占位，遂行头部MR检查示考虑左额叶胶质瘤，为求进一步诊治于2013年9月1日收入神经外科。于2013年9月17日在全麻下行颅内肿瘤切除术，手术顺利，术后患者诉头疼缓解，予减轻脑水肿，预防癫痫等对症支持治疗。病理汇报：间变性少突胶质细胞瘤，局部伴小细胞增殖型胶母细胞瘤分化。术后伤口愈合良好后出院。患者诊断：①脑胶质细胞瘤术后；②高血压病2

级。术后1个月开始行同步放化疗，放疗DT56Gy/28f/6w，同步给予替莫唑胺化疗药物。

放疗后1个月，眼角多血丝（轻），头钝痛；背部疼痛，轻恶心，口渴大便干。

[舌　象] 舌体舌尖红，舌体偏薄，苔厚白（略厚）。

[脉　象] 左：寸脉浮、偏鼓手，关脉偏浮、偏数，尺脉浮、细数。

　　　　　右：关脉浮、鼓手，尺脉均清。

[证　型] 肾阳不足，肾主水，阳不足无力化水，水停皮下故水肿；兼肝郁，气滞血亏。给予处方一：

杜仲10g，肉桂6g，枸杞子10g，熟地黄10g，山药10g，白芍10g，玄参10g，女贞子15g，薏苡仁10g，清半夏9g，陈皮6g，木香6g，大腹皮10g，当归10g，桃仁10g，炙甘草10g，莪术10g，丹皮10g。

患者服用12服后仍有全身不适，枕部有隐痛。

[舌　象] 舌尖偏红，厚白苔，略干。

[脉　象] 关脉偏浮、偏大；尺脉偏沉、细。给予处方二：

牡丹皮10g，莪术10g，炙甘草10g，桃仁10g，炒麦芽15g，当归10g，大腹皮10g，木香10g，陈皮6g，清半夏9g，薏苡仁15g，女贞子15g，玄参10g，山药10g，白芍10g，枸杞子10g，熟地黄10g，肉桂3g，菟丝子15g。

患者服用12服后体力好转，下肢乏力减轻，但及肝区隐痛。

[舌　象] 舌尖偏红，厚白苔，不湿。

[脉　象] 左：寸脉偏细，关脉细、微弦，尺脉沉、细、偏数。

　　　　　右：关脉细、微弦；关脉偏浮、鼓手、偏数；尺脉偏滑。

[证　型] 气滞血瘀伴肝郁，肾阳不足无力化水。给予处方三：

杜仲10g，肉桂3g，枸杞子10g，熟地黄10g，山药10g，白芍10g，玄参10g，女贞子10g，薏苡仁15g，清半夏9g，陈皮6g，木香10g，大腹皮10g，当归10g，桃仁10g，炙甘草6g，莪术10g，丹皮10g，白花蛇舌草30g，连翘10g。

患者服用1周后症状均明显好转。遂继续给予南星蚕夏汤为主加减，功能化痰祛瘀，平肝熄风。方剂如下：

胆南星15g，生半夏15g，夏枯草15g，僵蚕9g，石菖蒲6g，地龙15g，蜈蚣2条，壁虎1条，蝉蜕6g，猪苓15g，茯苓15g，菊花9g，决明子15g，清半夏9g，陈皮6g，醋三菱10g，郁金10g，香附10g，钩藤10g。

病案 2

患者，男，42岁。

主诉：头痛1周。

现病史：患者于2011年3月中旬因间断头痛就诊于外院，行头部CT、头MRI左额叶占位，于2011年4月2日行全麻下左侧额叶开路肿物切除术，术后病理为胶质母细胞瘤，术后恢复可。术后1个月开始行术后同步放化疗，放疗采用三维适形技术，给予PTV DT60Gy/30f/6w，同步化疗给予替莫唑胺 50mg/m²，周一到周五，整个放疗过程均使用，放疗后维持替莫唑胺化疗半年。2012年10月入院，入院前我院门诊行头部MRI显示局部病灶有所进展，入院后完善相关检查，11月23日起给予患者伊立替康（开普拓）300mg d1+重组人血管内皮抑制素15mg d1-14，化疗1个周期，并给予患者甘露醇对症脱水治疗，目前病情相对平稳，出院。患者12月入院后完善相关检查，复查头MRI较前病灶基本稳定，12月24日起给予患者伊立替康（开普拓）300mg d1+重组人血管内皮抑制素15mg d1-14 化疗1个周期，甘露醇对症脱水治疗，积极治疗褥疮，目前病情相对平稳，出院。患者2013年1月再入院，院后完善相关检查，复查头MRI较前病灶基本稳定，1月17日起给予起给予患者伊立替康（开普拓）300mg d1+重组人血管内皮抑制素15mg d1-14 化疗4个周期，甘露醇对症脱水治疗，积极治疗冠心病，目前病情相对平稳，出院。患者自上次出院后出现头痛，为求进一步治疗收入院，入院时一般情况可，饮食睡眠可，大小便如常。卡氏评分 80分。

诊断：①恶性脑膜瘤；②Ⅱ型糖尿病；③冠状动脉硬化性心脏病。

患者自觉手脚发冷，畏寒，时有头痛，头痛时说话含糊，目光呆滞停顿（考虑为癫痫发作），近期记忆力降低。

[舌　象] 舌体较大，苔薄白，水滑舌。

[脉　象] 右：寸脉偏数，偏细，无力；关脉偏浮，略鼓手；尺脉细弱，触不清。

　　　　　左：寸脉偏细；尺脉细弱，触不清。

[证　型] 色脉结合，考虑患者肾阳虚寒，伴肝郁。治宜补肾阳，疏肝理气，调和胃肠。方剂如下：

　　当归10g，肉桂6g，枸杞15g，熟地黄15g，夜交藤10g，白芍10g，元参15g，北沙参15g，焦神曲15g，牡蛎20g，山药15g，丹皮10g，炒蒺藜10g，木香6g，益智仁10g，桑叶10g，炒谷芽15g，枳实6g，何首乌10g，防风10g，僵蚕6g。

　　2014年3月11日患者系脑胶质母细胞瘤术后放化疗后2年，视力下降2个月，近期下降明显，尚有光感。言语行动正常，大便偏干，不渴。

[舌　象] 舌体偏小，绛紫色且舌背有瘀斑，舌尖鲜红，薄白苔，舌根苔少。

[脉　象] 右手偏沉偏紧，左寸脉沉数，偏滑；关脉浮而无力；尺脉偏浮滑。

[证　型] 色脉结合，考虑患者有寒湿证，伴肝郁气滞。治宜温阳祛湿，疏肝理气，调和胃肠。方剂如下：

当归10g，肉桂6g，枸杞15g，熟地黄15g，制白附子4g，白芍15g，赤芍10g，山萸肉15g，羌活10g，炙甘草10g，干姜6g，丹皮10g，炒蒺藜10g，木香6g，益智仁10g，陈皮6g，炒谷芽15g，厚朴10g，僵蚕6g。

后患者继续服用中药，定期复查，至今未见复发及转移。

第十七章　癌性疼痛

一、辨证

1. 风寒闭阻证

症见冷痛、急性疼痛、拘急疼痛，遇寒加重，热敷有所缓解，痛有定处，舌质淡，苔白，脉涩迟。

2. 气机郁结证

症见胸腹疼痛，时轻时重，痛无定处，常因情志不畅而加重，舌质淡，苔白，脉弦涩。

3. 痰湿凝结证

邪停胸肺见咳嗽、咳痰，气促气急，胸胁疼痛，痛有定处，心下痞硬；邪停胸胁咳嗽加重，不能平卧；邪留脘腹见腹胀、腹痛，辗转不眠，进食少或不能进食，舌质淡白或淡红，苔白腻，脉滑。

4. 热毒凝结证

症见红肿热痛，可伴高热，口渴，喜冷饮，面红目赤，溲赤便秘，或午后低热，五心烦热，盗汗，咽干等，舌质红或紫，苔黄燥或无苔，脉数。

5. 瘀血阻滞证

症见痛如针刺，固定不移，夜间尤甚，舌质紫暗，有瘀斑，苔白，脉涩。

6. 虚寒痛证

症见全身乏力，面色白，肢冷神疲，腹痛绵绵，喜温喜按，舌淡，苔白，脉沉细。

二、分证论治

1. 风寒闭阻证
[治　法] 祛风散寒止痛。
[主　方] 小活络丹、消风散加减。
[常用药] 川乌、草乌、细辛、桂枝、荆芥、川芎、白芷、桑寄生、露蜂房、吴茱萸、僵蚕、地龙、白花蛇等。

2. 气机郁结证
[治　法] 理气止痛。
[主　方] 四逆散或柴胡疏肝散加减。
[常用药] 柴胡、青皮、陈皮、八月札、乌药、香附、乳香、没药、川楝子、厚朴、延胡索、枳壳、枳实、白芍、佛手等。

3. 痰湿凝结证
[治　法] 化痰散结止痛。
[主　方] 葶苈大枣泻肝汤加减。
[常用药] 葶苈子、白芥子、半夏、贝母、南星、昆布、瓜蒌、黄药子、木香、香附、苦杏仁、大枣、陈皮等。

4. 热毒凝结证
[治　法] 清热解毒止痛。
[主　方] 如意黄金散或龙胆泻肝汤加减。
[常用药] 黄芩、黄连、栀子、水牛角、野菊花、桑叶、败酱草、金银花、连翘、龙胆草、大黄、蒲公英、当归、郁金、木香、夏枯草、赤芍、土贝母、甘草等。

5. 瘀血阻滞证
[治　法] 活血止痛。
[主　方] 桃红四物汤或复元活血汤加减。
[常用药] 桃仁、红花、当归、赤芍、川芎、丹参、延胡索、三七、乳香、没药、鸡血藤、木香等。

6. 虚寒痛证
[治　法] 温经散寒止痛。
[主　方] 桂枝加芍药汤或人参加芍药甘草汤。
[常用药] 桂枝、芍药、大枣、生姜、人参、甘草、白术、干姜、茯苓、黄芪、当归、杜仲等。

第十八章 中药防治化疗、放疗毒副反应

1. 黄芪藤枣汤
[功能主治] 益气补血。主治放疗引起的白细胞减少。
[处方组成] 黄芪30g、鸡血藤30～60g、大枣30～60g、女贞子12g、黄精15g、丹参12g，水煎服。

2. 升白方
[功能主治] 健脾补肾，养血活血。主治化疗引起的白细胞减少及其他各种原因的白细胞减少症。
[处方组成] 补骨脂30g、淫羊藿15g、胎盘粉15g、女贞子60g、山萸肉15g、黄芪30g、大枣30g、当归15g、丹参15g、鸡血藤60g、三七粉9g、虎杖30g，制成每片含生药1.85g的片剂。

3. 升血汤
[功能主治] 益气健脾，滋补肝肾。主治化疗引起的白细胞、血小板减少。
[处方组成] 生黄芪30g、太子参30g、鸡血藤30g、白术10g、茯苓10g、枸杞子15g、女贞子5g、菟丝子15g，水煎服。

4. 白参归鸡汤
[功能主治] 滋补肝肾。主治化疗、放疗引起的白细胞减少。
[处方组成] 白芍12～15g、丹参15～30g、鸡血藤30g、当归9～15g、熟地15～30g、肉桂1.5～3g、何首乌15～30g、党参9～15g、大枣10枚，水煎服。

5. 参芪补血汤
[功能主治] 健脾补肾，益气生血。主治化疗引起的白细胞减少。
[处方组成] 生黄芪15～30g、太子参15～30g、白术10g、陈皮6～10g、半夏10g、山药10g、当归10g、枸杞子15g、女贞子15g、何首乌15g、黄精15g、

知母6g、鸡血藤15～30g、石苇30g、参三七粉（分冲）3g、大枣5枚，水煎服。

6. 党参花粉方

[功能主治] 益气升血。主治化疗、放疗引起的造血功能障碍。

[处方组成] 潞党参、花粉研末，每日16g，分2次温开水冲服。30天为1个疗程。

7. 鹅血方

[功能主治] 清热解毒。主治化疗、放疗引起的白细胞减少。

[处方组成] 挑选无病鹅活杀、取血，制成每片含干燥鹅血粉0.25g的糖衣片，日服3～4次，每次5～7片。

8. 姜茹半夏汤

[功能主治] 健脾理气，和胃降逆。主治化疗引起的胃肠道毒副反应。

[处方组成] 红参15g（或党参20g）、姜半夏15g、枳实15g、陈皮15g、茯苓20g、竹茹20g、生姜20g、甘草10g，水煎服。

9. 脾肾方

[功能主治] 健脾补肾。主治化疗引起的红细胞减少。

[处方组成] 党参15g、白术10g、枸杞子15g、女贞子15g、菟丝子15g、补骨脂10g，水煎服。

10. 芪精补血汤

[功能主治] 健脾益气，补肾养血。主治化疗、放疗引起的白细胞减少。

[处方组成] 生黄芪30g、黄精30g、生苡仁30g、枸杞子15g、补骨脂10g、炙甘草6g，水煎服。

11. 参归丹方芪

[功能主治] 健脾补肾，气血双补。主治放疗引起的白细胞减少。

[处方组成] 黄芪1.4kg、太子参1.2kg、当归1.2kg、泽泻0.7kg、紫丹参2kg、鸡血藤2kg、石苇12kg、陈皮0.8g，水煎后去渣、熬膏，制成每丸重10g的蜜丸，早晚各服1丸。

12. 血苏汤

[功能主治] 养阴清热，健脾补肾。主治放疗引起的白细胞减少。

[处方组成]　黄芪30g、当归15g、白芍9g、鸡血藤30g、黄芩9g、干地黄15g、丹参15g、乌药6g、甘草3g，水煎服。

13. 黄柏槐角汤
[功能主治]　清热解毒，健脾止泻。主治放射性直肠炎。
[处方组成]　白花蛇舌草30g、黄柏12g、木香9g、陈皮10g、马兜铃12g、地榆15g、白芍12g、炒槐角12g、诃子肉6g、赤石脂12g、罂粟壳6g、党参12g、茯苓15g、淮山药30g，水煎服。

14. 紫黄鸡汤
[功能主治]　益气生血，养阴清热。主治放疗引起的白细胞减少。
[处方组成]　黄芪15g、全当归12g、白芍12g、紫丹参15g、乌药9g、鸡血藤30g、干地黄30g、黄芩9g、炙甘草5g，水煎服。

15. 玄参连桃汤
[功能主治]　养阴清热。主治放疗后毒副反应。
[处方组成]　生地13g、玄参15g、麦冬15g、南沙参15g、石膏60g、连翘10g、桃仁10g、丹皮10g、甘草10g、银花30g，水煎服。

16. 川红方
[功能主治]　活血化瘀。主治鼻咽癌放疗增敏作用。
[处方组成]　川芎5g、红花3g，制成注射液。5mL注射液加10%葡萄糖500mL，静脉滴注。滴完后半小时进行放疗。

17. 养津汤
[功能主治]　养阴生津。主治放疗引起的毒副反应。
[处方组成]　雪梨干60g、芦根30g、天花粉15g、麦冬9g、生地9g、桔梗9g、荠菜15g、杭菊花12g，水煎服。

后记

　　癌症的发病率逐年提高，成为严重威胁人类健康的常见病。不仅给患者带来身体上的痛苦，也给患者及家属带来精神上的压力与折磨。摆在医务界面前的任务不仅是治愈患者、延长患者生存时间，而且也要缓解或减轻患者因肿瘤及相关治疗所带来的痛苦和副作用。

　　目前，国内外普遍认为肿瘤是一种慢性病。因而，对其治疗不应该局限于一种治疗手段，更应为多学科、多途径和多方法的综合治疗手段。外科手术、放射治疗及化疗是癌症治疗中传统的三大治疗手段，通过三者的综合治疗，癌症患者5年生存率达到40%左右。近年，随着肿瘤分子生物学的发展，靶向治疗发展很快，对部分以往疗效较差的肿瘤，如肺腺癌、肾癌、肝癌和恶性黑色素瘤等，疗效有了明显提高；对一些常见肿瘤，如乳腺癌、淋巴瘤和大肠癌等疗效也有提高。免疫治疗在经历较长时间的低潮后，近年随着针对抗肿瘤细胞凋亡因子抗体的出现，再次引起大家的关注。

　　人们普遍认为手术、放疗和化疗对于肿瘤疗效确切，但是副作用也不小，可谓矛尖盾弱。我们通过多年的中西医结合临床研究工作发现，手术、放疗和化疗等攻伐治疗会损伤人体的正气、降低免疫功能，有时会干扰治疗的顺利进行，影响患者的疗效；手术、放疗和化疗的副作用有时会非常明显，往往中医会出现比较理想的治疗效果。虽然中医本身对肿瘤的控制作用较西医弱许多，但是其在改善患者生活质量，缓解疾病痛苦，减轻术后、放化疗后副作用方面，有较强的作用，可谓盾坚矛弱。因而，中西医结合治疗癌症，在保证患者治疗效果的同时，可较好地提高患者生活质量，减轻放化疗副作用，有其重要的价值。

我们在临床实践工作中体会，无论中医肿瘤科医生还是西医肿瘤科医生，所面对的患者都是类似的。因而，对常见肿瘤的治疗应有比较一致的治疗规范，对各自所发挥的作用有较好的定位，这样才有益于患者的综合治疗。本书主要以临床中的实际病案为主，阐述在规范化治疗的基础上如何将中西医有机地结合起来，对每位患者进行个性化的处理。基于作者的知识及水平，在书写当中难免有不妥之处，也请大家提出批评与指正。

　　在本书的编写过程中得到了李维廉主任医师、张文华副主任医师、张龙医师、张泰医师和张明增医师的大力帮助，张丽娟和姜冬梅两位研究生做了大量的文档工作，编辑部李金荣老师对本书提出了许多建设性的意见，一并予以感谢。

王凤玮